精编妇产科常见病治疗策略与护理

主编◎赵　娜　成　双　赵瑞莲
赵云霞　陈　露　王　健

天津出版传媒集团
天津科技翻译出版有限公司

图书在版编目(CIP)数据

精编妇产科常见病治疗策略与护理 / 赵娜等主编 . 天津 : 天津科技翻译出版有限公司 , 2025. 7. -- ISBN 978-7-5433-4751-9

Ⅰ. R71; R473.71

中国国家版本馆 CIP 数据核字第 2025KU7111 号

精编妇产科常见病治疗策略与护理

JINGBIAN FUCHANKE CHANGJIANBING ZHILIAO CELUE YU HULI

出　　版：天津科技翻译出版有限公司
出 版 人：方艳
地　　址：天津市和平区西康路35号
邮政编码：300051
电　　话：(022)87894896(发行科)　(022)87895660(营销部)
网　　址：www.tsttpc.com
印　　刷：固安兰星球彩色印刷有限公司
经　　销：新华书店
版本记录：787 mm × 1092 mm　16 开本　16.5 印张　283 千字
2025 年 7 月第 1 版　2025 年 7 月第 1 次印刷
定价：98.00 元

编 者 名 单

主　编：赵　娜　枣庄市妇幼保健院
成　双　枣庄市妇幼保健院
赵瑞莲　枣庄市妇幼保健院
赵云霞　临沂市沂水县妇幼保健计划生育服务中心
陈　露　枣庄市妇幼保健院
王　健　枣庄市立医院

副主编：刘　倩　枣庄市薛城区妇幼保健综合服务中心
刘云霄　枣庄市薛城区妇幼保健综合服务中心
董业芳　枣庄市市中区永安镇中心卫生院
段冬云　枣庄市妇幼保健院
孙晓华　枣庄市妇幼保健院
付大引　枣庄市妇幼保健院

前　　言

妇产科疾病贯穿女性生命周期，从青春期到更年期，从生殖健康到孕产安全，其诊疗与护理质量直接关乎女性身心健康及家庭幸福。随着医学技术进步，妇产科疾病的治疗理念与护理模式不断更新，亟需一部聚焦常见病、整合治疗策略与护理规范的实用著作。

本书系统涵盖妇科、产科 常见疾病。妇科篇详述炎症、肿瘤、内分泌等疾病的病因、诊疗方案（含具体药物与手术措施）及护理要点；产科篇解析妊娠期、分娩期、产褥期常见疾病的处理与护理；为医护人员提供从治疗到护理的全流程参考。

本书的完成，离不开妇科、产科、及护理领域专家的深耕细研，凝聚了临床一线医护人员的实践经验，也得益于基层医疗工作者的案例支持。恳请各位读者不吝赐教，助力本书在临床应用中不断完善。

编者

2025年7月

目　　录

第一章　绪论

在妇产科临床与护理的领域中，常见疾病的诊治及护理至关重要。从孕期的种种状况到妇科各类病症，它们关乎着每一位女性的健康福祉。准确的诊断、适宜的治疗，以及精心的护理，是保障母婴平安、助力女性康复的关键环节。本章将系统阐述妇产科常见疾病的范畴与分类、诊断方法、治疗原则及护理要点等内容，梳理其发展趋势，为相关医疗工作者提供全面且实用的知识概要。

一、妇产科常见疾病的范畴与分类

妇产科常见疾病广泛，涵盖妇科与产科领域。妇科疾病包含炎症、肿瘤、内分泌紊乱等；产科疾病涵盖妊娠期并发症、分娩期异常及产后问题。

（一）妇产科常见疾病的范畴

妇产科常见疾病对女性的健康有着重要影响。在妇科疾病中，炎症是较为常见的一类。例如，阴道炎可由多种病原体引起，如细菌、真菌、滴虫等。其中，细菌性阴道炎表现为白带增多，有鱼腥味；真菌性阴道炎则出现大量豆腐渣样白带，伴有外阴瘙痒。盆腔炎多是由于长期炎症刺激引起盆底组织充血、水肿，患者会有下腹疼痛或腰骶部酸痛等症状，在活动或性交后疼痛加重。

肿瘤也是妇科常见疾病之一。子宫肌瘤是子宫内出现的良性肿瘤，通常没有明显症状，但可能影响生育能力。卵巢囊肿是卵巢内出现的囊性肿块，可能导致月经不规律、腹痛等症状。而宫颈癌、子宫内膜癌、卵巢癌等恶性肿瘤，则对女性的生命健康构成严重威胁。

内分泌紊乱方面，多囊卵巢综合征较为常见。患者表现为月经不规律、不孕、肥胖等症状。功能失调性子宫出血则是由于内分泌失调导致子宫异常出血。

产科疾病贯穿了女性受孕、分娩以及产后的整个过程。在受孕阶段，可能出现妊娠高血压综合征、妊娠糖尿病、妊娠期贫血等孕期并发症，这些疾病不仅影响孕妇的身体健康，还可能对胎儿的生长发育造成不良影响。例如，妊娠高血压综合征可能导致胎盘供血不足，影响胎儿的营养供应；妊娠糖尿病如果控制不佳，可能导致巨大儿的产生，增加分娩难度。

常见的产科疾病种类繁多。孕期可能出现自然流产、异位妊娠、早产等情况。自然流产可能由多种因素引起，如染色体异常、内分泌失调、免疫因素等。异位妊娠若不及时发现和处理，可能导致输卵管破裂，引起大出血，危及孕妇生命。早产则可能导致新生儿发育不成熟，增加新生儿患病和死亡的风险。妊娠期特有的疾病如妊娠剧吐、妊娠期高血压疾病、糖尿病等，会给孕妇带来身体上的不适，同时也可能影响胎儿的健康。产后出血、羊水栓塞、产褥感染等产后疾病，也是产科常见的问题。产后出血是导致产妇死亡的主要原因之一，羊水栓塞虽然发生率较低，但病情凶险，死亡率高。产褥感染如果不及时治疗，可能会引起盆腔炎、败血症等严重后果。了解这些常见产科疾病的症状和影响，有助于孕妇及家属提高警惕，早期发现异常情况并及时就医，采取有效的干预措施，保障孕产妇和新生儿的健康。

（二）妇产科常见疾病的分类

按病因分类，有感染性疾病如阴道炎、盆腔炎等；内分泌性疾病如多囊卵巢综合征、功能失调性子宫出血等；遗传性疾病如某些染色体异常导致的生殖系统疾病。按发病部位可分为外阴疾病如非特异性外阴炎等；阴道疾病如细菌性阴道炎等；子宫疾病如子宫肌瘤、子宫内膜癌等；卵巢疾病如卵巢囊肿、卵巢癌等。按疾病进程分，有急性疾病如急性盆腔炎等，慢性疾病如慢性宫颈炎等。

感染性疾病中，阴道炎有多种类型。细菌性阴道炎是由于阴道内正常菌群失调，加德纳菌及其他厌氧菌增加所致。滴虫性阴道炎由阴道毛滴虫感染引起，以性接触为主要传播方式。真菌性阴道炎的病原体为假丝酵母菌，属于机会致病菌。盆腔炎多由细菌感染引起，常见的有大肠杆菌、金黄色葡萄球菌等。

内分泌性疾病，多囊卵巢综合征的发病原因尚不明确，可能与遗传、环境、内分泌等因素有关。功能失调性子宫出血则是由于神经内分泌系统功能失调导致子宫异常出血。

遗传性疾病方面，某些染色体异常可能导致生殖系统疾病。例如，特纳综合征是由于X染色体部分或完全缺失引起的，患者表现为身材矮小、性发育不全等症状。

按发病部位分类，外阴疾病中非特异性外阴炎常由经血、阴道分泌物、尿液等刺激引起，表现为外阴瘙痒、疼痛、红肿等。阴道疾病中，除了上述提到的阴道炎类型外，还有阴道壁囊肿等。子宫疾病中，子宫肌瘤是起源于子宫平滑肌的良性肿瘤，发病原因可能与内分泌失调、遗传因素等有关。子宫内膜癌是子宫内膜细胞发生癌变，常见症状有阴道不规则出血、排液等。卵巢疾病中，卵巢囊肿有功能性囊肿、子宫内膜样囊肿等类型。卵巢癌早期通常没有明显症状，晚期可能出现腹胀、腹痛、消瘦等症状。

按疾病进程分，急性疾病如急性盆腔炎，患者多有发热、下腹痛、异常阴道分泌物等症状。慢性疾病如慢性宫颈炎，大多数患者没有明显症状，部分女性可表现为阴道分泌物增多，黄色或脓性，性交后出血等。慢性盆腔炎患者会出现腰痛、下腹疼痛、排尿困难等症状。

二、妇产科常见疾病的诊断方法概述

妇产科常见疾病的诊断方法包括病史采集、体格检查、实验室检查、影像学检查等。

（一）病史采集

月经史对于妇产科疾病的诊断起着关键作用。正常的月经周期一般为21～35天，平均28天。经量通常为20～60mL，经期一般为3～7天。如果月经周期不规律，如提前或推后超过7天，可能提示内分泌紊乱。经量过多可能与子宫肌瘤、子宫内膜增生等疾病有关；经量过少则可能是多囊卵巢综合征、卵巢功能减退等的表现。经期延长可能是子宫内膜息肉、子宫腺肌病等疾病的信号。

婚育史对产科问题及某些妇科疾病的判断有重要意义。多次流产史的女性，可能增加不孕的风险，因为反复的宫腔操作可能损伤子宫内膜，导致宫腔粘连。同时，多次流产还可能增加胎盘粘连、前置胎盘等产科并发症的发生风险。

家族史有助于发现遗传性疾病。例如，有乳腺癌家族史的女性，患妇科肿瘤的风险可能会增加。据统计，10%～15%的乳腺癌患者有家族遗传倾向。此外，某些遗传性疾病如遗传性乳腺癌–卵巢癌综合征，患者携带特定的基因突变，患乳腺癌和卵巢癌的风险显著升高。

既往疾病史可以了解患者的基础健康状况。如患有糖尿病、高血压等慢性疾病的女性，在孕期更容易出现妊娠期糖尿病、妊娠期高血压等并发症。

现病史则详细描述当前症状，包括症状的发生时间、特点、加重或缓解因素等。

例如，出现阴道瘙痒、白带异常的患者，医生需要了解症状出现的时间、白带的颜色、质地、气味等，以判断可能的阴道炎类型。

（二）体格检查

妇科检查是妇产科疾病诊断的重要手段之一。外阴检查可以观察有无肿物、溃疡、红肿等异常情况。例如，外阴白斑表现为外阴皮肤出现白色斑块，可能伴有瘙痒、疼痛等症状。

阴道检查可以查看分泌物的颜色、质地、气味以及黏膜情况。正常的白带呈白色糊状或蛋清样，无异味。如果白带增多、颜色发黄、有异味，可能是阴道炎的表现。如细菌性阴道炎白带呈灰白色，有鱼腥味；真菌性阴道炎白带呈豆腐渣样。

宫颈检查可以评估外观及有无病变。通过宫颈涂片或宫颈组织切片检查，可以了解宫颈内的异常情况，如宫颈炎、宫颈上皮肉瘤变等。

子宫及附件检查可以了解子宫和附件的大小、形态、质地及有无肿物。通过双合诊或三合诊，可以触及子宫和附件，判断其大小是否正常、有无肿块或压痛。例如，子宫肌瘤患者可能触及子宫增大、质地硬，表面可触及结节。

产科检查中，腹部检查可判断胎儿大小、胎位等。通过测量宫高、腹围，可以大致估计胎儿的体重。触诊可以判断胎位，如头位、臀位等。

骨盆测量可以评估分娩方式。如果骨盆狭窄，可能会影响自然分娩，需要考虑剖宫产。

胎心监测可以了解胎儿宫内状况。正常的胎心为110～160次/分钟，如果胎心过快或过慢，可能提示胎儿宫内缺氧等异常情况。

（三）实验室检查

血液检查在妇产科疾病的诊断中具有重要作用。血常规可以反映炎症及贫血情况。白细胞计数升高可能提示感染，如盆腔炎、阴道炎等。血红蛋白降低则可能是贫血的表现，孕期贫血可能影响胎儿的生长发育。

激素水平测定对内分泌疾病诊断意义重大。例如，雌激素、孕激素水平异常可能提示月经不调、多囊卵巢综合征等疾病。在孕期，人绒毛膜促性腺激素（hCG）水平的变化可以反映胎儿的发育情况。

肿瘤标志物有助于肿瘤筛查。如CA 125升高可能提示卵巢癌，CA 19～9升高可能与子宫内膜癌、卵巢癌等有关。但肿瘤标志物升高并不一定意味着患有肿瘤，需要结合其他检查结果进行综合判断。

尿液检查可辅助诊断泌尿系统感染及妊娠相关疾病。尿常规检查中，如果白细胞、细菌计数升高，可能提示泌尿系统感染。尿妊娠试验可以用于早孕诊断。

白带检查可明确阴道炎类型。通过白带常规检查，可以了解白带的清洁度、有无滴虫、真菌、细菌等病原体感染。

病理检查如组织活检、细胞学检查用于确诊肿瘤及癌前病变。例如，宫颈活检可以明确宫颈病变的性质，是宫颈癌筛查的重要手段之一。

（四）影像学检查

超声是妇产科常用检查手段，无辐射、可重复。在孕期，超声可以观察胎儿的发育情况、胎盘位置、羊水量等。对于妇科肿物，超声可以判断肿物的大小、位置、性质等。例如，彩色超声检查可以展示器官和组织的结构，以及流体的运动和血流情况，对子宫肌瘤、卵巢囊肿等病变的诊断有很高的准确性。

X线在特定情况下使用，如骨盆骨折诊断。但由于X线检查对人体有一定的辐射损伤，在孕期应尽量避免使用。

CT对复杂盆腔病变评估有帮助，但有辐射。CT检查可以清晰地显示病变的形态和范围，但对于孕妇和备孕女性应谨慎使用。

MRI对软组织分辨率高，用于诊断子宫及附件肿瘤等。核磁共振成像可以清晰地显示肿瘤的位置、大小以及与周围组织的关系，为医生提供准确的诊断依据。例如，女性盆腔磁共振检查能区分出不同的组织结构，如子宫的子宫内膜、结合带、肌层和包膜，以及卵巢的卵泡等。

三、妇产科常见疾病的治疗原则与方法

（一）一般治疗原则

对症治疗在妇产科常见疾病中起着重要的缓解作用。例如，当患者出现疼痛症状时，医生会根据疼痛的程度给予相应的止痛药物，如非甾体消炎药等，以减轻患者的痛苦。去除病因是治疗的关键所在。对于感染性疾病，如阴道炎、盆腔炎等，使用抗生素是常见的治疗方法，通过消除病原体来达到治疗目的。在选择抗生素时，医生会根据病原体的种类选择敏感药物，以提高治疗效果。支持治疗则主要是通过补充营养、纠正贫血等方式增强患者的体质，提高患者的抵抗力。例如，对于孕期贫血的孕妇，医生会给予铁剂等药物进行治疗，同时建议患者多摄入富含铁的食物。预防并发

症也是治疗的重要环节，可以降低疾病的风险。例如，在产后，医生会密切关注产妇的情况，采取措施预防产后出血等并发症的发生。

（二）药物治疗

抗生素在治疗细菌感染方面发挥着重要作用。使用原则是根据病原体选择敏感药物，以确保治疗的有效性。适应证包括阴道炎、盆腔炎等常见的妇科感染性疾病。不良反应主要有过敏反应，表现为皮疹、瘙痒等；胃肠道反应，如恶心、呕吐、腹泻等。注意事项包括严格遵医嘱用药，按时按量服用，不得随意增减药量；完成整个疗程，避免病情反复。

激素在调节内分泌方面具有重要作用。适应证如月经不调、围绝经期综合征等。对于月经不调的患者，医生可能会根据具体情况给予雌激素、孕激素等药物进行调节。围绝经期综合征的患者则可能需要补充雌激素来缓解潮热、出汗、失眠等症状。不良反应有体重增加、情绪波动、阴道出血等。注意事项包括定期复查激素水平，根据检查结果调整药物剂量；同时，注意观察身体的变化，如有不适及时就医。

化疗药物主要用于肿瘤治疗。适应证为恶性肿瘤，如宫颈癌、卵巢癌、子宫内膜癌等。化疗药物的不良反应较多，常见的有恶心、呕吐、脱发、骨髓抑制等。例如，宫颈癌化疗的副作用取决于使用的化疗药物，主要有肾毒性、神经毒性、骨髓抑制、脱发、消化道反应以及过敏反应等。注意事项包括监测血常规、肝肾功能等指标，及时发现并处理药物的不良反应；同时，患者在化疗期间要注意休息，加强营养，提高身体的抵抗力。

（三）手术治疗

手术类型多种多样。在妇科方面，常见的有妇科肿瘤切除术，如子宫肌瘤剔除术、卵巢癌全面分期手术等；在产科方面，有剖宫产术等。适应证根据疾病的严重程度及药物治疗无效的情况确定。例如，对于子宫肌瘤较大、引起明显症状或影响生育的患者，可能需要进行子宫肌瘤剔除术；对于难产、胎儿窘迫等情况，可能需要进行剖宫产术。

术前准备包括完善各项检查，如血常规、凝血功能、肝肾功能、心电图等，以了解患者的身体状况；禁食禁水，以防止手术过程中发生呕吐、误吸等情况；心理疏导，缓解患者的紧张情绪，提高患者对手术的配合度。

术后护理重点关注伤口愈合和预防感染。保持伤口清洁干燥，定期换药；观察伤口有无红肿、渗液等感染迹象，如有异常及时处理。康复过程包括适当活动，促进血液循环，预防下肢深静脉血栓形成；饮食调整，增加营养，促进伤口愈合和身体恢复。

（四）物理治疗

激光、冷冻等物理治疗方法常用于治疗宫颈病变等。作用机制是通过破坏病变组织，促进正常组织的再生和修复。例如，物理治疗宫颈糜烂，是利用激光、微波等产生热效应，使宫颈局部的组织表面坏死并且脱落，然后再长出新的组织。

理疗在妇产科疾病的治疗中也有一定的作用。可促进产后康复，如通过产后康复理疗，可以帮助产妇恢复盆底肌肉功能，预防盆底功能障碍性疾病的发生；缓解盆腔炎疼痛等，通过温热疗法等理疗手段，可以促进盆腔局部的血液循环，减轻炎症反应。适用情况根据疾病类型选择，对于宫颈病变、产后康复、盆腔炎等疾病，可以根据具体情况选择合适的物理治疗方法。

四、妇产科常见疾病的护理要点总述

（一）生活护理

基础护理为患者提供舒适的治疗环境，在生活护理方面，护理人员协助患者进行洗漱，保持患者个人卫生，同时定期为患者翻身，预防压疮的发生。对于行动不便的患者，还会协助其进行大小便，满足患者的基本生活需求。环境护理上，保持病房整洁、安静，定期进行通风和消毒，为患者创造一个良好的住院环境。饮食护理则根据不同的疾病调整饮食结构，例如对于妊娠期糖尿病的患者，会制定低糖、高纤维的饮食方案，控制血糖水平。对于产后的患者，会提供富含蛋白质、维生素和矿物质的食物，促进身体恢复和乳汁分泌。

（二）病情监测

护理人员密切观察患者的生命体征，如体温、血压、脉搏等，及时发现异常变化并报告医生。对于有腹痛症状的患者，观察腹痛的部位、性质、持续时间以及疼痛的程度变化，为医生判断病情提供依据。在妇产科疾病中，阴道流血是常见的症状之一，护理人员要观察流血的量、颜色、持续时间以及有无血凝块等。同时，还要注意观察并发症的迹象，如感染时患者可能出现发热、白细胞升高等，出血时要观察出血量和出血的速度。通过及时准确的病情观察，为医生调整治疗方案提供重要依据。

“病情监测”的详细护理流程：

1.生命体征监测

体温监测：

定时测量：按照规定的时间间隔，通常每4h为患者测量一次体温，特殊情况下（如发热或术后初期）可增加测量频率。

记录与分析：准确记录每次测量的体温数值，观察体温波动情况。若体温超过38℃，需进一步观察是否伴有寒战、恶露异常（对于产后患者）等症状，并及时报告医生，以判断是否存在感染等情况。

血压监测：

规范测量：让患者保持安静、舒适的体位（一般为平卧位或坐位），使用合适尺寸的血压计袖带，按照正确的测量方法测量血压，每日至少测量两次，必要时可随时测量，如患者出现头痛、头晕等不适时。

关注变化：记录血压数值并对比以往数据，注意收缩压和舒张压的变化。若血压升高（收缩压≥140mmHg或舒张压≥90mmHg）或降低（收缩压低于90mmHg或舒张压低于60mmHg），需结合患者的其他症状（如水肿、蛋白尿等）判断是否存在妊娠期高血压疾病或休克等危险情况，并立即通知医生。

脉搏监测：

测量要点：在测量体温或血压的同时，可同步测量患者的脉搏，触摸桡动脉或颈动脉，计数1min内的脉搏跳动次数。注意脉搏的节律、强弱等情况。

异常判断：正常成人脉搏为60～100次/分钟，若脉搏过快（超过100次/分钟）或过慢（低于60次/分钟），或者出现节律不齐等情况，需考虑是否存在心脏功能异常、失血过多（如产后出血）等问题，及时告知医生以便进一步检查。

呼吸监测：

观察方法：在患者安静状态下，观察其胸部或腹部的起伏，计数1min内的呼吸次数。同时注意呼吸的深度、节律是否均匀，有无呼吸困难（如呼吸急促、喘息等）的表现。

应对措施：若呼吸频率异常（成人呼吸频率超过20次/分钟或低于12次/分钟）或出现呼吸困难症状，应立即检查患者的呼吸道是否通畅，给予吸氧等急救措施，并报告医生进行进一步评估，可能涉及心肺功能检查等。

2.症状监测

阴道出血监测(针对产科患者):

观察内容:密切观察阴道出血量、颜色、性状等。记录每次更换卫生巾或护垫的时间及出血量估计情况,如少量出血(湿透护垫不足1/3)、中等量出血(湿透护垫1/3~1/2)、大量出血(湿透护垫超过1/2或有血块流出)。注意出血颜色是鲜红、暗红还是淡红,性状是血性、血性分泌物还是血块等。

及时报告:若出现阴道大量出血、出血颜色鲜红且持续不止、伴有腹痛或头晕、心慌等症状,应立即报告医生,这可能提示产后出血、前置胎盘或胎盘早剥等严重产科并发症,需紧急处理。

腹痛监测:

询问与评估:询问患者腹痛的部位、性质(如隐痛、胀痛、绞痛等)、程度(可采用视觉模拟评分法让患者自评,0分为无痛,10分为最痛)、发作频率及持续时间等。

分析与处理:根据腹痛的具体情况进行分析,例如妊娠期出现下腹部隐痛,可能与子宫增大牵拉有关,但如果腹痛剧烈且伴有阴道出血,可能是异位妊娠破裂、早产或胎盘早剥等严重情况,需及时报告医生进行进一步检查和处理。

恶露监测(产后患者):

观察要点:观察恶露的量、颜色、气味等。正常恶露有血腥味,但无臭味,量会逐渐减少。产后最初几天恶露为血性恶露,色鲜红,量多;随后逐渐变为浆液性恶露,色淡红;最后为白色恶露,色白且质地较黏稠。

异常处理:若恶露量增多、持续时间延长、颜色异常(如变为脓性、伴有臭味),可能提示子宫复旧不良、产褥感染等问题,应及时报告医生,以便采取相应的治疗措施。

3.并发症监测

感染监测(适用于妇产科各类患者):

局部观察:观察手术切口(如剖宫产切口、会阴侧切切口等)或会阴部有无红肿、疼痛、渗液等情况,对于阴道炎症患者,注意阴道黏膜有无充血、水肿、分泌物增多且性状改变等。

全身表现:关注患者是否有发热、寒战、乏力等全身感染症状,结合血常规检查结果(如白细胞计数升高、中性粒细胞比例增加等)判断是否存在感染及感染的严重程度，一旦发现感染迹象，及时报告医生并协助进行抗感染治疗。

血栓形成监测（尤其是产后或术后长期卧床患者）：

肢体观察：观察患者的下肢，注意有无肿胀、疼痛、皮肤温度升高、皮肤颜色改变（如发红或发绀）等情况，尤其是小腿后侧、大腿内侧等部位，这些可能是下肢深静脉血栓形成的表现。

活动评估：鼓励患者尽早进行适当的肢体活动，若患者在活动下肢时出现疼痛加剧等情况，也须高度警惕血栓形成的可能。一旦怀疑有血栓形成，应立即报告医生，进行进一步的检查（如血管超声检查）以确诊，并采取相应的治疗措施，如抗凝治疗等。

通过以上全面、细致的病情监测护理流程，能够及时发现妇产科患者病情的变化，为医生提供准确的信息，以便采取有效的治疗措施，保障患者的健康和安全。

（三）用药护理

在妇产科疾病的用药护理方面，需格外严谨细致。首先，要确保患者对所用药物的适应证、剂量、服用方法及可能出现的不良反应等有清晰认知。比如，使用抗生素治疗感染时，应严格按医嘱按时按量给药，密切观察有无过敏等不良反应。对于激素类药物，要告知患者不可随意增减剂量，需定期复查相关指标以调整用药。化疗药物使用期间，着重关注患者的骨髓抑制、胃肠道反应等情况，给予对症处理。同时，做好用药记录，便于跟踪评估疗效，保障患者用药安全与治疗效果。

妇产科疾病用药护理的详细流程。

1.用药前评估

病情评估：全面了解患者的妇产科疾病诊断、病情严重程度、症状表现等，明确用药目的，例如抗感染、调节内分泌还是抗肿瘤等。

患者状况评估：掌握患者的基本身体状况，包括年龄、体重、肝肾功能、过敏史、既往用药史等，以确定合适的药物种类和剂量，评估用药风险。

心理状态评估：关注患者对疾病及用药的认知程度和心理接受度，解答疑问，缓解其焦虑情绪，提高用药依从性。

2.药物知识宣教

详细介绍药物：向患者及家属清晰讲解所用药物的名称、作用机制、适应证，比如抗生素用于消除感染，激素药物调节内分泌水平等。

说明剂量与用法：告知准确的用药剂量、用药时间间隔（如每日几次、饭前还是饭后服用等）以及用药疗程，确保患者能正确执行。

强调不良反应：提前告知可能出现的不良反应，如化疗药物可能导致恶心、呕吐、脱发；抗生素可能引起过敏、胃肠道不适等，让患者知晓应对方法，减轻恐惧心理。

3.用药过程监护

遵医嘱给药：严格按照医生开具的医嘱准确给药，注意药物的剂型（片剂、胶囊、注射剂等）不同，给药方式也各异，确保操作规范。

观察反应：密切观察患者用药后的反应，包括生命体征（体温、血压、脉搏、呼吸）变化，有无出现不良反应的症状，如皮疹、瘙痒（可能为过敏反应），恶心、呕吐（可能是药物胃肠道刺激）等，及时记录并报告医生。

疗效监测：关注患者的症状改善情况，如疼痛是否减轻、炎症是否消退、内分泌紊乱相关症状是否好转等，以评估药物疗效，为后续用药调整提供依据。

4.用药后随访

询问患者感受：在用药疗程结束后，询问患者用药期间的整体感受，是否出现新的不适症状等。

复查相关指标：根据药物性质和疾病特点，安排患者进行必要的复查，如血常规（了解是否有骨髓抑制等情况，适用于化疗药物等）、激素水平测定（针对内分泌调节药物）、肝肾功能检查（评估药物对脏器的影响）等，以确定药物对身体的影响及治疗效果。

调整用药方案：依据复查结果和患者的实际恢复情况，协同医生对用药方案进行调整，如是否继续用药、调整剂量或更换药物等，确保患者得到最适宜的治疗。

通过以上严谨的用药护理流程，可提高妇产科疾病用药的安全性和有效性，促进患者的康复。

（四）心理护理及健康教育

妇产科疾病往往给患者带来很大的心理压力，护理人员要给予患者及家属心理支持，缓解他们的焦虑、恐惧情绪。例如，对于有恶性肿瘤的患者，可能会对疾病的预后感到恐惧，护理人员可以通过与患者交流，了解他们的担忧，并给予鼓励和安慰。情绪疏导也是心理护理的重要环节，帮助患者积极面对疾病，增强治疗信心。可以通过介绍成功的治疗案例，让患者看到希望，同时鼓励患者参加一些放松身心的活动，如深呼吸训练、冥想等。

普及疾病知识是健康教育的重要内容，让患者了解疾病的发生、发展及治疗方法，提高患者对疾病的认识。例如，向患者介绍阴道炎的病因、症状和治疗方法，让患者知道如何预防阴道炎的发生。指导治疗护理配合也是健康教育的关键，如告诉患者按时服药的重要性，以及正确进行康复锻炼的方法。对于产后康复的患者，指导她们进行盆底肌锻炼，如凯格尔运动，增强盆底肌肉的力量。介绍预防复发措施，如注意个人卫生，尤其是经期和性生活卫生，避免不洁性行为。对于妇科肿瘤患者，告知她们定期复查的重要性，以便及时发现复发的迹象。康复护理对于促进身体恢复至关重要，产后康复包括子宫复旧、盆底肌锻炼等。护理人员可以通过按摩子宫、使用子宫收缩药物等方法促进子宫恢复，同时指导患者进行盆底肌锻炼，预防盆底功能障碍性疾病的发生。术后功能锻炼根据手术类型进行，例如剖宫产术后，指导患者进行适量的活动，促进胃肠蠕动，预防肠粘连等并发症，同时进行腹部肌肉的锻炼，促进身体功能恢复。

五、妇产科常见疾病诊治及护理的发展趋势

（一）医学科技进步带来新的机遇和挑战

基因检测在妇产科领域的应用越来越广泛，为疾病的早期诊断和个性化治疗提供了重要依据。例如，孕期基因检测可以辨识胎儿遗传病风险，如唐氏综合征、地中海贫血等，还能预测胎儿发育异常，如神经管缺陷等。同时，基因检测可以为医生制定个性化的分娩计划提供信息，实现母婴安全。微创手术技术如腹腔镜、宫腔镜等在妇产科疾病的治疗中发挥着重要作用。这些技术具有创伤小、痛苦小、效果较好的优势。以子宫腺肌病介入微创治疗为例，它是用栓塞的办法使子宫内膜异位病灶缺血、坏死、吸收，避免了手术造成的出血多、并发症多等风险，保留了子宫，减少了患者的心理创伤。同时，切口很小，疼痛不明显，术后活动基本正常，无须绝对卧床，能够使子宫体积明显缩小，较好地缓解痛经、月经过多等症状，保留生育能力。妇科囊肿微创手术也是经阴道切除囊肿，适用于囊肿比较小的病例，通常直径＜5cm的囊肿都可以使用微创手术来进行切除治疗。相比传统手术方式，微创手术创伤小，恢复期较短，操作过程中所受的损伤也会更小，不会对肌肉和神经造成太大的损伤。微创子宫切除术随着微创手术的逐步开展，也成为一种常规的手术方式，具有创伤小、恢复快、腹部瘢痕小、美观性高等优点。

新型药物研发为妇产科疾病的治疗提供了更多选择。例如，中国科学院成都生物研究所王飞研究员团队发现，益母草中的木樨草素及其类似物木樨草素-7-甲基醚能有效抑制卵泡雌激素在人卵巢颗粒细胞中所诱导的雌激素生物合成，有可能成为治疗多囊卵巢综合征的新型治疗药物。正大天晴1类新药安罗替尼治疗妇科肿瘤伴肝转移也取得了显著成果，安罗替尼作为我国原研多靶点TKI，能有效抑制VEGFR、FGFR等血管生成相关靶点，具有独特的“肿瘤微环境重编程”机制，联合化疗、免疫治疗均能发挥协同增效的作用。

（二）多学科协作成为趋势

妇产科与内分泌科的合作在治疗内分泌紊乱疾病方面具有重要意义。例如，多囊卵巢综合征是一种常见的妇科内分泌疾病，患者表现为月经不规律、不孕、肥胖等症状。治疗过程中，妇产科医生与内分泌科医生共同协作，通过调整激素水平、改善生活方式等方法进行综合治疗。同时，对于妊娠糖尿病、妊娠期甲状腺疾病等，妇产科与内分泌科的合作也能够为孕妇和胎儿提供更好的医疗保障。

妇产科与肿瘤科的协作可以提高妇科肿瘤的诊治水平。例如，复旦大学附属妇产科医院为妊娠合并宫颈癌的患者开通了院内绿色通道，由妇瘤科、宫颈科、产科、麻醉科、新生儿科等专家进行MDT多学科讨论，制定了“边化疗、边随访”的诊疗方案，既保母亲也要孩子，为患者重启时的大门。浙江省肿瘤医院在安罗替尼治疗妇科肿瘤伴肝转移的真实世界研究中，也采用了多学科协作的方式，由介入科、内科、肝脏外科等组成的MDT团队根据肝转移灶的大小、位置、数目、肝功能表现及有无其他并发症等多方面综合评估来选择个体化的治疗方案。

妇产科与心理科的配合能够关注患者的心理问题，提高综合护理质量。妇产科疾病往往给患者带来很大的心理压力，如有恶性肿瘤的患者可能会对疾病的预后感到恐惧，产后抑郁的患者情绪低落等。心理科医生可以为患者提供专业的心理支持和治疗，帮助患者缓解焦虑、恐惧、抑郁等情绪，增强治疗信心，提高生活质量。

（三）护理模式不断转变

以患者为中心的整体护理关注患者生理、心理、社会需求。在护理过程中，不仅要关注患者的疾病治疗，还要注重患者的心理状态和社会支持。例如，为患者提供舒适的住院环境，关心患者的饮食和睡眠，同时通过心理护理和健康教育，让患者了解疾病知识，掌握自我护理方法，提高患者的自我管理能力。此外，还可以组织患者参加一些社交活动，如病友会等，让患者感受到社会的关爱和支持。

延续性护理在患者出院后提供持续支持，预防旧病复发。例如，对于产后的患者，延续性护理可以包括产后访视、电话随访、在线咨询等方式，为患者提供母乳喂养指导、产后康复锻炼指导、心理支持等服务。对于妇科肿瘤患者，延续性护理可以包括定期复查提醒、饮食和生活方式指导、康复训练指导等，帮助患者预防疾病复发，提高生活质量。

远程护理利用信息技术为患者提供便捷服务，如在线咨询、远程监测等。患者可以通过手机、电脑等设备与医生和护士进行沟通，咨询疾病问题，获取健康建议。同时，远程监测设备可以实时监测患者的生命体征、血糖、血压等指标，医生可以根据监测结果及时调整治疗方案。例如，对于妊娠期糖尿病的患者，可以通过远程监测设备实时监测血糖水平，医生可以根据血糖变化调整饮食和药物治疗方案。

第二章　妊娠期高血压病

妊娠期高血压病是一种严重的妊娠期并发症，对母婴健康构成极大威胁。了解其病因与发病机制、病理生理改变、临床表现、检查与诊断以及治疗原则和护理措施，对于预防和治疗妊娠期高血压病具有重要意义。

妊娠期高血压病的发生涉及遗传、免疫、胎盘缺血等多种因素。这些因素相互作用，导致全身小动脉痉挛和水钠潴留等病理生理改变，进而引发高血压、蛋白尿、水肿等临床表现。通过血压测量、尿蛋白检测、辅助检查等手段，可以对妊娠期高血压病进行准确的诊断。

在治疗方面，降压、解痉、镇静、定期评估和适时终止妊娠等综合措施可以有效控制病情，降低母婴并发症的发生率和死亡率。同时，护理人员的精心护理也对患者的康复起着重要作用。

一、病因与发病机制

妊娠期高血压病的病因与发病机制涉及多个方面。遗传因素在其中起着重要作用，家族中有高血压病史的孕妇患病风险增加。免疫因素也不可忽视，如炎症免疫过度激活，母胎全身炎症免疫反应过度，$CD4^+$、$CD25^+$调节性T细胞参与Th1/Th2免疫状态的调控，T细胞减少时促进Th1占优势，使母体对胎盘免疫耐受降低，引发子痫前期。此外，胎盘缺血也是重要原因之一，如子宫螺旋小动脉重铸不足，绒毛外滋养细胞浸润能力受损，造成“胎盘浅着床”，子宫螺旋动脉充盈不足，血管阻力增大，胎盘灌注减少，从而引发一系列症状。

（一）遗传因素

研究数据显示，约有一定比例的妊娠期高血压病患者存在家族遗传倾向。例如，有妊娠高血压的母亲的女儿患妊娠期高血压的风险比正常女性高出不少。遗传因素可能通过影响血管的调节功能和对妊娠的适应能力来增加患病风险。目前认为，基因的多态性可能是其中的关键因素之一。某些特定的基因变异可能导致血管紧张度调节异常，使得孕妇在妊娠期间更容易出现高血压症状。

（二）免疫因素

胎儿在妊娠期内之所以不受母体排斥，主要是因为胎盘的免疫屏障作用、母体内免疫抑制细胞及免疫抑制物的作用。然而，在妊娠期高血压病患者中，免疫功能可能出现异常。当产妇和胎儿、胎盘出现免疫抗原耐受缺乏或功能紊乱时，会引发一系列免疫反应。例如，母胎全身炎症免疫反应过度，$CD4^+$、$CD25^+$调节性T细胞参与Th1/Th2免疫状态的调控，T细胞减少时促进Th1占优势，使母体对胎盘免疫耐受降低，进而引发子痫前期。这种免疫功能的异常可能与多种因素有关，如遗传、环境等。

（三）胎盘缺血

滋养细胞的异常浸润在子痫前期发病中起着重要作用。患者的滋养细胞浸润螺旋动脉供血不足，重症不会出现子宫肌层螺旋动脉的异常，导致血流灌注的减少和缺氧，进而引发先兆子痫。具体来说，在正常妊娠过程中，滋养细胞会逐渐浸润螺旋动脉，使其扩张，以保证胎盘的血液供应。但在妊娠期高血压病患者中，这种滋养细胞的浸润过程可能出现异常，导致螺旋动脉狭窄，血流减少，胎盘缺血缺氧。这种缺血缺氧状态会释放多种炎症因子进入母体血液循环，促进全身炎症反应的激活及血管内皮损伤，最终引发妊娠期高血压病的各种临床症状。

二、临床表现

主要表现为高血压、蛋白尿、水肿等不同程度的症状。血压升高，孕妇的收缩压≥140mmHg，舒张压≥90mmHg。水肿主要表现为脚踝部以及下肢不同程度的水肿。蛋白尿在排除肾脏及其他疾病引起后，孕妇尿液出现尿蛋白阳性结果。病情严重时，可能会出现子痫前期或者子痫的病情，表现为头痛、头晕、视物模糊、抽搐等症状。

（一）高血压

高血压是妊娠期高血压病最常见的症状之一。孕妇的收缩压≥140mmHg，舒张压≥90mmHg。在实际临床中，部分患者可能在孕期常规体检时首次发现血压升高。对于一些妊娠高血压比较严重的患者，血压可能会明显升高，甚至可>160/110mmHg。这种血压的急剧升高会给孕妇带来诸多不适，如头晕、头痛、恶心等症状。据统计，约30%～50%的妊娠期高血压病患者会出现明显的高血压症状。

（二）蛋白尿

蛋白尿也是一个重要的临床表现。在排除肾脏以及其他疾病引起的蛋白尿后，孕妇尿液出现尿蛋白阳性结果。随着病情进展，尿蛋白可逐渐增加，表现为肾病综合征。一般来说，24h尿蛋白定量≥300mg则为临床蛋白尿，这通常预示着先兆子痫的出现。临床上，通过检测孕妇的随机尿蛋白或进行24h尿蛋白定量检测，可以及时发现蛋白尿的情况。若尿蛋白持续增加，说明病情在逐渐加重，需要密切关注孕妇和胎儿的状况。

（三）水肿

水肿主要表现为脚踝部以及下肢不同程度的水肿。发病早期，可以表现为晨起面部肿胀，消退缓慢，体重增加明显。水肿的程度可以由轻微的手指印压痕到明显的手指印压痕。妊娠高血压水肿是妊娠期妇女的常见并发症，除了下肢水肿外，严重时还可能出现手脚甚至面部肿胀。水肿的出现往往提示着病情的发展，同时也可能加重孕妇的身体负担。

（四）病情严重程度分期表现

根据病情的严重程度不同，临床表现可分为不同的分期。轻度患者可无症状或有轻度头晕，血压轻度升高，伴水肿或轻微蛋白尿；重者出现头痛、视物模糊、恶心、呕吐、持续性右上腹疼痛等，血压明显升高，蛋白尿增多，水肿明显，甚至出现昏迷、抽搐。例如，在轻度妊娠期高血压病中，孕妇可能仅感到轻微的不适，血压和尿蛋白的变化也相对较小。但在重度妊娠期高血压病中，各种症状会明显加重，对孕妇和胎儿的生命安全构成严重威胁。

（五）子痫前期的症状表现

在子痫前期，轻度一般会表现为高血压、蛋白尿。重度的患者可能会有持续的头部疼痛，持续性的腹部不适，心脏功能受损，也会出现血液系统发生改变。具体来说，重度子痫前期患者可能出现血小板减少、肝功能损害等症状。此外，视力模糊也是常见的表现之一，这是由于眼底小动脉痉挛所致。如果不及时治疗，病情会进一步恶化，发展为子痫。

（六）子痫的发作症状

子痫表现为患者突然出现面部充血，口吐白沫，抽搐，肌肉僵硬，一般持续时间不会太长，大概在两分钟。子痫发作时，孕妇大脑损伤、胎儿宫内缺氧及死亡的概率相对偏高。因此，一旦出现子痫症状，需要尽快进行干预治疗。患者需要遵医嘱使用地西泮注射液、硫酸镁注射液等药物进行治疗，可以达到镇静、解痉的效果。

（七）慢性高血压合并妊娠的表现

慢性高血压合并妊娠仅表现为血压增高，会出现蛋白尿，在受孕之前出现血压增高，或者是孕早期出现血压增高一直持续到产后一个半月以后。这种情况下，需要密切监测孕妇的血压和尿蛋白情况，以及胎儿的生长发育状况。如果病情控制不佳，也可能会发展为重度妊娠期高血压病，增加母婴的风险。

三、诊断要点

检查项目包括血压测量、尿蛋白检测、辅助检查等。血压测量是诊断的重要依据，妊娠20周后出现两次测量后收缩压≥140 mmHg和（或）舒张压≥90 mmHg。尿蛋白检测，24 h尿蛋白定量<0.3 g，且随机尿蛋白检测呈阴性。辅助检查有生化检查，如血常规、肝功能、肾功能、尿常规等，检查是否有相关并发症；彩超检查，行肝胆胰脾肾的彩超检查，病情较重还需做心脏彩超；眼底检查，观察是否出现眼底出血。

（一）血压测量

血压测量是诊断妊娠期高血压病的基本方法。对于首次发现血压升高者，应该间隔4 h或4 h以上复测血压，同一侧手臂至少2次测量，收缩压≥140 mmHg和（或）舒张压≥90 mmHg，才能定义为高血压。在测量血压前，孕妇要保持安静状态至少5 min，要避免活动、饮食及情绪波动时测量血压。因为此时血压会相应升高，影响测量结果。同时测量血压的袖带不能过松或过紧，手臂要与心脏同一位置水平。除了监测血压，还要进行尿蛋白的检查。如果尿蛋白大于等于0.3 g/24 h或尿蛋白定性大于等于（1+），也是妊娠期高血压疾病。

（二）尿蛋白检测

在排除肾脏以及其他疾病引起的蛋白尿后，孕妇尿液出现尿蛋白阳性结果，可提示妊娠期高血压病的可能。妊娠期高血压患者24 h尿蛋白定量<0.3 g，且随机尿蛋白检测呈阴性，可与子痫前期进行鉴别。对可疑子痫前期孕妇应测24 h尿蛋白定量。需要选择中段尿进行检测。

（三）眼底检查

妊娠期高血压疾病的发病机制是全身的小血管和小动脉的痉挛收缩，可以通过眼底检查来观察眼底动脉的情况，以此反映妊娠期高血压疾病的病程严重程度。同时，妊娠期高血压疾病导致的血管痉挛收缩也可能会导致眼底的出血水肿，还可能会导致视网膜的剥离，所以必要的时候复查眼底可以及早地发现眼底的一些病变，避免一些不可逆的损失。

（四）血尿常规

血常规可以检测有无贫血、血小板减少等情况。尿常规有助于了解尿中是否含有过多的蛋白质，从而确认妊娠高血压的进展，对制定治疗方案有一定帮助。

（五）肝肾功能检查

妊娠高血压容易导致蛋白尿、水肿等症状，可能对肾产生损伤。因此患有此病时，孕妇可以遵医嘱进行肾功能检查，以明确身体情况。同时，肝肾功能检查也可以了解肝脏的功能是否受损。

（六）糖代谢检查

糖代谢检查可以排除妊娠糖尿病。因为在妊娠期不仅需要警惕出现高血压视网膜病变的可能性，还需要关注一下自己的血糖水平，妊娠期的糖尿病也有可能会出现眼底视网膜的改变。

（七）心电图

妊娠高血压容易引起血管内皮损伤，如果心血管系统出现此种情况，容易影响心脏功能，此时心电图可以帮助医生判断心脏功能是否有减弱的情况。

（八）超声心动图

高血压患者进行超声心动图检查主要用于评估心脏结构和功能，包括评估心脏结构、功能、发现潜在心脏疾病以及监测治疗效果。对于妊娠期高血压患者，超声心动图可以测量心脏的各个腔室大小、室壁厚度等指标，帮助医生了解心脏的结构变化情况；可以测量心脏的收缩功能和舒张功能；还可以发现一些潜在的心脏疾病，如心脏瓣膜疾病、心肌病等。这些疾病在高血压患者中较为常见，通过超声心动图可以早期发现并进行相应的治疗。对于已经接受治疗的高血压患者，超声心动图可以定期监测心脏结构和功能的变化情况，评估治疗效果。

（九）神经脑的核磁和 CT

当妊娠期高血压病情严重，出现头痛、头晕、视物模糊、抽搐等神经系统症状时，可能需要做神经脑的核磁和CT，以排除颅脑病变的情况，如脑出血等。

四、治疗原则

治疗原则为降压、解痉、镇静、适时终止妊娠等综合措施。饮食上应降低动物脂肪的食用，以清淡为主，降低盐的摄入，少食多餐，多补充蛋白质及各类维生素。药物治疗首选口服降压药物，如拉贝洛尔、硝苯地平等，若口服降压药物治疗效果不理想，需住院治疗，使用静脉硫酸镁解痉，选择静脉降压药降压治疗。当病情严重，出现严重并发症时，应考虑终止妊娠。

（一）降压措施

降压在妊娠期高血压病的治疗中至关重要。当孕妇血压＞140/90mmHg时，医生会进行全面评估，以确定合适的治疗方案。口服降压药通常是首选，拉贝洛尔和硝苯地平是常用的药物。拉贝洛尔一般不引起血压过低的现象，相对较为安全。硝苯地平降压作用迅速，但使用过程中需密切观察副作用，如面色潮红、心慌、头痛、心率过快、低血压等情况。一旦口服降压药物治疗效果不理想，孕妇就需要住院治疗。此时，会使用静脉硫酸镁解痉，并选择静脉降压药进行降压治疗，临床上常用的有乌拉地尔、尼卡地平等。在静脉用药期间，医护人员会密切关注血压水平，确保血压≥130/80mmHg，以保证子宫胎盘的血液供应。临床数据显示，约80%的妊娠期高血压症患者在经过合理的降压治疗后，血压能够得到有效控制，母婴的健康状况得到明显改善。

（二）解痉治疗

硫酸镁是妊娠期高血压患者解痉治疗的主要药物。由于妊娠期高血压患者的首要病理变化为血管痉挛，硫酸镁能够有效缓解这种痉挛状态。静脉滴注硫酸镁，对于中、重度妊娠高血压的患者，具有预防和控制子痫发作的作用。镁离子能够抑制运动神经末梢对乙酰胆碱的释放，阻断神经和肌肉间的传导，从而使骨骼肌松弛，很好地预防和控制子痫的发作。同时，硫酸镁对于孕妇来说相对安全，对胎儿的影响也较小。在使用硫酸镁治疗时，病人通常是清醒的，生活能自理，易于护理。但必须配合医生来进行治疗，严格掌握药物剂量，控制药物滴注速度，避免出现中毒反应。

（三）镇静治疗

镇静也是妊娠期高血压病治疗的重要部分。患者应镇静休息，以防止血压水平继续升高。当孕妇精神过度紧张、焦虑时，容易导致血压升高。此时，可使用一些镇静药物，如地西泮等，来缓解孕妇的情绪，改善睡眠质量。通过镇静治疗，能够帮助孕妇放松身心，降低血压升高的风险。

（四）定期评估

孕期发现血压水平升高时，建议需要就诊于妇产科来进行治疗。在治疗过程中，医生会定期评估母亲各脏器及胎儿情况。通过一系列的检查，如血尿常规、肝肾功能检查、超声心电图等，了解孕妇身体各器官的功能状态。同时，密切监测胎儿的生长发育情况，包括胎动、胎心监测、超声检查等。根据评估结果，及时调整治疗方案，确保母婴的安全。

（五）适时终止妊娠

适时终止妊娠是妊娠期高血压病最终的治疗方式。当病情严重，危及母婴生命安全时，应及时终止妊娠。例如，重度子痫前期患者，孕周小于24周、病情控制不稳定时，可终止妊娠；孕28～34周时，经过24～48h促胎肺成熟治疗，如果病情控制不稳定，也可终止妊娠；孕周超过34周的重度子痫前期，建议尽快终止妊娠。病情较轻的，单独妊娠期高血压或轻度子痫前期，可足月即37周左右终止妊娠。终止妊娠的时机需要医生根据孕妇的具体情况进行综合判断，以确保母婴的最佳结局。

五、护理

（一）病情监测

1.定期测量血压

每天定时测量血压，记录血压数值的波动情况，以便及时发现异常。通过观察血压的变化趋势，可以评估病情的严重程度和治疗效果。一般来说，收缩压＞140mmHg和（或）舒张压＞90mmHg就需要引起重视。如果血压持续升高，可能会引发严重的并发症，如脑血管意外、心力衰竭等。

例如，有研究表明，妊娠期高血压患者中，血压控制不佳的孕妇发生子痫前期的风险是血压控制良好的孕妇的3倍以上。因此，对于妊娠期高血压病患者，一定要严格按照医生的要求，每天定时测量血压，并做好记录。

2.检测尿蛋白

定期进行尿常规检查，观察尿蛋白的含量。尿蛋白的增加可能提示肾脏功能受损，是病情加重的重要指标之一。孕妇进行尿蛋白检查的目的是及时发现和预防妊娠期疾病，包括妊娠高血压综合征和肾病。检查尿蛋白具体是通过采集晨尿或者不够晨尿量的情况下采集的随机尿液，使用试纸或者通常所说的尿常规检查，如果结果超过

30mg/24h则被认为有异常，此时需要进行进一步诊断和治疗。

在妊娠高血压的治疗中，检查尿蛋白的作用不仅仅是诊断，还用于对治疗的效果进行评估和监测，因为只有尿蛋白的值逐渐降低到正常范围内，才能够说明治疗的效果达到了预期的效果。同时，尿蛋白也是判定治疗结束时间的一个重要因素。

3.密切关注患者的体重变化

体重的快速增加可能是水肿加重或病情恶化的表现。每周测量体重，记录体重增长情况，为调整治疗方案提供依据。一般来说，妊娠中期每周体重增加不应超过0.5kg，妊娠晚期每周体重增加不应超过1kg。如果体重增加过快，可能是体内水钠潴留导致的水肿加重，也可能是病情恶化的表现。

例如，有一位妊娠期高血压病患者，在受孕28周时体重突然增加了2kg，经过检查发现血压升高、尿蛋白增加，医生及时调整了治疗方案，加强了病情监测和护理，避免了病情的进一步恶化。

4.观察患者是否出现头痛、眼花等症状

头痛可能是血压升高导致脑部血管痉挛引起的，而眼花则可能是视网膜病变的表现。这些症状的出现往往提示病情较为严重，需要及时采取措施。孕妇突然头痛眼睛看不清考虑有突发疾病所致，可能是脑血管疾病或者妊娠期高血压发生子痫等。

当出现头痛、眼花等症状时，应立即通知医生，并采取相应的治疗措施。比如，给予硫酸镁治疗，并积极降血压。同时，要让患者保持安静，避免精神刺激和情绪激动。如果症状严重，可能需要住院治疗，密切观察病情变化。

（二）用药护理

1.指导患者正确服用降压、解痉等药物

妊娠期高血压病患者常用的降压药物有拉贝洛尔、硝苯地平等，解痉药物主要是硫酸镁。护理人员应向患者详细介绍这些药物的名称、作用、用法用量及注意事项。

拉贝洛尔：是一种短效降压药，一般不引起血压过低的现象。告知患者通常口服给药，具体用量需根据医生的处方。同时提醒患者，服用拉贝洛尔期间可能会出现一些轻微的不良反应，如头晕、乏力等，但一般不影响继续用药。如果不良反应较为严重，应及时告知医护人员。

硝苯地平：降压作用迅速，但要注意观察其副作用，如面色潮红、心慌、头痛、心率过快、低血压等情况。同样为口服给药，患者应严格按照医嘱的剂量和时间服用。

硫酸镁：为治疗妊娠高血压解痉的首选药，但易中毒，应在医生的严密监测下使用。通常采用静脉滴注的方式给药，护理人员要向患者解释清楚用药的目的和注意事项，让患者配合治疗。

强调患者必须按时、按量服药，不要自行增减药量或停药。例如，有研究表明，自行调整降压药物剂量的患者，血压控制不佳的风险增加了40%，可能会导致病情加重，影响母婴安全。

2.观察药物不良反应

在患者服药过程中，护理人员要密切观察是否出现不良反应。

对于服用拉贝洛尔的患者，若出现头晕、乏力等症状，应让患者卧床休息，避免摔倒。同时监测患者的血压和心率，若症状持续不缓解或加重，应及时报告医生。

服用硝苯地平的患者，如出现面色潮红、心慌等不良反应，可先让患者平卧，给予吸氧，并密切观察症状变化。若症状严重，应立即通知医生调整治疗方案。

使用硫酸镁的患者，要特别注意观察其是否出现潮热、出汗、口干、恶心、呕吐、心慌、头晕、眼球震颤等症状。同时，要监测患者的呼吸、尿量、膝反射。如果尿量减少、呼吸减慢或者膝反射消失，需要复查镁离子的浓度。镁离子浓度在1.7～3.0mmol/L视为有效浓度，若大于3mmol/L，可能会出现镁中毒，需常备10%的葡萄糖酸钙进行解毒。

向患者解释不良反应的原因和处理方法，减轻患者的担忧。例如，可以告诉患者，硫酸镁的一些不良反应在减慢滴速后可能会消失，让患者不要过于紧张。

3.强调药物治疗的重要性

向患者强调药物治疗是控制病情的重要手段。妊娠期高血压病如果不及时治疗，可能会引发严重的并发症，如子痫、胎盘早剥等，对母婴的生命安全造成威胁。

让患者明白只有坚持服药，才能有效地控制血压，预防并发症的发生，保证母婴的安全。例如，可以向患者介绍一些因未按时服药而导致病情加重的案例，让患者认识到药物治疗的重要性。

鼓励患者积极配合治疗，按时复诊。告知患者医生会根据其病情变化及时调整治疗方案，以确保治疗的有效性和安全性。同时，提醒患者在复诊时要如实向医生反映自己的服药情况和身体状况，以便医生做出准确的判断。

（三）生活护理

1.充足的休息对于妊娠期高血压病患者至关重要

为患者提供安静、舒适的休息环境，保证每天有足够的睡眠时间。一般来说，妊娠期高血压病患者每天的睡眠时间应不少于8h。建议患者采取左侧卧位休息，这样可以减轻子宫对下腔静脉的压迫，增加回心血量，改善胎盘的血液循环。研究显示，采取左侧卧位休息的妊娠期高血压病患者，其胎儿的生长发育情况明显优于采取其他卧位休息的患者。

2.制定合理的活动计划

在病情稳定的情况下，患者可以进行适当的活动，但要避免劳累。活动可以选择散步、孕妇瑜伽等轻度运动，有助于促进血液循环，增强体质。例如，每天散步30min左右，孕妇瑜伽每周进行2～3次，每次45min左右。同时，活动时间和强度要根据患者的具体情况进行调整，避免过度疲劳。如果患者在活动过程中出现头晕、心慌等不适症状，应立即停止活动，并及时就医。

3.避免长时间站立或坐着

长时间保持同一姿势会影响血液循环，加重水肿。建议患者每隔一段时间就变换一下姿势，活动一下四肢。比如，每坐或站1个小时左右，就起身活动5～10min，伸伸懒腰、活动一下腿部和脚部。这样可以促进血液循环，减轻水肿症状。同时，患者在休息时，可以将腿部抬高，促进血液回流，减轻下肢水肿。

4.控制钠盐摄入是饮食护理的重要环节

妊娠期高血压病患者应严格控制钠盐摄入，每天限制在3～5g以内。像咸菜、腌肉等高盐食品应坚决避免食用。有研究表明，过多的钠盐摄入会使人体的血容量增加，导致水钠潴留，进而加重高血压和水肿症状。例如，浓肉汁、调味汁、方便面的汤料末，所有的腌制品、熏干制品、罐头制品等含盐量都很高，患者要远离这些食品。同时，酱油也不能摄入过多，6mL酱油约等于1g盐的量。如果已经习惯了较咸的口味，可用部分含钾盐代替含钠盐，能够在一定程度上改善少盐烹调的口味。还可以用葱、姜、蒜等调味品制出多种风味的食品来满足食欲。

5.保证营养均衡

患者需摄入富含蛋白质、维生素、矿物质等营养物质的食物。增加优质蛋白质的摄入至关重要，如瘦肉、鱼类、蛋类、豆类等。每日补充蛋白质的最高量可以达

100 g。这些优质蛋白质有助于维持身体的正常代谢和胎儿的生长发育。对于存在糖脂代谢紊乱的患者，应给予饮食和环境的调整，补充的蛋白质尽量是优质的蛋白质，每天能够保证两个鸡蛋、牛奶、豆浆有500 mL左右，补充的肉类应以白色为主，但是总量要限制。同时，要控制食物摄入总量，在孕后期的时候热能摄入过多，每周体重增长过快，都是妊高征的危险因素，孕妇摄入热能应当以每周增加体重500 g为宜，对已经肥胖的孕妇每周增长体重应当以250 g为宜。

第三章　妊娠糖尿病

妊娠糖尿病作为妇产科领域的常见病症，给母婴健康带来诸多挑战。了解其病因、临床表现、诊断方法及治疗措施，对于妇产科医护人员至关重要。

妊娠期糖尿病的发病原因较为复杂。一方面，胰岛素抵抗增加是重要因素之一。在妊娠中晚期，孕妇体内拮抗胰岛素的物质增多，机体对胰岛素的敏感性下降，为了维持糖代谢平衡，胰岛素分泌量会相应增加，但仍可能出现胰岛素分泌相对不足的情况。另一方面，血糖调节障碍也不容忽视。随着受孕月份增大，胎儿的营养需求增加，母体对葡萄糖的消耗增加，从而进食增加。由于胰岛素分泌相对不足，妊娠期不能代偿这些生理变化而使血糖升高，出现妊娠糖尿病。此外，高龄产妇、体重超标、多囊卵巢综合征、糖尿病家族史、妊高征、贫血等危险因素也会增加妊娠期糖尿病的发病风险。据统计，高龄孕妇患妊娠期糖尿病的发病率较年轻产妇明显增高。有研究表明，具有糖尿病家族史的孕妇出现糖尿病的可能性会更高，约为普通孕妇的2～3倍。

妊娠期糖尿病对母婴健康的影响巨大。对孕妇而言，可能增加孕期感染、高血压、羊水过多等并发症的发生风险。对胎儿来说，可能导致巨大儿、胎儿生长受限、早产、胎儿窘迫等不良结局。因此，妇产科医护人员应高度重视妊娠期糖尿病的防治工作，为母婴健康保驾护航。

一、病因与发病机制

妊娠期糖尿病的发生与多种因素有关，如遗传因素、不良生活方式等。据统计，约有3%～10%的孕妇会患上妊娠期糖尿病。这种疾病不仅会影响孕妇的身体健康，还可能对胎儿造成严重的不良后果。

（一）胰岛素抵抗增加

妊娠中晚期，孕妇体内的一些激素如孕激素、糖皮质激素等水平升高，这些激素会拮抗胰岛素的作用，使机体对胰岛素的敏感性下降，从而导致胰岛素抵抗增加。研究显示，在妊娠中晚期，孕妇体内的胰岛素抵抗物质可增加2～3倍。这使得胰岛素不能有效地将葡萄糖转运至细胞内进行代谢，血糖水平因此升高。胰岛素抵抗的增加不仅会影响孕妇的糖代谢，还可能对脂肪代谢和蛋白质代谢产生不良影响，进一步加重孕妇的代谢负担。

（二）胰岛素分泌相对不足

随着孕期的逐步推进，胎儿的成长发育对各类营养素的需求日益攀升，母体为了支持这一生命奇迹，不得不增加对能量的摄取，其中葡萄糖作为细胞的主要能源物质，其消耗量也随之显著增加。孕妇因此往往需要摄入更多富含碳水化合物的食物以满足这一需求。然而，在这一生理变化的过程中，孕妇体内的胰岛素分泌系统却面临着挑战。相较于非孕期，孕妇在妊娠期间的胰岛素分泌虽然有所增加，但其增长幅度却远远跟不上身体对胰岛素需求的激增。研究显示，到了妊娠中晚期，孕妇的胰岛素分泌量可能仅提升至非孕状态的1.5～2倍，而与此同时，身体对胰岛素的需求量却可能飙升至2～3倍之高。这种胰岛素分泌与需求之间的不匹配，就像是一场供需失衡的战役，导致血糖调节机制失效，血糖水平难以维持在正常范围，进而引发妊娠期血糖升高的现象。这不仅对孕妇自身的健康构成威胁，还可能影响到胎儿的正常发育，强调了在孕期合理控制饮食、监测血糖并适时采取干预措施的重要性。

（三）遗传因素

遗传因素在妊娠期糖尿病的发病中扮演着不可忽视的角色。如果孕妇的母亲或父亲患有糖尿病，那么她患上妊娠期糖尿病的风险就会明显上升。相关研究表明，具有糖尿病家族史的孕妇，其患妊娠期糖尿病的概率可能是无家族史孕妇的2～3倍之多。这背后的原因，很可能与遗传因素对个体胰岛功能、胰岛素敏感性等方面的深远影响有关。在妊娠期这一特殊的生理阶段，孕妇的身体会经历一系列变化，而遗传上的易感因素可能使得她们在面对这些变化时，血糖调节机制更容易出现失衡。然而，遗传因素并非妊娠期糖尿病发病的唯一元凶。孕妇的年龄、体重状况、日常的饮食习惯以及运动量等多种因素，也都可能在这场“血糖之战”中发挥作用，共同影响着妊娠期糖尿病的发生风险。因此，在预防和控制妊娠期糖尿病的过程中，综合考虑遗传因素与非遗传因素，采取综合性的干预措施显得尤为重要。

二、临床表现

（一）不典型表现

妊娠期糖尿病患者在大多数情况下可能并不会表现出明显的特异性症状，但有部分患者会出现典型的“三多”症状。在多尿方面，当孕妇的血糖水平升高到超过肾脏的处理能力，即肾糖阈时，肾小球滤过的葡萄糖量增加，而肾小管无法完全将其重吸收，这会导致尿液中的糖分增多，进而引发渗透性利尿效应，使得孕妇的尿量较正常孕期显著增加，有研究显示，高血糖孕妇的排尿量可比正常孕妇高出20%～30%。多饮症状的出现，则是因为持续的高血糖状态使得孕妇体内的细胞外液渗透压升高，这种变化会刺激大脑的口渴中枢，让孕妇感到持续的口渴，从而促使她们不断地饮水以试图缓解这种不适感。据统计，出现多饮症状的妊娠期糖尿病患者，每天的饮水量可能会比正常孕妇多出1～2升。至于多食，则是因为孕妇体内的高血糖无法被细胞有效利用来产生能量，身体因此会发出饥饿的信号，促使孕妇增加食物的摄入量，以满足身体对能量的需求。然而，这些“三多”症状在孕期往往容易被误认为是正常的妊娠生理反应，如孕期尿频、口渴多饮和食欲增加，因此可能会被孕妇及家属所忽视，从而延误了妊娠期糖尿病的早期诊断和治疗。

（二）其他症状

外阴阴道念珠菌感染：妊娠期及糖尿病状态会削弱机体的免疫力，使得阴道内的环境发生变化，具体表现为阴道组织糖原含量上升，阴道酸碱度偏向酸性。这种酸性的环境为念珠菌（即假丝酵母菌）提供了理想的生长和繁殖条件，从而容易引发外阴阴道念珠菌感染。感染发生后，孕妇会出现阴道分泌物异常增多，分泌物呈豆腐渣样或凝乳状，并伴有外阴阴道的剧烈瘙痒、灼痛感，以及性交时的不适。当感染波及尿道口时，还可能导致排尿困难。若感染进一步蔓延至胎膜，可能会引发胎膜早破，进而造成宫腔内感染，对胎儿的正常生长发育构成威胁。此外，孕妇若在未遵循医嘱的情况下自行用药，药物有可能通过血液循环穿越胎盘屏障，进入胎儿体内，增加胎儿发育异常的风险。

疲乏无力：妊娠期糖尿病孕妇由于高血糖导致身体代谢效率下降，完成日常活动所需能量增加，因此容易感到疲乏。同时，胰岛素分泌异常或治疗过程中的低血糖反应也会干扰孕妇的睡眠，导致睡眠质量下降，进一步加重疲劳感。长期的疲乏状态还可能影响孕妇的情绪，使其更容易出现焦虑、抑郁等心理问题。

头晕不适：妊娠期糖尿病患者头晕的原因复杂多样。一方面，血糖过低时，孕妇会出现低血糖反应，表现为类似急性脑功能障碍的症状，如头晕、心悸、手抖、出汗、恶心、易怒及言语不清等，此时血糖水平通常低于2.8mmol/L。另一方面，血糖过高也可能导致头晕，如糖尿病酮症酸中毒或高血糖高渗状态，这些症状除头晕外，还可能伴有多尿、恶心、腹痛、严重脱水及意识模糊等。值得注意的是，孕妇在孕期本身也可能因生理变化而出现头晕，因此，妊娠期糖尿病患者若出现头晕症状，应及时就医，结合内分泌科和妇产科的专业意见，进行针对性的诊断和治疗。

三、诊断要点

（一）口服葡萄糖耐量试验（OGTT）流程

检查前准备事项：在进行口服葡萄糖耐量试验的前三天，孕妇应保持正常的饮食习惯，确保每日主食的充足摄入，这有助于维持身体代谢的稳定，从而保证试验结果的准确性。在检查前一天的晚上8点之后，孕妇应避免进食任何食物，以确保在检查时能够达到空腹状态。一般来说，理想的空腹时间应为8～10h，这样可以使身体的代谢状态相对稳定，为血糖水平的准确检测创造有利条件。空腹血样采集：在检查当天，孕妇首先需要进行空腹血样的采集，以测定其空腹血糖值。同时，根据医生的判断，可能还需要测定空腹胰岛素水平，这些数据将为后续的诊断提供关键的参考信息。服糖后血样采集：接下来，将75g无水葡萄糖溶解在200～300mL的水中，孕妇需要在5min之内将糖水全部饮完。从喝下糖水的第一口开始计时，分别在服糖后1h和2h进行血样采集，以测定这两个时间点的血糖值。同样地，根据具体情况，医生可能还会决定同时测定胰岛素水平。这种标准化的服糖后血糖监测方法，能够较为准确地反映孕妇在摄入葡萄糖后血糖的变化情况，为妊娠期糖尿病的诊断提供有力依据。

（二）诊断标准

在妊娠期糖尿病的筛查中，血糖值的标准至关重要。具体来说，如果孕妇的空腹血糖＜5.1mmol/L，餐后1h的血糖＜10.0mmol/L，以及餐后2h的血糖＜8.5mmol/L，那么她的血糖水平被认为是正常的。然而，一旦任何一项血糖值超过了这些标准，就可能被诊断为妊娠期糖尿病。此时，孕妇应尽快与医生进行沟通，以便制定个性化的治疗和管理方案。在进行糖耐量试验的过程中，孕妇需要严格遵守一些规定。在试验结束前，她不能摄入任何含有热量的食物或饮品，以免对试验结果造成干扰。同时，孕妇应保持安静休息，比如静坐，但不必卧床休息。此外，吸烟、喝咖啡等可能影响血糖水平的因素都是禁止的。为了确保试验的准确性，孕妇在检查前的3～7天内，还应停止使用可能影响血糖水平的药物，比如利尿药和避孕药等。在检查过程中，孕妇的情绪状态也很重要，应保持情绪稳定，避免过度紧张和焦虑，因为这些情绪因素同样可能对血糖水平产生一定的影响。通过遵循这些规定和注意事项，可以确保糖耐量试验的准确性和可靠性，为妊娠期糖尿病的诊断和管理提供有力支持。

四、治疗措施

（一）药物治疗

1.胰岛素治疗

胰岛素作为治疗妊娠期糖尿病的首选治疗药物，发挥着至关重要的作用。在孕期，胎盘会分泌多种激素，这些激素具有对抗胰岛素的作用，导致孕妇体内胰岛素相对缺乏，进而引发血糖升高。为了有效控制血糖，临床上常采用一系列胰岛素制剂，如门冬胰岛素（或生物合成人胰岛素）、赖脯胰岛素、混合人胰岛素30R以及地特胰岛素注射液等。这些胰岛素制剂在调节孕妇血糖水平方面展现出了显著的疗效，它们能够帮助孕妇将血糖控制在安全范围内，从而有效保障胎儿的健康发育。

妊娠期对血糖的控制要求极为严格，通常要求孕妇的空腹血糖保持在3.1～5.1mmol/L之间，餐后两小时血糖则需控制在8.5mmol/L以下。通过合理使用胰岛素，并密切监测血糖变化，可以确保孕妇和胎儿的安全，降低妊娠糖尿病带来的风险。

胰岛素作为治疗糖尿病的重要药物，其种类繁多，包括短效胰岛素、中效胰岛素、长效胰岛素以及预混胰岛素等。在妊娠期糖尿病的治疗中，医生会根据孕妇的具体血糖情况，精心选择合适的胰岛素种类和剂量。例如，当孕妇的餐后2h血糖明显升高时，医生可能会建议在餐前注射超短效胰岛素或短效胰岛素。这两类胰岛素起效迅速，能够在短时间内有效降低餐后血糖，对控制餐后高血糖具有显著效果。而如果孕妇的空腹血糖、夜间血糖以及餐前血糖均处于较高水平，那么医生可能会选择长效胰岛素或中效胰岛素进行治疗。长效胰岛素作用时间长，能够持续稳定地控制血糖，特别适合用于控制基础血糖和夜间血糖。

对于夜间和清晨血糖均较高的糖尿病孕妇，医生可能会建议在入睡前使用中长效胰岛素。这样可以确保胰岛素在夜间能够持续发挥作用，有效控制夜间和清晨的血糖水平，为孕妇和胎儿的健康提供有力保障。通过合理选择和使用胰岛素，医生能够帮助孕妇将血糖控制在理想范围内，降低妊娠糖尿病带来的风险。胰岛素的使用方法通常为皮下注射，可在餐前、餐后或睡前进行。孕妇需要掌握正确的注射技巧，如选择合适的注射部位，在妊娠早期，可在腹壁皮下注射。受孕中后期，可以选择上臂外侧、大腿外侧、臀部进行胰岛素的皮下注射。同时要注意胰岛素注射部位的更换，避免在同一部位重复注射，以免出现硬结，影响胰岛素的吸收，导致血糖波动。还要注意注射部位的消毒和胰岛素针头的一次性使用。

注意事项：使用胰岛素期间，孕妇需要密切监测血糖变化，防止低血糖的发生。一旦出现低血糖症状，如心慌、出汗、头晕等，应立即进食含糖食物，并及时告知医生调整胰岛素剂量。推荐基础胰岛素联合餐前超短效、短效胰岛素的方案，从小剂量开始，根据个体血糖监测结果，不断地调整用量。目前应用最普遍的方案为：中效胰岛素和超短效或者短效胰岛素联合使用，即三餐前注射短效胰岛素、睡前注射中效胰岛素。

2.口服降糖药

二甲双胍在国际上：于海外医疗实践中，二甲双胍在妊娠糖尿病管理中的应用已逐渐展现出其安全性和有效性，相关证据不断累积。然而，在我国，针对妊娠期糖尿病患者使用二甲双胍的研究尚显不足。在充分告知患者并获取其知情同意的前提下，可考虑将二甲双胍谨慎地应用于部分妊娠期糖尿病患者的治疗方案中。二甲双胍的降糖机制并非通过刺激胰岛素分泌实现，而是通过改善机体对胰岛素的敏感性，从而减轻胰岛β细胞的负担，避免高胰岛素血症的发生。它能有效改善妊娠期糖尿病患者的胰岛素抵抗状态，降低对内源性胰岛素分泌的需求，进而保护胰岛细胞功能，阻遏妊娠期糖尿病的进展。当二甲双胍控制血糖所带来的益处超出其潜在风险时，它可作为胰岛素治疗的辅助药物，或单独用于调控妊娠妇女的血糖水平。

促胰岛素分泌药物的应用：诸如格列奈类、第二代磺脲类药物等，在促进胰岛素分泌方面具有一定疗效。然而，鉴于孕妇身体的特殊性，使用这类药物时必须严格遵循医生的建议，以防过量服用导致低血糖反应或过敏反应。现有证据表明，格列苯脲和格列本脲与二甲双胍一样，均不增加先天性畸形的风险。但长期来看，这些药物的安全性尚未完全明确。特别是格列苯脲，有可能导致夜间出现明显的低血糖症状。目前，虽有数据显示二甲双胍在妊娠期应用相对安全，但它能自由穿过胎盘，并进入羊水循环，使得胎儿体内的药物浓度也相应增加。关于二甲双胍对新生儿长期影响的研究尚不充分。在我国，二甲双胍通常不作为妊娠期女性的常规用药，但在某些特殊情况下，如患者对胰岛素注射存在恐惧或预存性较差时，可考虑作为备选方案。

（二）其他治疗方法

1.控制饮食

妊娠期糖尿病患者需科学调控每日饮食总热量，依据个人体质与孕期进展定制个性化饮食计划。一般而言，孕妇的每日热量摄入应根据体重及孕期阶段灵活调整。譬如，体重适中的孕妇，在孕早期可保持与孕前相同的热量摄入，在1800～2100 kcaL之间；而进入孕中期和孕晚期后，热量摄入可适当增加，但增幅不宜过大，一般建议增加200～300 kcaL。在饮食上，应减少高热量、高脂肪、高糖分食物的摄入，如炸鸡、肥肉、甜品等，同时避免过量食用肉类和淀粉类食物。相反，应适量增加蛋白质和膳食纤维的摄入。蛋白质来源应优先选择优质种类，如深海鱼、鸡胸肉、瘦猪肉、牛奶及鸡蛋等，每日摄入量建议控制在80～100 g之间。膳食纤维能够有效促进肠道蠕动，减缓碳水化合物吸收速度，对控制血糖大有裨益。因此，应多吃新鲜蔬菜，如芹菜、菠菜、西蓝花、胡萝卜等，每日摄入量应不少于500 g。此外，饮食搭配应合理，主张主食粗细结合，如在米饭中加入糙米、燕麦、豆类等粗粮，减少精米白面的比例。同时，采用少量多餐的进食模式，每日可分为5～6餐进食。这样既能避免一次性摄入过多食物导致血糖骤升，又能保证营养的持续供应。例如，早餐可选择一杯低脂牛奶、一个水煮蛋、一片全麦吐司；上午加餐可食用一份新鲜水果或一小把坚果；午餐则搭配适量瘦肉、多彩蔬菜和糙米饭；下午加餐可选择一杯无糖酸奶或几块低糖水果；晚餐则以清淡的鱼肉、丰富蔬菜和适量红薯为主；若睡前感到饥饿，可饮用一小杯温热牛奶或食用几块无糖苏打饼干。通过这样的饮食安排，既能满足孕期营养需求，又能有效控制血糖水平。

2.适当运动

妊娠期糖尿病患者在确保胎儿状况稳定的前提下，应积极参与适量运动，以助益血糖控制。舒缓的有氧运动，如悠闲散步、温和瑜伽等，以及适度的阻力运动，如使用拉力带进行轻柔拉伸，均是不错的选择。当胎儿情况良好时，孕妇可根据自身的身体状况和偏好，挑选适合的运动方式。散步作为一项既安全又有效的有氧运动，建议孕妇每日进行30～40 min，保持适中速度，切勿过度劳累。瑜伽则能帮助孕妇放松心情，提升身体的柔韧性和平衡感，但务必在专业瑜伽教练的指导下进行，以确保安全。阻力运动，比如使用拉力带进行适度拉伸，可以增强肌肉力量，促进身体新陈代谢。然而，对于双胎妊娠、有心脏病史、前置胎盘等特殊情况的妊娠期糖尿病患者，运动疗法可能并不适宜。因此，在运动前，孕妇务必咨询医生的意见，确认自己的身体状况适合进行运动。若在运动过程中出现腹痛、阴道出血、头晕等不适症状，应立即停止运动，并及时就医检查。每次运动的时间应控制在45 min以内，运动过程中要时刻注意安全，避免摔倒、碰撞等意外发生。选择空气清新、环境宁静的地方进行运动，如公园、小区内的花园等，更有助于身心愉悦。运动前后要做好充分的热身和放松活动，如轻松散步、伸展运动等。穿着舒适的运动服装和鞋子，保持积极乐观的心态，尽情享受运动带来的种种益处。

3.血糖监测

对于血糖控制稳定及不需要使用胰岛素的妊娠期高血糖女性，需要每周至少测定一次全天4点血糖，包括空腹血糖和三餐2h后血糖。血糖控制稳定的妊娠期高血糖女性可以自己购买血糖仪，在家中进行血糖监测。每周至少测定一次全天4点血糖，即空腹血糖、早餐后2h血糖、午餐后2h血糖和晚餐后2h血糖。记录下每次的血糖值，以便及时了解自己的血糖变化情况。如果发现血糖值异常，应及时调整饮食和运动计划，或者咨询医生的意见。同时，要注意监测尿酮体，如有尿酮体阳性应及时就医。

血糖控制欠佳的患者，尤其是1型糖尿病患者，应该持续监测血糖。血糖控制欠佳的患者需要更加密切地监测血糖，尤其是1型糖尿病患者。可以使用动态血糖仪，实时监测血糖变化。动态血糖仪可以连续监测7～14天的血糖值，提供更加全面的血糖信息。根据血糖监测结果，医生可以及时调整治疗方案，确保血糖控制在合理范围内。患者也可以通过血糖监测，了解自己的饮食、运动和药物治疗对血糖的影响，从而更好地控制血糖。

4.血压监测

当收缩压≥140 mmHg，或舒张压≥90 mmHg时，医生可能会考虑为患者开具降压药物以控制血压。在孕期，常用的口服降压药物包括拉贝洛尔、二氢吡啶类钙通道阻滞剂以及α受体阻滞剂如酚妥拉明等，这些药物在适当使用下相对安全，但务必要在医生的指导下进行。若收缩压升高至160 mmHg或以上，或舒张压升高至110 mmHg或以上，则必须采取降压药物治疗措施，以有效预防可能发生的严重并发症，如子痫前期、胎盘早剥等，这些并发症对母婴健康构成严重威胁。

在使用降压药物的过程中，医生会密切监测患者的血压变化情况，并仔细观察药物可能带来的不良反应。一旦发现任何异常，医生会及时调整治疗方案，以确保患者的血压得到有效控制，同时保障母婴的安全与健康。

5.体重监管

从妊娠初期起，就应着手规划孕期体重增长计划，以防范体重过快增加。科学管理体重对于维持血糖稳定至关重要。孕妇应在妊娠早期就制定出一套适合自己的孕期增重方案，依据孕前的体重状况及孕期的不同阶段，合理调控体重的增长幅度。一般而言，孕前体重处于正常范围的孕妇，孕期体重增长应控制在11.5～16kg之间；孕前体重超重的孕妇，则应将孕期增重限制在7～11.5kg范围内；而孕前已属肥胖的孕妇，孕期增重更应谨慎，建议控制在5～9kg之间。为了实现这一目标，孕妇需通过均衡饮食与适度运动来双管齐下，控制体重的增长速度。建议每周测量一次体重，并详细记录体重的变化情况，以便及时发现问题并做出调整。一旦发现体重增长过快，应立即调整饮食结构，增加运动量，以避免体重过度增长带来的不良后果。合理控制体重不仅能有效减轻妊娠期糖尿病对孕妇和胎儿的不利影响，还能为产后的身体恢复打下良好基础，降低产后肥胖及2型糖尿病的发生风险，让孕妇在享受孕育生命喜悦的同时，也能保持健康的体魄。

五、护理

（一）血糖监测

1.选择合适的血糖仪

除了强生稳捷旗下的智优血糖仪（粉色关爱版），市面上还有其他一些适合孕妇的血糖仪品牌。但智优血糖仪以其独特的优势脱颖而出。它的粉色外观设计，不仅充满少女心，还能在一定程度上缓解孕妇在监测血糖过程中的紧张情绪。其精准度经过严格验证，英国进口稳悦试纸搭配独特的稳灵技术，使得测量结果与医院的测量值高度一致，为孕妇提供了可靠的血糖数据。

2.规范监测频率

对于妊娠期糖尿病孕妇来说，严格按照规范的监测频率进行血糖监测至关重要。每周至少一次测空腹及三餐后2h血糖，能够及时了解血糖的基本情况。而对于使用胰岛素的孕妇，每日必要时测6次血糖，包括餐前及餐后检测，可以更精准地调整胰岛素用量，确保血糖控制在安全范围内。例如，一位使用胰岛素治疗的孕妇，通过严格按照监测频率进行血糖监测，及时调整了胰岛素剂量，有效地控制了血糖，为胎儿的健康发育创造了良好的条件。

3.注意事项

孕妈妈的心理状况对血糖测定有不可忽视的影响。睡眠障碍、情绪紧张会引起交感神经兴奋，导致血糖升高。因此，孕妇在监测血糖前应尽量保持放松的心态，可以通过听音乐、深呼吸等方式缓解紧张情绪。消毒方式也很关键，宜用75%酒精消毒，等酒精干透后再测试，这样可以避免酒精对血糖测定结果的干扰。在测试前调码方面，要确保血糖仪显示的代码与试纸盒上的代码一致，如强生稳捷智优血糖仪（粉色关爱版）无须调码，更加方便快捷。采血时进针深度要合适，避免用力挤压手指致使组织液混入血液，影响测量结果的准确性。同时，试纸的存放也不容忽视，要存放在干燥、阴凉的地方，避免过期或变质。例如，孕妈妈小王在使用血糖仪时，由于没有注意试纸的存放，使用了过期的试纸，导致血糖测定结果不准确。后来，在医护人员的指导下，她正确存放试纸，再次测量时得到了准确的血糖数据。

（二）胰岛素注射护理

1.注射方法

若孕妇需要胰岛素治疗，首先要教会孕妇进行正确的皮下注射。在注射时，务必强调是皮下注射，绝不能打到肌肉里。因为如果打到肌肉里，胰岛素会吸收太快，极易导致低血糖。可以向孕妇详细演示注射的手法，如用一只手轻轻捏起注射部位的皮肤，另一只手持注射器以45°角或90°角快速刺入皮下，缓慢推注胰岛素。同时提醒孕妇在注射过程中要保持放松，避免紧张导致操作失误。

2.部位选择

胰岛素注射部位主要有腹部肚脐周围皮下、上臂外侧、大腿前侧、臀部等。其中，腹部由于皮下脂肪比较厚，可以减少肌内注射的风险，并且能够快速地吸收利用胰岛素，使人体的血糖能快速降下来。然而，在妊娠中后期，应避免在腹部注射胰岛素，可以选择上臂外侧、大腿前侧和臀部等部位。例如，一位孕中期的孕妇小张，在了解了不同部位的特点后，根据自己的实际情况选择了上臂外侧作为主要注射部位。

3.部位轮换

每次注射的部位需要轮换进行，每次注射需要间隔2cm，1个月之内不能重复注射同一个部位，这样可以有效避免产生皮下硬结。可以为孕妇制定一个注射部位轮换计划，比如以周为单位，依次在不同的部位进行注射。同时，提醒孕妇在记录注射部位时，可以使用简单的图表或标记，以便更好地掌握轮换情况。据统计，有大约70%的孕妇在严格遵守部位轮换原则后，减少了皮下硬结的发生风险。

4.观察反应及低血糖情况

密切观察孕妇注射胰岛素后的反应至关重要。一方面，要注意观察有无局部红肿、瘙痒等不适。如果出现这些症状，可能是对胰岛素过敏，应及时就医。另一方面，要特别注意观察孕妇是否出现低血糖情况。在第1～2次注射时，有时会有低血糖反应，所以要注意从小剂量慢慢开始注射，逐渐调整治疗。第1～2次打胰岛素时，一定要提醒孕妇准备糖块，一旦有低血糖反应尽快服用。例如，孕妇小王在第一次注射胰岛素后，出现了头晕、出汗等低血糖症状，幸好她提前准备了糖块，及时服用后症状得到缓解。此后，她在医生的指导下，调整了胰岛素剂量，并且更加注意饮食和运动的配合，有效地控制了血糖，也减少了低血糖的发生风险。

（三）胎儿监护

1.超声检查

超声检查在妊娠期糖尿病孕妇的胎儿监护中起着至关重要的作用。在受孕15～21周时进行三维扫描，能够有效地评估神经管缺损或其他先天性畸形的情况。据统计，通过这一时期的三维扫描，约有80%的先天性畸形能够被及时发现。在18周进行胎儿影像测量，可以进一步了解胎儿的生长发育情况，为后续的监护提供重要参考。20～22周的超声心动图筛查心血管缺损，能够及早发现胎儿心脏方面的问题。例如，有一位妊娠期糖尿病孕妇在22周的超声心动图检查中，发现胎儿存在轻微的心血管发育异常，医生及时采取了相应的干预措施，密切监测胎儿的心脏状况，为后续的治疗和分娩方案制定提供了依据。

2.胎心监护

胎心监护是判断胎儿宫内安危的重要手段。一般来说，没有并发症的孕妇从孕34周开始做胎心监护，而合并妊娠期糖尿病的孕妇，胎心监护在32周就可以做。做胎心监护之前，要嘱患者排空膀胱，取半卧位或者左侧卧位时进行检测。检测时间一般为20min，若胎儿没有胎动，需延长至40min，观察胎动情况、胎动后有无加速以及宫缩情况。正常胎心是110～160次之间，20min内有2～3次胎动，胎动时有胎心加速，没有胎心减速。通过胎心监护可以观察胎心、胎动、宫缩三者之间的关系，有反应性胎心监护是正常的，无反应性胎心监护需要密切观察胎儿变化。

3.综合判断

根据血糖控制的状态、合并的糖尿病肾病或者是高血压以及胎儿生长情况，综合决定胎儿监测的次数和监测的频率。如果血糖控制不佳、合并糖尿病肾病或高血压等情况，需要增加胎儿监测的次数。例如，一位妊娠糖尿病合并高血压的孕妇，医生根据其具体情况，决定每两周进行一次超声检查，每周进行一次胎心监护，密切关注胎儿的发育和健康状况。同时，如果胎儿生长缓慢或出现其他异常情况，可能需要早住院进行进一步的监护和治疗。总之，综合判断能够更加精准地为妊娠期糖尿病孕妇的胎儿监护提供指导，确保母婴的安全。

（四）生活护理

1.饮食管理

对于妊娠期糖尿病患者来说，合理的饮食管理至关重要。新鲜蔬菜富含维生素，是孕妇饮食中的重要组成部分。例如，菠菜、西蓝花、胡萝卜等蔬菜，不仅能为孕妇提供丰富的营养，还有助于稳定血糖水平。同时，应避免食用含糖量高、含脂肪量高的食物，如蛋糕、油炸食品等，以免血糖浓度增高。

少吃多餐是控制血糖的有效方法之一。孕妇可以将一天的食物分成5～6餐，每餐适量进食，避免暴饮暴食。这样可以使血糖水平更加稳定，减少血糖波动。据统计，采用少吃多餐饮食方式的妊娠期糖尿病孕妇，血糖控制效果明显优于传统三餐饮食的孕妇。

2.适量运动

适量的运动对于降低体内血糖浓度有着积极的作用。散步是一种非常适合孕妇的运动方式，它不仅强度适中，而且简单易行。孕妇每天可以进行30 min左右的散步，有助于促进血液循环，提高身体对胰岛素的敏感性，从而降低血糖水平。

然而，孕妇在运动时一定要注意运动强度和时间，避免过度劳累。如果感到疲劳或不适，应立即停止运动，并及时休息。此外，根据搜索素材，妊娠糖尿病患者在吃饭之后的半个小时开始运动，能够有效减少餐后两小时血糖升高的幅度，有利于控制餐后血糖。

3.自我监测

自我监测是妊娠期糖尿病患者管理病情的重要手段。孕妇要学会自行检验血糖和尿酮体。当出现头晕、恶心及心慌等症状时，要准确判断是低血糖还是高血糖，从而决定吃糖还是不吃糖。此时，用尿糖试纸检查尿液，便可对症治疗，还可用酮体粉检查尿酮体。

例如，一位孕妇在感到头晕时，及时用尿糖试纸进行检测，发现尿糖偏高，判断可能是高血糖引起的症状，于是她暂停进食含糖食物，并及时就医，调整了饮食和胰岛素用量，有效地控制了血糖水平。

4.卫生习惯

良好的卫生习惯对于预防各种疾病感染至关重要。孕妇应特别注意清洁卫生，养成饭前便后洗手的好习惯。最好不要到拥挤的公共厕所，以减少感染的风险。

此外，生活要有规律，学会自己调整胰岛素及饮食数量。在应急时增加胰岛素剂量，在病情好转时又要及时减少胰岛素剂量。例如，一位孕妇在感冒期间，血糖出现波动，她根据医生的建议，适当增加了胰岛素剂量，并调整了饮食，待病情好转后，又及时减少了胰岛素剂量，确保了血糖的稳定。

第四章 前置胎盘

前置胎盘作为妇产科领域的一种严重并发症，对母婴的安全构成了重大威胁。深入掌握其病因、分类、临床表现、诊断手段、治疗策略及护理关键，对于妇产科医护人员来说至关重要。前置胎盘的形成可能与多重因素息息相关。其中，子宫内膜的受损是一个不可忽视的诱因。多次的人工流产、刮宫手术等医疗操作，都可能对子宫内膜造成损伤，进而影响到子宫内膜血管的正常形成。胎盘为了获取充足的养分，可能会向下延伸至子宫下段，从而增加了前置胎盘的风险。除此之外，胎盘本身的异常、受精卵滋养层的发育迟缓，以及辅助生殖技术的应用等，也可能与前置胎盘的发生有所关联。在分类上，前置胎盘被划分为完全性前置胎盘、部分性前置胎盘和边缘性前置胎盘三种类型。这三种类型的前置胎盘在临床表现和治疗策略上存在着明显的差异。完全性前置胎盘，即宫颈内口完全被胎盘组织所覆盖，病情最为严重，往往需要通过剖宫产来终止妊娠。部分性前置胎盘，是指宫颈内口部分被胎盘组织覆盖。而边缘性前置胎盘，则是胎盘附着在子宫下段，其下缘达到宫颈内口的边缘，但并未覆盖或超越宫颈内口。深入了解前置胎盘的病因和分类，有助于我们更准确地把握其临床表现，采取有效的诊断手段，并为制订科学合理的治疗和护理方案提供有力的依据。

一、病因与发病机制

（一）子宫内膜损伤

多次妊娠经历、人工流产手术、刮宫操作以及剖宫产手术等，都会对子宫内膜造成不同程度的创伤和影响。数据显示，相较于没有人工流产史的孕妇，有多次人工流产经历的孕妇发生前置胎盘的风险要高出约30%。这些医疗操作往往会破坏子宫内膜原有的正常结构和功能，使得子宫内膜在受精卵准备着床时，无法提供一个适宜且健康的生长环境。当子宫内膜遭受损伤后，它更容易受到感染而引发子宫内膜炎，或者出现萎缩等病理性改变。在这样的子宫内膜环境下，受精卵难以在受损区域形成一个供血充足、功能完善的胎盘。为了满足胎儿生长发育所需的营养，胎盘可能会被迫向下延伸，到达子宫下段，从而大大增加了前置胎盘的发生风险。因此，保护子宫内膜的健康，避免不必要的医疗操作，对于预防前置胎盘的发生具有重要意义。

（二）胎盘异常

胎盘的形态和大小异常，是前置胎盘发生的一个重要诱因。当胎盘出现形态上的异常，比如存在副胎盘时，这个额外的胎盘可能会附着在子宫下段，甚至接近宫颈内口的位置，从而显著增加了前置胎盘的风险。而在胎盘面积过大的情况下，比如双胎妊娠，胎盘为了满足两个胎儿生长发育的营养需求，会扩展占据更大的子宫内壁面积，这样一来，胎盘就更容易延伸到子宫下段，进而引发前置胎盘。除此之外，一些特殊形态的胎盘，如膜状胎盘，也可能与前置胎盘的发生有着密切的联系。这些胎盘异常的类型各异，但它们都可能在一定程度上影响胎盘的正常位置和功能，从而增加前置胎盘的发生概率。因此，在临床诊断中，医生需要特别注意胎盘的形态和大小，及时发现并评估这些异常，以便采取有效的预防和治疗措施，降低前置胎盘的风险。

（三）受精卵滋养层发育迟缓

当受精卵的滋养层细胞尚未发育成熟时，它们进入子宫后无法在正常位置着床。此时，受精卵会沿着子宫腔继续下移，最终选择在子宫下段的内膜上着床。随着胚胎的不断发育，胎盘也会随之在子宫下段形成，这种非正常的着床机制导致了胎盘位置的异常，从而增加了前置胎盘发生的风险。受精卵滋养层发育迟缓可能由多种因素引起，包括母体营养不良、内分泌失调等。这些因素会影响滋养层细胞的正常发育，进而影响到受精卵的着床过程。而胎盘在子宫下段的附着，正是受精卵滋养层发育迟缓对胎盘位置影响的直接表现。前置胎盘的形成，容易引起孕期无诱因、无痛性的反复阴道流血，这对母婴健康构成了严重的威胁。因此，在临床实践中，医生需要密切关注受精卵滋养层的发育情况，以及胎盘的位置和状态，及时发现并处理可能的前置胎盘情况，以确保母婴的安全。

二、前置胎盘分类

（一）完全性前置胎盘

完全性前置胎盘，即宫颈内口被胎盘组织完全覆盖，其特征鲜明且对母婴影响深远。首先，该病症在孕期表现为阴道出血出现得早且频繁，有时甚至在妊娠中期或更早时期，孕妇就会遭遇无明显诱因、无痛性的阴道流血情况。这种出血往往量较大，严重时可能直接威胁到母婴的生命安全。对胎儿而言，完全性前置胎盘带来的危害不容小觑。反复的出血可能导致胎儿处于缺氧状态，生长发育受限，甚至面临早产、胎死宫内的悲惨结局。临床数据显示，完全性前置胎盘导致胎儿窘迫的风险比正常妊娠高出约40%，这一数字令人警醒。而对于孕妇，完全性前置胎盘意味着她们时刻面临着大出血的严峻风险。一旦出血失控，孕妇可能迅速陷入失血性休克状态，生命垂危。在分娩时刻，由于胎盘完全阻挡了宫颈内口，胎儿无法通过阴道自然娩出，剖宫产成为唯一的选择。然而，剖宫产手术在这样的情况下难度极大，大出血的风险也随之增加，手术过程充满了挑战与危险。

（二）部分性前置胎盘

部分性前置胎盘，指的是宫颈内口仅部分被胎盘组织所覆盖。与完全性前置胎盘相比较，其在多个方面展现出不同的特点。首先，阴道出血的出现时间相对较晚，多数发生在妊娠晚期，给孕妇和胎儿留出了一定的适应和调整空间。出血量方面，部分性前置胎盘通常较完全型前置胎盘要少，当然，具体出血量还可能因孕妇的个体差异而有所差异。在分娩方式的选择上，部分性前置胎盘为孕妇提供了一定的灵活性。如果条件许可，孕妇有可能尝试阴道分娩。然而，这并不意味着可以掉以轻心，整个产程中需要医护人员密切观察产程的进展以及出血情况，确保母婴安全。一旦出血增多或产程出现不顺利，仍需及时转为剖宫产以终止妊娠，保障母婴的生命健康。从对母婴的影响来看，部分性前置胎盘对胎儿的影响相对较为温和。胎儿生长受限和早产的风险低于完全性前置胎盘，这为胎儿的正常发育提供了更有利的条件。然而，孕妇仍然面临着出血的风险，因此整个孕期都需要密切监测，及时发现并处理任何可能出现的异常情况，确保母婴平安度过孕期和分娩期。

（三）边缘性前置胎盘

边缘性前置胎盘，是指胎盘的下缘恰好到达宫颈内口的边缘，但并未覆盖或超越宫颈内口。这类前置胎盘的临床表现通常较为轻微，阴道出血往往发生在妊娠晚期，且出血量相对较少。在许多情况下，孕妇可能仅仅表现出少量的阴道流血，甚至有一部分孕妇可能完全没有明显的症状，这使得边缘性前置胎盘在早期有时难以被察觉。对于边缘型前置胎盘的处理，一般遵循保守为主的原则。如果出血量少，孕妇可以采取卧床休息、减少活动等保守治疗措施，同时医护人员会密切观察孕妇和胎儿的情况，确保没有进一步的出血或并发症发生。然而，如果出血量增多，孕妇则需要住院治疗，接受止血、抑制宫缩等医疗处理，以稳定病情，保护母婴安全。在分娩方式的选择上，边缘型前置胎盘的孕妇如果没有其他并发症，且胎儿情况良好，可以在医护人员的严密监测下尝试阴道分娩。但这一过程需要极其谨慎，因为分娩过程中任何时候都可能出现出血增多的情况。一旦出现这种情况，医护人员会立即采取措施，及时改为剖宫产，以确保母婴的安全和健康。

三、临床表现

（一）无诱因、无痛性反复阴道流血

前置胎盘最显著的症状便是无诱因、无痛性的反复阴道流血，这一症状独具特点，其发生往往没有任何明显的外部刺激或诱因，且孕妇在出血过程中通常不会感受到疼痛，这与妇产科中其他一些导致阴道流血的病症形成了鲜明对比，比如胎盘早剥，后者通常会伴随着剧烈的腹痛。在不同孕周，前置胎盘引发的阴道流血情况及原因各有差异。妊娠中期，尤其是接近28周的时候，完全性前置胎盘的孕妇出现阴道流血的风险显著增加。这是因为随着孕周的推进，子宫不断增大，胎盘与子宫壁之间的相对位置随之改变。当胎盘完全覆盖宫颈内口时，子宫下段的拉伸和扩张很容易对胎盘造成影响，导致血窦开放，从而引发出血。相比之下，部分性前置胎盘的出血时间通常较晚，多发生在妊娠晚期。这是因为胎盘只是部分覆盖宫颈内口，需要子宫下段拉伸到一定程度，才会对胎盘造成足够的压力，进而引起出血。而边缘性前置胎盘的阴道流血则更晚出现，一般在妊娠晚期甚至临产后才发生。这是因为胎盘的下缘仅仅到达宫颈内口的边缘，对宫颈内口的影响相对较小，需要更大的子宫下段拉伸或胎儿下降的压力，才会导致出血。

（二）出血量评估

评估前置胎盘孕妇的出血量，主要依赖于观察孕妇所使用的卫生用品（例如卫生巾、卫生棉条等）被血液浸染的程度，同时详细记录出血持续的时间以及发生的频率。除此之外，医生还会充分考虑孕妇的主观感受，比如是否出现头晕、虚弱等贫血的相关症状，以此来综合评判出血量的多少。出血量评估的重要性不容小觑，它直接关联到孕妇病情的严重程度及母婴的安危。当出血量较少时，虽然对母婴的即时影响可能不大，但仍需保持高度警惕，密切监测病情变化，以防病情恶化。一旦出血量达到或接近正常月经量，就应视为警报信号，这可能预示着前置胎盘的病情有所加重，必须及时采取必要的医疗干预措施。若出血量超过月经量，尤其是达到或超过月经量的两

倍时，孕妇面临失血性休克的风险将急剧上升。在这种情况下，无论孕妇处于妊娠的哪个阶段，无论胎儿是否足月或具备存活能力，都应立即实施剖宫产手术，并同时进行输血治疗，以争分夺秒地抢救孕妇的生命。此外，出血量的多少也是医生判断胎儿宫内安危的重要依据。当出血量较少且胎动保持正常时，通常意味着胎儿在宫内的状况相对稳定；然而，一旦出血量较大，胎儿可能会因缺血、缺氧而表现出胎动异常，如胎动过多、过少甚至消失，这时胎儿的生命安全就受到了严重威胁，需要立即采取紧急措施来保障母婴的安全。

四、诊断要点

（一）超声检查

超声检查作为当前诊断前置胎盘的首选技术手段，其优势显而易见。首先，它能够清晰地展现出子宫壁、胎盘、胎儿先露部以及宫颈的精确位置，为医生准确判断前置胎盘的类型提供了有力依据。其次，超声检查属于一种无创性检查方法，对孕妇和胎儿的安全性极高，风险相对较低。在具体操作上，超声检查涵盖了经腹超声、经会阴超声以及经阴道超声等多种方式。经腹超声在观察前位胎盘及胎儿整体情况时表现良好，但对于后位胎盘的显示效果则相对欠佳。而经阴道超声则能够更为准确地确定胎盘边缘与宫颈内口之间的具体关系，其准确性相较于腹部超声有着明显的优势。举例来说，在临床实践中，经阴道超声检查能够精确地测量出胎盘下缘与宫颈内口之间的距离，甚至可以达到毫米级别的精度。腹部超声与阴道超声在诊断前置胎盘方面存在着显著的差异。腹部超声需要孕妇提前充盈膀胱，操作相对简便，适用于大多数孕妇。然而，其准确性可能会受到一些因素的影响，如胎盘下缘距宫颈内口位置的测量可能会随孕妇膀胱充盈程度的不同而有所变化。此外，对于肥胖的孕妇来说，由于声束在穿过脂肪层时会被大量吸收，腹部超声检查的图像可能会显得不够清晰。相比之下，经阴道超声检查无须孕妇憋尿，为孕妇节省了时间，同时也避免了充盈膀胱带来的不适感。对于肥胖的孕妇来说，由于探头能够紧贴宫颈，声束吸收较少，因此经阴道超声检查的图像相较于腹部超声要清晰得多。然而，经阴道超声也存在一定的局限性，如未婚女性、阴道出血、中晚期妊娠伴有流血情况以及存在过大盆腔肿块的女性患者等，均不宜进行经阴道超声检查。

（二）病史依据

询问孕妇的生育史和手术史，对于前置胎盘的诊断具有至关重要的辅助作用。孕妇如果曾有过多次人工流产、刮宫手术或是剖宫产的经历，其发生前置胎盘的风险会显著增加。具体而言，有研究表明，曾经接受过剖宫产手术的孕妇，由于子宫上留下的瘢痕可能会干扰胎盘的正常“移行”过程，从而使得前置胎盘的风险高达未剖宫产孕妇的3倍之多。此外，孕妇的生育史中如果包含多胎妊娠、多次分娩以及高龄产妇等情况，也可能成为前置胎盘发生的潜在风险因素。多胎妊娠时，子宫内的空间相对拥挤，胎盘的位置可能更容易受到影响；多次分娩则可能导致子宫壁和宫颈的损伤，进而增加前置胎盘的风险；而高龄产妇由于身体机能的逐渐衰退，也可能对胎盘的正常着床和发育产生不利影响。因此，医生在接诊孕妇时，详细询问并记录其生育史和手术史，可以为前置胎盘的诊断提供宝贵的线索。这些信息有助于医生更全面地评估孕妇的风险状况，从而提高诊断的准确性，为孕妇和胎儿的安全保驾护航。

（三）鉴别诊断

前置胎盘的主要临床表现为无诱因、无痛性的反复阴道流血，这一特征性症状需与其他可能导致妊娠期出血的病症进行仔细鉴别诊断。与胎盘早剥相比，两者存在显著差异。胎盘早剥的主要症状是妊娠期突发的剧烈腹痛，可能伴有或不伴有阴道流血，通过B超检查可清晰显示胎盘与宫壁间存在的血块，进一步明确诊断。而在前置胎盘的B超检查中，可以观察到胎盘下缘紧贴或非常接近宫颈内口。先兆子宫破裂是另一需要与前置胎盘鉴别的病症，它通常发生在分娩过程中，尤其多见于头盆不称、梗阻性难产或有剖宫产史的孕妇。先兆子宫破裂的临床表现包括强烈的宫缩、下腹部疼痛且拒按、孕妇烦躁不安，以及少量阴道流血和胎儿窘迫等症状。检查时，可发现子宫出现病理性缩复环，导尿时还可能观察到肉眼血尿。宫颈出血性疾病，如宫颈息肉或宫颈炎引起的出血，通常为接触性出血，如性交后出血，通过妇科检查即可与前置胎盘相鉴别。胎盘的帆状附着也是一种需要鉴别的状况，B超检查是区分两者的有效手段。此外，妊娠晚期的其他出血原因，如再次提到的胎盘早剥，也需要与前置胎盘进行鉴别。B超检查在此时发挥了关键作用，胎盘早剥的B超图像会显示子宫胎盘后方有明显的血肿形成，而前置胎盘的B超图像则仅表现为胎盘位置较低，其后并无血肿图像的变化。通过细致的鉴别诊断，医生能够准确判断出血原因，为孕妇提供及时有效的治疗。

五、治疗措施

（一）保守治疗

1.卧床休息减少出血风险

孕妇一旦被诊断为前置胎盘，卧床休息便成了治疗中的关键环节，这对于降低出血风险至关重要。保持充足的休息能让孕妇的身体处于相对平静和稳定的状态，从而减少对胎盘的不必要刺激，有助于控制病情的发展。在此期间，密切观察孕妇的出血情况和胎儿的健康状况同样不可忽视。孕妇及其家人需要特别留意阴道是否有出血，以及出血的颜色、量和频率等细节。这些信息的准确记录，对于医生判断病情的变化有着重要的作用。一旦孕妇出现出血增多、腹痛或其他任何异常症状，都应立即向医生报告，以便医生能够迅速作出反应，调整治疗方案或采取必要的医疗措施。同时，定期的产检也是确保母婴安全的重要保障。通过超声等检查手段，医生可以密切监测胎儿的生长发育情况，观察胎盘位置的变化，以及评估孕妇和胎儿的整体状况。这样，医生就能根据实际情况，及时调整治疗方案，为孕妇和胎儿提供最佳的治疗方案。

2.药物辅助

在围生期管理中，药物治疗扮演着至关重要的辅助角色。抗凝药物的应用对于预防和治疗某些妊娠并发症具有显著效果，特别是对于那些存在胎盘功能异常或血液循环障碍风险的孕妇而言。肝素等抗凝药物能够有效改善胎盘的微循环，减少血液高凝状态对胎盘功能的负面影响，进而降低因血栓形成而导致的胎儿供血不足风险。除了抗凝治疗，使用胎儿神经保护剂也是围生期管理中的重要一环。对于可能面临早产风险的孕妇，适时给予如硫酸镁（在特定情况下也用于此目的，尽管其主要作为宫缩抑制剂）或其他神经保护性药物，可以在一定程度上减轻早产儿因脑部发育不完全而可能遭受的损伤，提高其长期的神经发育结局。同时，针对妊娠高血压综合征等妊娠期特有疾病，降压药物的选择和使用同样至关重要。通过合理控制孕妇的血压水平，不仅可以减轻孕妇自身的身体负担，还能有效减少因高血压引发的胎盘早剥、胎儿宫内生长受限等严重并发症的发生。这类药物的使用必须严格遵循医嘱，医生会根据孕妇的血压状况、孕周、胎儿情况及有无其他并发症，精心制定个性化的降压治疗方案。

（二）期待治疗

期待疗法通常适用于那些孕周尚小（一般小于36周）且胎儿状况稳定的孕妇，即胎儿未表现出明显的窘迫迹象，胎心搏动正常，生长发育与孕周相符。在孕妇出血量较少，生命体征保持平稳的情况下，这种治疗方法尤为适宜。期待疗法的核心目的在于，确保母婴安全的同时，尽可能地延长妊娠时间，从而提高胎儿的存活率。对于孕周较小的胎儿而言，过早降生可能会面临一系列并发症的挑战，比如呼吸窘迫综合征、神经系统发育不成熟等。通过实施期待疗法，为胎儿提供更多在子宫内成长发育的时间，能够显著提升其出生后的生存质量和健康状况。有研究显示，经过妥善的期待疗法，将孕周延长至34周之后出生的胎儿，其生存率能够提升20%甚至更多。在期待疗法中，严格卧床休息是一项至关重要的要求。孕妇应尽量保持平卧位或左侧卧位，避免长时间保持站立、坐立或行走的姿势。这样做的目的在于减轻对子宫的压力，降低胎盘与子宫壁之间的摩擦，从而减少出血的风险。任何可能增加腹压的行为，如咳嗽、用力排便等，都可能导致出血情况加重。因此，孕妇必须严格遵守卧床休息的规定，这是期待疗法取得成功的关键因素之一。据临床数据统计，严格卧床休息的前置胎盘孕妇，其出血再次发生的概率能够降低约30%。为了密切监测母胎的情况，需要采取一系列的检查方法，并按照规定的频率进行。这些检查方法主要包括定期的超声检查、胎心监护以及孕妇的血常规检查。超声检查一般每1～2周进行一次，以观察胎盘位置的变化、胎儿的生长发育情况以及羊水量等。胎心监护的频率则根据孕周和孕妇的具体情况而定，每周可进行2～3次，以便及时发现胎儿是否存在缺氧等异常状况。血常规检查主要用于监测孕妇是否存在贫血情况，一般每2～3周进行一次。此外，孕妇还需要自我监测胎动情况，每天早、中、晚各数一小时胎动，一旦发现异常，应及时告知医生。

（三）终止妊娠

终止妊娠的时机选择，是一个需要综合考虑多方面因素的复杂决策过程，主要依据孕妇的出血量、孕周以及胎儿的具体状况来判定。如果孕妇出现大量出血，甚至已经发展到休克的症状，那么无论此时孕周是多少，为了首先确保孕妇的生命安全，医生会果断建议立即终止妊娠。当胎儿在宫内出现窘迫等异常表现，这通常是胎儿处于危险状态的明确信号，意味着胎儿可能无法继续安全地在宫内成长。在这种情况下，医生也会建议及时终止妊娠，以确保胎儿能够尽快脱离危险环境，获得必要的医疗救治。对于前置胎盘的不同类型，终止妊娠的时机也有所不同。一般来说，如果是完全性前置胎盘，当孕周达到37周时，医生可能会考虑终止妊娠，因为此时胎儿已经相对成熟，具备了一定的生存能力。对于部分性前置胎盘，孕周达到37周后，医生会根据孕妇和胎儿的具体情况来做出决定。而边缘性前置胎盘，则可以在孕周38周及以上时，根据孕妇和胎儿的状况择期终止妊娠。此外，如果孕妇在受孕期间反复出血，且经过多次治疗效果仍然不佳，那么即使此时孕周还相对较小，医生也可能会考虑提前终止妊娠，以避免孕妇和胎儿面临更大的风险。终止妊娠的时机选择，需要医生根据孕妇和胎儿的具体情况，进行全面、细致的评估，以确保母婴的安全。

（四）手术治疗

剖宫产术是处理前置胎盘终止妊娠的首选方法，特别适用于完全性前置胎盘、部分性前置胎盘，以及那些出血量大、胎儿出现窘迫等紧急情况。通过剖宫产，可以迅速且安全地完成分娩过程，有效降低母婴并发症的风险。以完全型前置胎盘为例，剖宫产手术能够避免胎儿在娩出过程中对胎盘造成压迫和损伤，从而大大减少大出血等严重并发症的发生概率。然而，剖宫产手术并非没有风险，它可能带来手术出血、术后感染以及恢复较慢等一系列问题，因此需要在充分评估母婴状况后谨慎决定。相比之下，自然分娩在某些特定条件下也是前置胎盘孕妇的一个可行选择。这主要适用于边缘性前置胎盘、胎先露为头位，且临产后产程进展顺利，预计能在短时间内完成分娩的情况。在自然分娩过程中，医生可能会采用人工破膜的方法来促进胎头下降，通过胎头对胎盘的压迫来达到止血的目的。但这一过程需要医生密切监测产程的进展和出血情况，一旦发现任何异常或产程受阻，应立即转为剖宫产，以确保母婴安全。自然分娩相对于剖宫产来说，风险可能较小，但也并非绝对安全。如果产程进展不顺利，或者出血量较多，同样可能对母婴造成严重威胁。因此，在选择分娩方式时，医生需要综合考虑孕妇和胎儿的具体情况，权衡利弊，制定出最适合的分娩计划，以确保母婴的平安。

六、护理

（一）休息护理

1.绝对卧床休息的重要性及原理

前置胎盘是一种较为危险的妊娠情况，孕妇需要绝对卧床休息，这对于保障母婴安全至关重要。当孕妇处于活动状态时，子宫会产生不同程度的收缩和晃动，这会增加对胎盘的压力。而前置胎盘的胎盘位置异常，靠近或覆盖宫颈口，这种压力可能导致胎盘与子宫壁之间的分离，引发出血。据统计，前置胎盘孕妇在活动状态下出血的风险比卧床休息时高出数倍。

左侧卧位可以改善子宫胎盘血液循环。正常情况下，子宫在妊娠后期会不同程度地右旋，压迫右侧的下腔静脉，影响血液回流。左侧卧位可以减轻这种压迫，使血液更加顺畅地流回心脏，再通过子宫动脉输送到胎盘，为胎儿提供充足的氧气和营养供应。这对于胎儿的生长发育至关重要，能够降低胎儿缺氧、生长受限等不良后果的发生风险。

2.协助孕妇取左侧卧位的方法

护士应耐心地向孕妇解释左侧卧位的重要性和好处，让孕妇充分理解并积极配合。可以提供多个柔软的枕头和垫子，帮助孕妇找到最舒适的姿势。例如，在孕妇的背部、腰部和腿部放置合适的支撑物，以减轻身体的压力。同时，定期检查孕妇的体位，确保其始终保持左侧卧位。可以每隔一段时间，如1～2h，检查一次孕妇的体位，及时调整不合适的姿势。

对于不习惯左侧卧位的孕妇，可以逐渐引导她们适应。可以从短时间的左侧卧位开始，逐渐延长时间，让孕妇的身体逐渐适应这种姿势。还可以通过播放轻柔的音乐、进行放松训练等方式，帮助孕妇放松身心，更好地保持左侧卧位。

3.预防压疮的措施

定时翻身是预防压疮的关键。护士应根据孕妇的具体情况，制定个性化的翻身计划。一般来说，每隔2～3h翻身一次较为合适。在翻身时，要注意动作轻柔，避免用力过猛，以免引起孕妇的不适或增加出血的风险。可以由两名护士配合，一名护士轻轻抬起孕妇的身体，另一名护士迅速放置好支撑物，然后缓慢地将孕妇放下，调整到合适的姿势。

保持床铺的清洁和干燥也非常重要。定期更换床单、被套，保持床铺平整、无皱褶。如果孕妇出汗较多，可以使用柔软的毛巾擦拭身体，并及时更换衣物。同时，使用减压床垫等辅助设备，可以有效分散身体的压力，减少局部受压的时间，降低压疮的发生风险。例如，气垫床可以通过交替充气和放气，不断改变身体与床垫的接触部位，减轻压力。

（二）阴道流血观察

1.密切观察的重要性

阴道流血是前置胎盘的主要症状之一，密切观察阴道流血量、颜色、性质可以及时发现病情变化，为医生提供准确的诊断依据，以便采取及时有效的治疗措施。前置胎盘患者的阴道流血情况具有不确定性，可能随时发生变化。据统计，约有70%的前置胎盘患者在妊娠晚期会出现不同程度的阴道流血。因此，护士必须时刻保持警惕，密切观察患者的阴道流血情况。

阴道流血量的变化可以反映胎盘与子宫壁之间的分离程度。如果流血量逐渐增加，说明胎盘与子宫壁的分离范围可能在扩大，病情可能在加重。例如，少量的阴道流血可能只是胎盘边缘的轻微分离，但如果流血量增多，可能意味着胎盘完全剥离，这将对母婴生命安全造成严重威胁。

血液的颜色和性质也能提供重要信息。鲜红色的血液通常表示新鲜出血，可能是胎盘刚刚发生分离；暗红色的血液可能是陈旧性出血，说明出血已经持续了一段时间。同时，观察血液中是否有凝血块也很重要。如果有凝血块，可能提示出血量较大，或者存在胎盘早剥等其他并发症。

2.准确记录的方法

护士应使用专门的记录表格，详细记录出血时间、出血量、颜色和性质。记录出血时间可以帮助医生判断出血的规律和趋势。例如，如果出血时间间隔逐渐缩短，说明病情可能在恶化。

可以使用量杯或称重法来准确测量出血量。量杯可以直接测量流出的血液体积，而称重法则是通过计算使用前后卫生巾或纱布的重量差来估算出血量。一般来说，每1 g血液相当于1 mL的体积。同时，注意观察血液的颜色和是否有凝血块等情况，并在记录表格中详细描述。

记录血液的颜色可以帮助医生判断出血的来源和严重程度。例如，鲜红色的血液通常来自胎盘与子宫壁之间的新鲜出血，而暗红色的血液可能是陈旧性出血或者来自其他部位。记录血液中是否有凝血块可以提示出血量和出血速度。如果有大量凝血块，可能表示出血量较大，需要及时采取措施。

3.及时报告医生的时机

如果发现阴道流血量增加、颜色变鲜红、出现腹痛等异常情况，护士应立即报告医生，以便医生及时进行评估和处理。当阴道流血量突然增加时，可能意味着胎盘与子宫壁的分离速度加快，需要立即采取止血措施，如给予宫缩抑制剂或进行手术治疗。

颜色变鲜红通常表示新鲜出血，可能是胎盘再次发生分离或者出现了其他并发症。此时，医生需要进一步检查，确定出血的原因，并采取相应的治疗措施。

出现腹痛可能是胎盘早剥、子宫破裂等严重并发症的表现，需要立即进行紧急处理。护士应密切观察患者的生命体征，如血压、心率、呼吸等，一旦发现异常，应立即报告医生，并协助医生进行抢救。

（四）生活护理

1.饮食调理的原则

饮食调理对于前置胎盘的孕妇至关重要。富含营养、易消化的食物能够满足孕妇和胎儿的营养需求，为胎儿的生长发育提供充足的能量和物质基础。同时，易消化的食物可以减轻孕妇的肠胃负担，避免因消化不良引起的不适。例如，小米粥、南瓜糊等食物既营养丰富又容易消化。

保持大便通畅可以避免用力排便增加腹压，从而减少出血的风险。用力排便会使腹压急剧升高，对子宫和胎盘产生较大的压力，容易导致胎盘与子宫壁的分离，引发出血。据统计，因用力排便导致前置胎盘出血加重的情况占一定比例。

2.具体的饮食建议

鼓励孕妇多吃富含蛋白质的食物，如瘦肉、鱼类、蛋类、奶类等。瘦肉中含有丰富的优质蛋白质和铁元素，有助于预防贫血。鱼类富含优质蛋白质和不饱和脂肪酸，对胎儿的大脑发育有益。蛋类和奶类也是优质蛋白质的良好来源。以鸡蛋为例，每天吃一个鸡蛋可以为孕妇提供约6 g优质蛋白质。

新鲜蔬菜和水果富含维生素和矿物质，对孕妇和胎儿的健康非常重要。例如，菠菜富含铁和叶酸，有助于预防贫血和胎儿神经管畸形。猕猴桃富含维生素C，能增强孕妇的免疫力。苹果富含果胶，有助于促进肠道蠕动，预防便秘。

避免吃辛辣、油腻、刺激性食物，以免引起消化不良和便秘。辛辣食物会刺激肠胃，引起肠胃不适。油腻食物不易消化，容易导致消化不良。刺激性食物可能会引起子宫收缩，增加出血的风险。同时，注意饮食的卫生和安全，避免食物中毒和肠道感染。选择新鲜、干净的食材，烹饪过程中要注意卫生。

3.保持大便通畅的方法

指导孕妇养成良好的排便习惯，每天定时排便。例如，每天早上起床后或饭后半小时尝试去厕所排便，形成规律的排便时间。

增加膳食纤维的摄入，多吃蔬菜、水果和粗粮等富含膳食纤维的食物。膳食纤维可以吸收肠道中的水分，增加粪便的体积，促进肠道蠕动。例如，红薯、燕麦、芹菜等都是富含膳食纤维的食物。据研究，每天摄入足够的膳食纤维可以降低便秘的发生率。

适当运动，如散步、瑜伽等，促进肠道蠕动。散步是一种简单而有效的运动方式，孕妇可以每天散步30 min左右。瑜伽中的一些体式也可以促进肠道蠕动，如下犬式等。但孕妇在进行瑜伽练习时，应在专业教练的指导下进行，避免过度运动。

如果便秘严重，可以在医生的指导下使用开塞露等通便药物。开塞露可以刺激肠道蠕动，软化粪便，帮助孕妇排便。但使用通便药物应谨慎，避免过度依赖。同时，要注意药物的使用方法和剂量，以免引起不良反应。

第五章　胎盘早剥

胎盘早剥是指妊娠20周后或在分娩过程中，原本正常附着的胎盘在胎儿娩出之前，部分或全部从子宫壁异常剥离。胎盘早剥的发生率大约在0.4%～1%之间，它对母婴的生命安全构成了严重的威胁。深入掌握胎盘早剥的致病原因、病理演变过程、临床症状表现、检查诊断手段以及相应的治疗措施，对于妇产科的医护人员来说具有至关重要的意义。胎盘早剥的病理变化主要表现为底蜕膜区域的出血和血肿形成，这进而导致胎盘与子宫壁之间的附着关系被破坏，胎盘发生剥离。这种剥离不仅可能导致胎儿因供血不足而缺氧、窘迫，甚至面临死亡的风险；同时，对母亲而言，也可能引发大出血、休克等危及生命的并发症。胎盘早剥作为一种严重的妇产科并发症，要求医护人员必须保持高度的警惕和重视。通过深入学习和了解胎盘早剥的相关知识，包括其病因、病理变化、临床表现、检查诊断方法和治疗措施，妇产科医护人员能够提升对胎盘早剥的识别能力和处理水平。这不仅有助于早期发现胎盘早剥的征兆，及时采取干预措施，还能在最大程度上保障母婴的健康和安全，减少不良妊娠结局的发生。

一、病因与发病机制

胎盘早剥的发生往往由多重因素交织而成，诸如血管病变、机械性刺激、子宫静脉压的骤然上升以及胎膜早破等，这些因素可能单独作用，也可能相互协同，共同促使胎盘与子宫壁之间发生分离，进而形成血肿，对子宫及胎儿的健康构成严重威胁。胎盘早剥的病理核心在于底蜕膜区域的出血和血肿形成，这导致胎盘逐渐或迅速从其附着处剥离。这种异常的分离状态不仅会使胎儿面临缺氧、窘迫的危机，严重时甚至可能导致胎儿死亡。同时，对于母亲而言，胎盘早剥也可能引发大出血、休克等一系列严重并发症，危及母体的生命安全。因此，深入理解胎盘早剥的病理变化过程，对于医生准确判断病情、及时采取有效治疗措施来说，具有至关重要的意义。

（一）血管病变

孕妇若患有妊娠高血压疾病或妊娠合并慢性肾脏疾病等，其体内的血管系统会经历一系列复杂的病理变化。统计数据显示，那些患有妊娠期高血压，尤其是慢性高血压、慢性肾脏疾病、重度子痫前期或全身性血管病变的孕妇，她们面临胎盘早剥的风险显著增高。在这种情况下，孕妇的底蜕膜螺旋小动脉会发生痉挛或硬化，就像原本柔软且富有弹性的血管管道突然变得狭窄而僵硬。这种变化不仅影响了血管的正常功能，还导致毛细血管受到牵连，发生变性或坏死。随着时间的推移，这些受损的血管可能无法承受正常的血流压力，进而发生破裂出血。出血后，血液会在底蜕膜与胎盘之间积聚，形成一个潜在的危险区域——血肿。这个血肿就像是一个隐藏的定时炸弹，它可能随时扩大或破裂，引发胎盘与子宫壁的分离，从而导致胎盘早剥的发生。胎盘早剥对母婴的生命安全构成严重威胁，因此，对于存在上述高危因素的孕妇，医护人员需要密切监测其病情变化，及时采取干预措施，以预防胎盘早剥的发生。

（二）机械性因素

机械性因素在胎盘早剥的发病过程中扮演着不可忽视的角色。腹部遭受钝性创伤，比如孕妇不慎摔倒导致腹部受到外伤，或者直接受到外力撞击，都是引发胎盘早剥的常见机械性诱因。除此之外，一些医疗操作如外倒转术，以及日常生活中的性交行为，也可能在特定情况下诱发胎盘早剥，且这类事件往往发生在受到外伤或刺激后的24h之内。以日常生活中的意外为例，当孕妇不慎摔倒或腹部受到突然撞击时，子宫会因外力冲击而突然收缩。这种突如其来的外力作用，可能会破坏胎盘与子宫壁之间原本稳固的附着关系，使得胎盘与子宫壁发生分离。一旦这种分离达到一定程度，就可能引发胎盘早剥，对母婴的生命安全构成严重威胁。因此，孕妇在日常生活中应格外小心，避免腹部受到任何形式的外伤或撞击，以预防胎盘早剥的发生。

（三）子宫静脉压突然升高

在妊娠的中期、晚期以及临产阶段，孕妇的身体会经历一系列显著的生理变化。这一时期，随着胎儿的不断成长，妊娠子宫逐渐增大，可能会对下腔静脉产生压迫，从而导致静脉压骤然上升。这种静脉压力的变化，会对胎盘与子宫之间的血管系统产生直接影响，使得血管壁承受过大的压力，容易发生破裂，或者导致静脉血管淤血。当血管破裂或淤血达到一定程度时，就可能在胎盘与子宫壁之间形成血肿。这个血肿就像是一个潜在的危险信号，它增加了胎盘与子宫壁分离的风险。一旦分离发生，就可能引发胎盘早剥，这是一种对母婴都极为危险的并发症。研究指出，长时间保持仰卧位的孕妇，由于子宫对下腔静脉的压迫更为明显，更容易出现子宫静脉压升高的情况。因此，为了预防胎盘早剥的发生，孕妇在孕期应该尽量避免长时间保持同一姿势，特别是仰卧位，可以适当变换体位，以减轻对下腔静脉的压迫，保障母婴的健康安全。

（四）胎膜早破

胎膜早破同样是引发胎盘早剥的一个重要风险因素。在双胎妊娠的情况下，如果第一胎分娩过程过于迅速，或者在进行人工破膜操作后，羊水流出速度过快，这些情形都会导致宫腔内的压力急剧下降。就好比一个原本鼓胀得满满的气球，突然被迅速放气，子宫也会因此骤然收缩。这种突发的子宫收缩，会产生一股强大的力量，使得胎盘与子宫壁之间原本紧密贴合的关系发生错位，进而可能导致胎盘从子宫壁上剥离。同样地，当孕妇存在羊水过多的情况时，一旦胎膜破裂，羊水流出速度过快，也会引发类似的宫腔压力变化，增加胎盘早剥的风险。因此，对于胎膜早破的孕妇，医护人员必须保持高度警惕，密切监测其胎盘状况。通过及时的观察和专业的评估，一旦发现胎盘早剥的征兆，就应立即采取相应的处理措施，以确保母婴的安全和健康。

二、临床表现

在临床表现方面，胎盘早剥通常表现为腹痛、阴道流血、子宫压痛、胎儿心率异常等典型症状。根据病情严重程度，可分为不同级别。0级多无症状，分娩后诊断；Ⅰ级以显性出血为主，子宫软，不伴胎儿窘迫；Ⅱ级胎儿宫内窘迫或胎死宫内，腹痛明显；Ⅲ级产妇出现休克症状，伴或不伴弥散性血管内凝血。

（一）腹痛

腹痛作为胎盘早剥的一个显著症状，常常以突发的持续性疼痛形式出现，可能表现为腹痛、腰痛或是腰背痛，给患者带来极大的不适。当胎盘开始从子宫壁上剥离的那一刻起，这一异常变化会立即刺激到子宫肌肉及其周围组织，引发剧烈的疼痛反应，这是身体对潜在危险的一种警示。腹痛的剧烈程度往往与胎盘剥离的面积以及病情的严重程度紧密相关。在轻度胎盘早剥的情况下，患者可能只会感到轻微的腹痛或是一种隐隐的不适感，这种症状有时甚至可能被忽视。然而，一旦胎盘早剥发展到重度，疼痛就会变得难以忍受，患者可能会形容这种疼痛如同刀割般尖锐，或是撕裂般的剧痛，这种剧烈的疼痛不仅严重影响了患者的生活质量，还可能对患者的心理状态造成极大的冲击。因此，对于孕期出现突发持续性腹痛的孕妇，医护人员应高度警惕胎盘早剥的可能性，及时进行检查和评估，以便尽早确诊并采取有效的治疗措施，保障母婴的安全。

（二）阴道流血

部分患者在胎盘早剥时会出现阴道流血的情况，然而，也有相当一部分患者可能并没有明显的阴道流血表现。阴道流血的发生，主要是由于胎盘剥离部位的血管发生破裂所导致的。但值得注意的是，出血量的多少并不总是与胎盘剥离的程度直接成正比。在某些情况下，即使胎盘剥离的面积相当大，阴道流血量却可能并不多。这是因为剥离处的血液可能并没有立即流出体外，而是积聚在子宫内部，或者形成了隐性的血肿。这种隐性出血往往更为危险，因为它可能掩盖了病情的严重程度，导致延误诊断和治疗。据统计，大约有30%～40%的胎盘早剥患者会出现不同程度的阴道流血症状。因此，对于孕期出现任何异常阴道流血的孕妇，医护人员都应高度重视，及时进行检查和评估，以排除胎盘早剥等潜在的危险情况，确保母婴的安全。

（三）子宫压痛

子宫压痛是胎盘早剥的一个重要临床体征，它的出现往往提示着胎盘与子宫壁之间已经发生了异常的分离。当胎盘剥离发生后，子宫肌层会受到直接的刺激，导致肌层张力显著增高，这在按压时会表现为明显的疼痛感。这种压痛通常可以定位在子宫的一侧或两侧，有时也可能出现在子宫底部，具体位置与胎盘剥离的部位密切相关。医生在进行体格检查时，会通过细致的触诊来感受子宫的质地和压痛情况，以此作为判断胎盘早剥严重程度的重要依据之一。临床上的数据显示，大约有70%～80%的胎盘早剥患者会出现子宫压痛的症状，这一体征对于早期诊断和及时治疗胎盘早剥具有至关重要的意义。因此，对于孕期出现腹痛或疑似胎盘早剥症状的孕妇，医生应高度重视子宫压痛的检查，结合其他临床表现和辅助检查手段，迅速做出准确诊断，并采取相应的治疗措施，以确保母婴的安全。

（四）胎儿心率异常

胎盘早剥会严重干扰胎儿的血液供应系统，进而引发胎儿心率出现异常变化，如胎心减慢，甚至胎心消失等危急情况。胎盘作为胎儿获取氧气和必需营养物质的关键器官，其正常功能对胎儿的生存至关重要。一旦发生胎盘早剥，胎盘与子宫壁之间的连接被破坏，胎儿的生存环境随即受到严峻威胁，如同生命之源被切断，对胎儿的健康和生命安全构成极大风险。

（五）胎盘早剥可分为三级

Ⅰ级：以显性出血为主，多见于分娩期，胎盘剥离面积小。患者一般情况较好，无腹痛或腹痛轻微，贫血体征不明显，胎位清楚，胎儿心率正常。在这个阶段，及时发现并采取适当的治疗措施，预后通常较好。

Ⅱ级：胎盘剥离面积为总面积的1/3左右，突然发生持续性腹痛，腰痛或腰背痛明显，可伴有少量阴道流血。胎儿可能出现宫内窘迫或胎死宫内。此时，胎儿的生命安全受到严重威胁，需要密切监测胎儿状况，并采取积极的治疗措施。

Ⅲ级：胎盘剥离面积超过胎盘总面积1/2，患者可出现恶心、呕吐、面色苍白、四肢湿冷、血压下降等休克症状。腹部检查子宫硬如板状，宫缩间歇时不能松弛，胎心消失。这是胎盘早剥的最严重阶段，患者和胎儿都面临着极大的生命危险，必须立即进行紧急处理。

三、诊断要点

准确的检查和诊断是胎盘早剥治疗成功的关键所在。在临床实践中，医生需要综合患者的病史、详细的临床表现以及先进的超声检查等多方面信息，来提高诊断的准确性和及时性。超声检查作为一种非侵入性的影像学手段，能够清晰地显示胎盘与子宫壁之间的结构关系，特别是当发现胎盘与子宫壁之间存在液性暗区时，这往往是出血的直接证据，对胎盘早剥的诊断具有重要价值。通过这些综合检查手段，医生可以更加迅速地识别胎盘早剥的情况，为及时采取有效的治疗措施赢得宝贵时间，从而最大限度地保障母婴的安全。

（一）病史询问

详细询问孕妇的妊娠史、既往病史、外伤史以及胎膜早破等相关情况，对于准确诊断胎盘早剥具有至关重要的意义。例如，如果孕妇之前有妊娠期高血压疾病或慢性肾脏疾病等病史，那么她发生胎盘早剥的风险就会显著增加。这些疾病会对孕妇的血管系统造成损害，进而影响到胎盘的正常功能。同时，孕妇的腹部外伤史也是诊断胎盘早剥时需要考虑的重要因素。如果孕妇曾摔倒或腹部受到撞击，这种外力作用很可能导致胎盘与子宫壁之间发生分离，从而引发胎盘早剥。此外，胎膜早破的情况也应引起医生的高度警惕，特别是双胎妊娠中第一胎分娩过快或人工破膜后羊水流出过快等情况。这些情形都可能导致宫腔压力骤变，进而增加胎盘早剥的风险。据统计，有妊娠期高血压疾病史的孕妇发生胎盘早剥的概率比正常孕妇高出30%～40%。因此，医生在接诊孕妇时，一定要仔细询问并详细记录这些相关信息，以便能够及时发现胎盘早剥的征兆，并采取相应的治疗措施，确保母婴的安全。

（二）临床表现

结合腹痛、阴道流血、子宫压痛以及胎儿心率异常等一系列典型症状，医生可以初步评估是否存在胎盘早剥的可能性。这些症状的出现虽然并非胎盘早剥的确诊依据，但它们为医生提供了宝贵的诊断线索。腹痛，作为胎盘早剥的常见症状之一，可能表现为突发的持续性疼痛，其程度因个体差异而异，有的孕妇可能只是感到轻微的不适，而有的则可能经历剧烈的疼痛。阴道流血也是胎盘早剥的一个重要表现，但值得注意的是，阴道流血量与胎盘剥离的程度并不总是成正比，有30%～40%的胎盘早剥患者会出现不同程度的阴道流血症状。子宫压痛是另一个重要的体征，它通常位于子宫的一侧或两侧，也可能出现在子宫底部。这种压痛是胎盘剥离后子宫肌层受到刺激所致，有70%～80%的胎盘早剥患者会有此体征。此外，胎儿心率异常，如胎心减慢或消失，是胎儿可能处于危险状态的重要信号，提示医生需要立即采取措施，确保胎儿的安全。因此，医生在接诊孕妇时，应仔细询问症状，进行详细的体格检查，并结合必要的辅助检查，如超声检查等，以准确判断是否存在胎盘早剥，并及时给予相应的治疗，保障母婴的健康和安全。

（三）超声检查

超声检查在诊断胎盘早剥中扮演着至关重要的角色，它是医生判断胎盘状态、及时发现异常的重要手段之一。正常的胎盘在超声检查下，其与子宫壁的回声表现应该是清晰且正常的，胎盘组织的光点细腻而均匀，透过胎盘可以清晰地观察到子宫血管的分布情况。然而，当胎盘早剥发生时，超声检查的图像会发生显著变化。胎盘可能会呈现出异常增厚的状态，其内部回声变得不均匀，这是胎盘组织受损、出血或血肿形成的直接反应。特别是当胎盘与子宫壁之间出现血肿时，超声检查可以清晰地显示出胎盘与子宫壁间存在的液性回声区，这是出血的明确证据。值得注意的是，有一种特殊情况的胎盘早剥，即剥离出血面位于胎盘边缘，出血突向宫腔胎膜，此时胎盘与子宫壁之间的压力并不高。在这种情况下，患者可能并不会出现明显的腹痛、腰痛或阴道出血等症状，这使得诊断变得更为复杂。然而，这种类型的胎盘早剥罕见，其发生率可能不足1%。

（四）实验室检查

实验室检查在胎盘早剥的诊断和病情评估中占据着重要地位，其中血常规和凝血功能检查是尤为关键的两项指标。血常规检查中，医生往往会观察到血红蛋白和红细胞比容的进行性下降，这一现象背后，往往是胎盘早剥导致的出血在作祟，出血使得孕妇体内的红细胞大量丢失，进而引发贫血。同时，凝血功能检查也不容忽视。在胎盘早剥的患者中，凝血功能异常是常见的并发症之一，具体表现为D–二聚体升高等异常指标。D–二聚体的升高，通常意味着血液处于高凝状态，这不仅增加了血栓形成的风险，同时也可能加剧出血的态势。在一些严重的胎盘早剥病例中，患者的血红蛋白水平可能在短时间内急剧下降，降幅甚至达到20 g/L以上，红细胞比容也随之明显降低，这反映出患者体内出血的严重性和迅速性。而凝血功能检查中D–二聚体的显著升高，更是敲响了血液高凝状态的警钟，提醒医生需要密切关注患者的凝血状况，及时采取措施预防血栓形成和出血的进一步加重。

四、治疗措施

对于胎盘早剥的治疗，核心在于迅速纠正休克状态并及时终止妊娠，以最大限度保障母婴安全。在早期阶段，纠正休克是首要任务，这要求医生实时监测产妇的生命体征，包括血压、心率、呼吸等，确保产妇生命体征平稳。同时，通过补液、输血等措施，有效补充红细胞和血浆中的凝血因子，以纠正因胎盘早剥导致的贫血和凝血功能障碍。在纠正休克的同时，终止妊娠也是治疗胎盘早剥的关键步骤。终止妊娠的方式须根据病情的严重程度和胎儿的具体情况来灵活选择。对于病情较轻、胎儿状况良好的情况，可考虑阴道分娩；而对于病情严重、胎儿窘迫或存在其他并发症的情况，则应及时采取剖宫产手术，以确保胎儿能够迅速、安全地娩出。

（一）纠正休克

当孕妇遭遇胎盘早剥并陷入休克状态时，迅速且有效的治疗措施显得尤为关键。首先，立即开放静脉通路是救治的第一步，它为及时补充血容量开辟了生命之线。通过快速输注大量液体，可以有效改善孕妇的血液循环，稳定血压，为后续的救治赢得宝贵时间。输新鲜血在纠正休克中扮演着至关重要的角色。新鲜血不仅富含红细胞，能够迅速提升血红蛋白水平，增强血液的携氧能力；同时，它还含有丰富的凝血因子，有助于改善因胎盘早剥而受损的凝血功能。临床数据显示，对于严重胎盘早剥导致休克的患者，及时输注新鲜血能使生存率显著提升30%～40%。在救治过程中，准确测量中心静脉压对于指导补液量至关重要。它能帮助医生避免补液过多导致的循环负担加重，或补液不足无法有效纠正休克的风险。根据血红蛋白量来决定输注何种血制品也是治疗中的重要一环。血红蛋白过低时，输注红细胞是首选，以快速提升血液的携氧能力；而血浆的输注则可以补充凝血因子，预防出血倾向；对于凝血功能障碍严重的患者，血小板和冷沉淀的输注更是起到了至关重要的作用。此外，保持孕妇气道通畅是救治过程中不可忽视的一环。必要时给予供氧，确保孕妇有足够的氧气供应，避免因缺氧而加重休克状态，危及母婴生命。对于出现弥散性血管内凝血的患者，应迅速采取措施纠正凝血功能障碍。这包括补充凝血因子、使用抗凝药物等，以恢复血液的正常凝血功能。

（二）及时终止妊娠

1.阴道分娩

阴道分娩适用于0～I级患者。对于Ⅰ级胎盘早剥产妇，一般情况较好，出血不多且以显性出血为主，胎儿在宫内情况良好，已进入临产宫口开大，估计短时间内能分娩者可经阴道分娩。在这个过程中，必要时滴注缩宫素可以缩短第二产程，减少胎儿在宫内的缺氧时间。然而，选择阴道分娩需要严格把握适应证，密切观察产程进展和母婴状况。如果在分娩过程中出现胎儿窘迫、产程延长或其他异常情况，应及时转为剖宫产。

2.剖宫产术

剖宫产术在多种产科情况中发挥着至关重要的作用，特别是在胎盘早剥的处理上，其重要性不言而喻。对于Ⅰ级胎盘早剥，一旦胎儿出现窘迫征象，如胎心异常、胎动减少等，应立即采取剖宫产手术，以最快的速度取出胎儿，避免胎儿因缺氧而病情恶化。当胎盘早剥达到Ⅱ级，且预计不能在短时间内通过自然分娩结束产程时，剖宫产成为迅速终止妊娠、减少母婴并发症的有效手段。通过剖宫产，可以迅速解除胎盘早剥对母婴的威胁，保障母婴安全。对于Ⅲ级胎盘早剥，产妇病情严重，胎儿已经死亡，且不能立即通过自然分娩娩出时，剖宫产手术是保护产妇生命安全的唯一选择。此时，应毫不犹豫地采取剖宫产，以尽快取出胎儿和胎盘，减轻产妇的病情。此外，当破膜后产程无进展，且存在胎盘早剥等高风险因素时，也应考虑剖宫产手术。剖宫产能够迅速结束产程，避免产程延长带来的额外风险。在产妇病情急剧加重，危及生命安全的紧急情况下，无论胎儿是否存活，都应立即行剖宫产手术，以挽救产妇的生命。此时，时间就是生命，每一分钟的延误都可能对产妇造成不可逆转的损害。剖宫产取出胎儿与胎盘后，应立即给予宫缩药物，如缩宫素、前列腺素制剂等，以加强子宫收缩，减少产后出血的风险。同时，应密切观察产妇的生命体征和出血情况，一旦发生弥散性血管内凝血或难以控制的大量出血，应迅速输血、补充凝血因子，并在必要时行子宫切除术，以挽救产妇的生命。总之，对于胎盘早剥患者，治疗措施应根据病情的严重程度和母婴状况进行个体化选择。医生应综合考虑各种因素，制定最合适的治疗方案，以最大程度地保障母婴的安全和健康。

五、护理

（一）病情监测

1.持续监测子宫收缩情况

护士应定时触摸产妇的子宫，感受子宫的硬度、紧张度和收缩频率，观察子宫收缩是否规律，有无强直性收缩或收缩乏力的情况。胎盘早剥可能导致子宫强烈收缩，触摸时可感觉到子宫硬如板状，持续不放松。据临床观察，约60%的胎盘早剥患者会出现子宫强直性收缩。每30 min至1 h，护士应进行一次子宫触诊，详细记录子宫的状态。如果发现子宫收缩异常，应立即通知医生，以便采取相应的治疗措施。

2.密切观察阴道流血量

注意观察阴道流血的颜色、量和性状，记录出血量的变化，判断出血是否停止或加重。轻型胎盘早剥主要症状为阴道流血，出血量一般较少，色暗红，可伴有轻度腹痛或腹痛不明显；重型胎盘早剥则容易造成大出血，剧烈腹痛。护士应使用计量卫生巾等工具准确测量出血量，每小时记录一次。若发现出血量增多，应及时报告医生，采取紧急处理措施。例如，当出血量达到一定程度时，可能需要立即进行手术终止妊娠，以保障母婴安全。

3.时刻监测胎儿心率

使用胎心监护仪持续监测胎儿心率的变化，观察胎心是否正常，有无胎心减慢、变异减速等异常情况。正常的胎儿心率在110～160次/分钟之间。胎盘早剥可能会影响胎儿的氧气和营养供应，导致胎儿心率异常。护士应密切关注胎心监护仪的显示，一旦发现胎心异常，立即报告医生。如果胎心减慢持续时间较长，可能提示胎儿缺氧严重，需要紧急处理。

4.及时准确报告病情变化

护士应及时将观察到的病情变化报告医生，以便医生及时调整治疗方案。病情变化包括子宫收缩情况、阴道流血量、胎儿心率等方面的变化。护士在报告病情时，应准确、详细地描述观察到的现象，并提供具体的数据和时间点。例如，“患者在××时间点，阴道出血量增加至××毫升，子宫收缩频率为××次/分钟，胎儿心率降至××次/分钟。”这样的报告可以帮助医生更好地了解病情，做出准确的判断和决策。

（二）协助终止妊娠

1.做好术前准备工作

备皮：备皮是在手术的相应部位剃除毛发并进行体表清洁的手术准备。对于胎盘早剥需要进行手术的产妇，备皮主要是清洁产妇的腹部皮肤，去除可能存在细菌的毛发区域，防止手术部位感染或者防止周围毛发进入切口。早期医生们认为去除毛发后消毒可以有效杀菌，从而减少术后感染。专业医护人员会使用专用的备皮工具，小心地剃除产妇腹部的毛发，同时进行皮肤的清洗，有时术前还要做皮肤碘附擦洗等，为手术创造良好的条件。

导尿：导尿主要的目的是解除各种原因引起的尿液潴留，还可以测定膀胱容量及膀胱残余尿量，采集膀胱腔内的尿液标本做细菌培养。对于胎盘早剥手术的产妇，导尿是为了排空膀胱，避免手术中损伤膀胱。导尿需注意无菌操作，不要造成泌尿系统的感染，手法应该轻柔避免对尿道造成损伤，要选择大小合适的导尿管。具体操作由专业护士在无菌环境下进行，将导尿管经尿道插入膀胱引出尿液，并将尿管保留在膀胱内引流尿液。

准备手术器械：护士需仔细准备手术器械，确保手术器械齐全、完好。提前检查剖宫产手术所需器械，如手术刀、止血钳、缝合针等，确保器械无损坏、功能正常。同时准备无菌敷料，用于覆盖手术切口及保护患者皮肤，以及准备手术所需的药品，如抗生素、止血药、麻醉药等，确保药品齐全、有效。

2.配合医生顺利进行手术

在手术过程中，护士应密切配合医生，传递手术器械准确、迅速。熟悉手术步骤，扎实基本功，强化基础技能训练，对手术全程掌控，降低错误率。配合急危重患者时，注意力高度集中，传递准确、迅速，使术中操作流畅。及时清理手术野血液及羊水，保持术野清晰，便于医生操作。术中如需使用特殊药物或物品，应提前准备好并与医生确认无误后使用。密切观察患者生命体征变化，如血压、脉搏、呼吸、心率等，保持尿管通畅，观察尿量及颜色变化，以了解肾脏功能及休克恢复情况。严格执行无菌操作原则，严格限制手术室内人员数量及活动，避免不必要的谈话，减少空气污染机会。

3.关注产妇心理状态

术前，产妇可能会感到紧张、恐惧，这是很正常的反应。护士应给予心理支持，安慰产妇，缓解其紧张情绪。可以向产妇解释手术的必要性、过程及可能的风险，让产妇对手术有更清楚的认识，从而减轻心理压力。告诉产妇医生和护士都非常专业，会尽最大努力确保手术的安全和成功。如果产妇因病情严重可能失去胎儿或新生儿，也可能因出血处理无效行子宫切除手术，要将此产妇安排在周围没有新生儿的房间，允许家属陪伴，以减轻患者心理压力。

（三）产后护理

1.观察产后出血量

产后出血是胎盘早剥产妇常见的并发症之一，因此密切观察产后出血量至关重要。护士应使用计量卫生巾等工具准确测量阴道出血量，每小时记录一次。正常情况下，产后恶露会逐渐减少，但如果出现出血量增多、血液颜色鲜红或伴有大血块等异常情况，应立即报告医生采取紧急处理措施。据统计，胎盘早剥产妇发生产后出血的概率约为30%。产后初期，护士应密切观察产妇的生命体征，如血压、心率等，若出现血压下降、心率加快等症状，可能提示产后出血风险增加。

2.关注子宫复旧情况

定时触摸子宫可以有效判断子宫复旧是否良好。护士每2h应触摸一次产妇的子宫，感受子宫的硬度、紧张度和位置。正常情况下，产后子宫会逐渐收缩变小，质地较硬。如果子宫柔软、轮廓不清，可能提示子宫收缩乏力，有产后出血的风险。护士应详细记录子宫的状态，包括子宫底的高度、硬度等。例如，产后第一天子宫底通常在脐下一指左右，以后每天会下降约1～2cm。通过观察子宫复旧情况，可以及时发现问题并采取相应的治疗措施。

3.预防产后出血及感染等并发症

给予产妇促宫缩药物是预防产后出血的重要措施。缩宫素是常用的促宫缩药物，可以促进子宫收缩，减少出血。护士应按照医生的医嘱及时给予缩宫素，并观察产妇的反应。同时，保持会阴清洁对于预防感染也非常重要。护士应指导产妇及时更换卫生垫，每天用温水清洗会阴，避免使用刺激性的清洁剂。如果会阴有伤口，应注意观察伤口的愈合情况，有无红肿、渗液等感染迹象。一旦发现感染症状，应立即报告医生并采取相应的治疗措施。此外，还可以根据产妇的具体情况，预防性使用抗生素，降低感染的风险。

4.指导产妇正确哺乳

产后及时指导产妇进行母乳喂养，对促进子宫收缩和减少产后出血风险具有重要意义。护士应向产妇讲解母乳喂养的好处和正确方法，鼓励产妇尽早开始哺乳。婴儿吸吮乳头可以刺激子宫收缩，有助于子宫复旧。护士可以指导产妇采取正确的哺乳姿势，如摇篮式、侧卧式等，确保婴儿能够有效吸吮。同时，要注意观察产妇在哺乳过程中的反应，如有无乳房胀痛、乳头皲裂等问题，并及时给予相应的处理。例如，如果产妇出现乳房胀痛，可以指导产妇进行乳房按摩、热敷等，以缓解疼痛和促进乳汁排出。

（四）生活护理

1.指导产妇合理饮食

产后产妇的身体处于恢复阶段，合理的饮食对于身体的康复至关重要。产妇应多摄入高蛋白食物，如鸡蛋、牛奶、鱼肉等。以鸡蛋为例，每100g鸡蛋中含有约13g蛋白质，能够为产妇提供身体修复所需的营养。同时，高维生素的食物也不可缺少，新鲜的水果和蔬菜是良好的选择。例如，每100g橙子中含有约33mg的维生素C，有助于增强产妇的免疫力。含铁丰富的食物可以预防产后贫血，如动物肝脏、瘦肉、豆类等。每100g猪肝中含铁量约为22.6mg，能有效补充产妇因分娩而流失的铁元素。

护士应根据产妇的具体情况，制定个性化的饮食方案。对于轻度胎盘早剥且身体状况较好的产妇，可以适当增加食物的种类和摄入量；对于严重胎盘早剥或合并其他并发症的产妇，可能需要在医生的指导下进行饮食调整，如控制盐的摄入量，避免食用过于油腻或刺激性的食物。

2.强调充足休息的重要性

充足的休息是产妇身体恢复和乳汁分泌的重要保障。产后产妇的身体较为虚弱，需要足够的睡眠来恢复体力。护士应指导产妇合理安排作息时间，避免熬夜和过度劳累。每天保证8～10h的睡眠时间，尽量在白天也安排适当的休息时间。

休息不仅包括睡眠，还包括适当的活动和放松。产妇可以在身体允许的情况下，进行一些简单的活动，如散步等，但要避免剧烈运动。同时，产妇也可以通过听音乐、阅读等方式放松心情，缓解压力。

良好的休息环境对于产妇的恢复也非常重要。保持房间安静、舒适，温度适宜，通风良好。避免噪声和强光的干扰，为产妇创造一个有利于休息的环境。

3.给予心理支持和关爱

产后产妇可能会出现情绪波动，如焦虑、抑郁等。护士应给予心理支持和关爱，帮助产妇度过产后恢复期。护士可以与产妇进行交流，了解她们的心理状态，倾听她们的烦恼和担忧，并给予积极的回应和鼓励。

向产妇介绍产后恢复的过程和注意事项，让她们对自己的身体有更清楚的认识，减少不必要的担忧。同时，鼓励产妇与家人和朋友进行交流，分享自己的感受，获得更多的支持和关爱。

如果产妇出现较为严重的情绪问题，如抑郁倾向等，护士应及时通知医生，并协助医生进行心理评估和干预。可以建议产妇寻求专业的心理咨询帮助，如心理医生的辅导等。

第六章　胎儿窘迫

胎儿生长受限是指胎儿在子宫内因各种因素影响其正常生长发育，导致胎儿应有的生长潜力受损的综合病症。可分为原发性胎儿生长受限和继发性胎儿生长受限，原发性胎儿生长受限多起源于胎儿本身的因素，如染色体异常、遗传疾病或先天性发育异常等。这些因素在胎儿早期发育阶段就可能产生影响，限制其正常的生长速度。例如，某些染色体异常会导致胎儿内脏器官发育不全，进而影响其整体生长。在临床表现上，原发性胎儿生长受限的胎儿体重、身长及头围等生长指标均可能低于正常标准，且往往伴有羊水过少的现象。此外，通过超声检查，可发现胎儿的各器官发育与孕周不符，生物物理评分也可能降低。继发性胎儿生长受限则多由母体因素、胎盘因素或环境因素等引起。母体营养不良、妊娠期高血压疾病、严重感染、长期吸烟或酗酒等都可能导致胎儿生长受限。胎盘功能不足，如胎盘老化、胎盘梗死等，也会影响胎儿的营养和氧气供应，进而限制其生长。环境因素方面，孕妇长期生活在高海拔地区或接触有害化学物质等，也可能对胎儿生长产生不利影响。继发性胎儿生长受限的胎儿，除了生长指标低于正常外，还可能出现胎动减少、胎心率异常等表现。严重时，甚至可能出现胎儿宫内窘迫，危及胎儿生命。因此，妇产科医护人员需要充分了解胎儿生长受限的定义和分类，密切关注孕妇和胎儿的状况，及时发现并处理可能导致胎儿生长受限的因素，以确保胎儿能够健康地成长发育。

一、病因及发病机制

（一）母体因素

母亲的生理状态对胎儿的氧气供给具有决定性的影响。数据显示，患有轻度至中度贫血的孕妇，其胎儿遭遇窘迫的风险相较于健康孕妇要高出近三成。当母亲不幸遭遇一氧化碳中毒时，这一有毒气体会与血液中的血红蛋白紧密结合，严重削弱红细胞的携氧能力，从而使得胎儿处于缺氧的危机之中。妊娠期高血压疾病（妊高征）是另一大威胁，它会导致母亲体内的小动脉痉挛、供血不足，进而影响到子宫胎盘的血液循环，减少对胎儿的氧气和营养输送。据统计，在妊高征症状严重的孕妇群体中，约有1/5的胎儿可能会面临窘迫的境况。此外，母亲若发生急性失血，如前置胎盘或胎盘早剥等紧急情况，胎儿的血液供应会骤然减少，对其生命安全构成严重威胁。前置胎盘的发生率虽不算高，但在受影响的孕妇中，仍有一定比例会遭遇胎儿窘迫的问题。在分娩过程中，若母亲出现急产或子宫收缩不协调，子宫胎盘的血液循环也会受到阻碍，影响胎儿的氧气供给。尽管急产的发生率相对较低，但其对胎儿的潜在危害不容忽视。另外，母亲因各种原因导致的休克状态，以及急性感染或发热等病症，都会降低母体血液的氧含量，影响氧气的输送，进而对胎儿的健康和生命造成威胁。因此，保障母亲的生理健康，是确保胎儿获得充足氧气、健康成长的关键。

（二）胎儿因素

胎儿心血管系统的正常运作对于氧气和营养物质的输送至关重要。当母儿血型不合时，可能会引发溶血性贫血，这种情况会严重影响胎儿的血液携氧能力，导致胎儿处于缺氧状态，威胁其健康。溶血性贫血的发生，使得胎儿的红细胞被破坏，携氧能力下降，进而影响到胎儿全身各器官的氧气供应。另一方面，胎儿宫内感染也是一个不容忽视的问题。一旦胎儿在子宫内受到病原体的侵袭，不仅其正常发育会受到干扰，而且其对氧气的利用能力也可能大大降低。宫内感染的情况相当复杂，不同的病原体对胎儿的影响程度和方式也各不相同。有的病原体可能直接攻击胎儿的呼吸系统，影响其氧气交换功能；有的则可能通过影响胎儿的心血管系统，间接导致氧气和营养物质的运输障碍。因此，预防和治疗胎儿宫内感染，保障胎儿心血管系统的正常功能，对于确保胎儿获得充足的氧气和营养物质，促进其健康成长具有重要意义。

（三）脐带和胎盘因素

脐带血运障碍或胎盘功能减退，是引发胎儿窘迫的两大关键因素。脐带作为连接母胎的生命线，其异常状况对胎儿的安危影响重大。常见的脐带异常包括脐带绕颈、脐带脱垂、脐带长度异常（过长或过短）以及脐带附着位置异常（如附着于胎膜上）等。其中，脐带绕颈的现象尤为普遍，其发生率高达20%～25%，这无疑在一定程度上提升了胎儿窘迫的风险。胎盘作为胎儿获取氧气和营养物质的重要器官，其功能状态直接关系到胎儿的生长发育。胎盘功能低下可能由妊娠期高血压疾病、妊娠糖尿病等多种疾病引发的胎盘血管病变所致。这些病变会损害胎盘的血液循环，影响其对胎儿的供氧和营养输送能力，从而导致胎儿窘迫的发生。在慢性胎儿窘迫的情况中，妊娠期并发症和并发症导致的胎盘功能异常及胎盘血管异常尤为常见。以妊娠期高血压疾病为例，有10%～15%的患者可能因此出现慢性胎儿窘迫。因此，加强孕期管理，及时发现并处理妊娠期并发症和并发症，对于预防胎盘功能减退、保障胎儿健康至关重要。

二、临床表现

（一）胎心率变化

胎儿窘迫时，胎心率的变化是反映胎儿健康状况的重要信号。在缺氧的初期阶段，胎儿为了应对氧气供应不足的挑战，其心脏会做出代偿性反应，加快跳动频率，努力增加氧气的输送量以满足身体需求。这一时期，胎心率往往会超出正常范围，可能飙升至每分钟160次以上，这是胎儿在努力自我调整的表现。然而，随着缺氧状况的持续和加重，胎儿的心脏功能开始受到损害，其代偿能力逐渐减弱。此时，胎心率不再保持高速跳动，而是开始减慢，这是胎儿心脏功能受损的直接体现。当缺氧达到严重程度时，胎心率甚至可能低至每分钟100次以下，这是胎儿窘迫的危急信号。通过胎心监护等医疗手段，医护人员可以密切监测胎心率的变化，及时发现胎儿窘迫的迹象。胎心率的变化不仅是判断胎儿窘迫的重要指标之一，也是医护人员采取紧急干预措施、保障胎儿生命安全的重要依据。因此，在孕期和分娩过程中，胎心率的监测显得尤为重要。

（二）羊水胎粪污染

胎儿在子宫内若遭遇缺氧情况，会触发一系列生理反应。其中，迷走神经的兴奋是一个关键环节，它会导致胎儿的胃肠蠕动加剧，同时使得肛门括约肌变得松弛。这一系列变化的结果是，胎儿可能会排出胎粪，进而污染原本清澈的羊水。羊水污染的程度，是医生判断胎儿缺氧状况的重要依据。根据污染的程度，羊水可分为三度：一度污染时，羊水呈现浅绿色，这通常意味着胎儿可能处于慢性缺氧的状态；当羊水变为黄绿色，即二度污染，这提示胎儿正经历着急性缺氧的考验；而三度污染时，羊水会呈现棕黄色且变得黏稠，这是胎儿缺氧严重的明确信号。在分娩过程中，医生会通过人工破膜的方法，直接观察羊水的颜色和性状，以此来评估胎儿的安危。羊水的情况，就像是一面镜子，反映了胎儿在子宫内的生存环境。因此，对羊水的细致观察，对于及时发现胎儿窘迫、确保胎儿安全分娩至关重要。

（三）胎动异常

在胎儿窘迫的早期，由于缺氧刺激，胎儿会出现胎动频繁的现象。但随着缺氧情况的持续加重，胎动会逐渐减弱并次数减少，直至消失。一般来说，胎动12h少于10次可以诊断为胎动减少，这是胎儿缺氧的重要表现之一。孕妇应密切关注胎儿的胎动情况，一旦发现异常，应及时就医。

（四）生长受限

在胎儿窘迫的初期阶段，由于缺氧的刺激，胎儿会表现出胎动频繁的症状，这是胎儿在子宫内努力挣扎、试图获取更多氧气的反应。胎动，作为胎儿生命活力的直接体现，此时显得尤为活跃。然而，随着缺氧状况的不断加重，胎儿的体力逐渐消耗殆尽，胎动也会随之发生变化。原本频繁的胎动会逐渐减弱，次数也会明显减少，这是胎儿缺氧状况进一步恶化的信号。当胎动在12h内少于10次时，医学上即可诊断为胎动减少，这是胎儿严重缺氧的重要表现。因此，孕妇在孕期应密切关注胎儿的胎动情况，每天定时数胎动，记录胎动的次数和强度。一旦发现胎动出现异常，如突然变得频繁或逐渐减少、减弱，甚至消失，应立即就医，以便医生及时评估胎儿的安危，采取必要的干预措施。

三、检查及诊断

（一）数胎动

孕妇自我监测胎动是发现胎儿窘迫的重要方法之一。一般来说，孕妇在妊娠18～20周开始感觉到胎动。正常情况下，胎动有一定的规律，每小时胎动数为3～5次，12h胎动数为30～40次。当胎儿出现窘迫时，胎动会发生明显变化。如果胎动明显减少，如12h胎动数少于20次，或者胎动过于频繁，比平时增加1倍以上，都可能是胎儿窘迫的信号。孕妇应每天选择固定的时间，如早、中、晚各数一小时胎动，然后将三个小时的胎动数相加乘以4，得到12h的胎动总数。如果发现胎动异常，应立即前往医院进行进一步检查。

（二）超声检查

超声检查在胎儿窘迫的诊断中起着关键作用。通过超声可以观察到胎儿的生长发育情况，包括胎儿的大小、羊水量、脐带血流以及大脑中动脉血流等。当胎儿窘迫时，超声可能会显示以下异常情况。

羊水量异常：羊水量过少是胎儿窘迫的常见表现之一。正常妊娠时，羊水量会随着孕周的增加而逐渐增多，到妊娠晚期又会逐渐减少。如果超声检查发现羊水量明显低于正常范围，可能提示胎儿存在窘迫风险。据统计，约有30%的胎儿窘迫与羊水量异常有关。

脐带血流异常：脐带是连接胎儿和胎盘的重要通道，负责输送氧气和营养物质。当胎儿窘迫时，脐带血流可能会出现阻力增加、血流速度减慢等异常情况。例如，通过超声检测脐带血流阻力指数（RI）、搏动指数（PI）等指标，可以判断胎儿是否存在缺氧风险。如果RI和PI值升高，提示脐带血流阻力增加，可能是胎儿窘迫的表现。

大脑中动脉血流异常：大脑中动脉是胎儿脑部的主要供血血管。当胎儿窘迫时，为了保证脑部的血液供应，大脑中动脉血流会发生适应性改变。超声检查可以测量大脑中动脉的血流速度、阻力指数等参数。如果大脑中动脉血流速度加快、阻力指数降低，可能提示胎儿存在缺氧情况。

（三）胎心监护

胎心监护作为一项重要的孕期检查手段，能够连续、动态地观察并记录胎心率的变化，同时监测子宫收缩的情况以及胎动的频率和强度，为评估胎儿宫内状态提供了宝贵的信息。在正常情况下，胎心率会保持在一个相对稳定的范围内，即110～160次/分钟之间。当胎儿出现窘迫情况时，胎心监护的图形上往往会显现出一些异常迹象。在缺氧的初期，为了代偿这种不利状态，胎儿的心脏会加快跳动，导致胎心率明显增快。这时，胎心率可能会超过160次/分钟，甚至飙升至180次/分钟以上。然而，值得注意的是，胎心率增快并非总是胎儿窘迫的特异性表现，它也可能由孕妇的发热、感染、情绪紧张等非胎儿因素所引起。随着缺氧情况的持续和加重，胎儿的心脏功能会逐渐受损，胎心率也会开始减慢。胎心监护上可能会显示出胎心率减速的现象，包括早期减速、变异减速以及晚期减速等多种类型。其中，晚期减速是胎儿窘迫的严重表现之一，它提示着胎儿已经处于严重的缺氧状态，需要立即采取措施进行干预。此外，还有一种无反应型胎心监护也需要引起高度重视。在正常情况下，当胎儿胎动时，胎心率会出现相应的加速反应。如果胎心监护显示胎动时胎心率无加速反应，或者长时间无胎动出现，这就被称为无反应型胎心监护。

四、治疗措施

（一）急性胎儿窘迫

1.积极寻找原因并给予治疗和纠正

仰卧位低血压综合征患者应立即取左侧卧位，纠正酸碱失衡和水电解质紊乱。这是因为在仰卧位时，增大的子宫会压迫下腔静脉，减少回心血量，从而导致血压下降。采取左侧卧位可以减轻子宫对下腔静脉的压迫，增加回心血量，改善胎盘的血液灌注。据临床观察，即使采取左侧卧位后，约有70%的仰卧位低血压综合征患者的症状能够得到缓解。对于缩宫素使用不当导致的宫缩过强，应立即停止缩宫素，必要时使用宫缩抑制剂。缩宫素的过度使用会引起子宫强烈收缩，导致胎盘血液循环受阻，胎儿缺氧。例如，在一些因缩宫素使用不当而引发胎儿窘迫的案例中，及时停止缩宫素并使用宫缩抑制剂后，胎儿的缺氧状况得到了明显改善。若羊水过少，可以羊膜腔内输液。羊水过少会影响胎儿的活动空间和氧气供应。通过羊膜腔内输液，可以增加羊水量，改善胎儿的生存环境。研究表明，羊膜腔内输液可以提高胎儿的存活率约20%。

2.吸氧

无论是面罩吸氧还是鼻导管持续给氧，每分钟流量10L，提高母血的含氧量，提升胎儿的血氧分压。吸氧可以迅速增加母体血液中的氧气含量，从而改善胎儿的缺氧状况。在临床实践中，吸氧通常作为一种紧急的治疗措施，能够在短时间内缓解胎儿窘迫的症状。

3.尽快终止妊娠

在分娩过程中，产程的进展是决定分娩方式的关键因素。当宫口尚未开全时，若胎儿出现窘迫情况，应灵活调整分娩计划，适当放宽剖宫产的指征，并积极准备进行剖宫产手术。剖宫产手术在这种情况下能够迅速将胎儿从母体内取出，有效避免胎儿因长时间缺氧而遭受更严重的损害。特别是在宫口未开全且胎儿窘迫症状严重的情况下，及时实施剖宫产手术可以显著降低胎儿的死亡率，保障胎儿的生命安全。相反，如果宫口已经开全，且没有头盆不称等不利于阴道分娩的因素，同时胎头的双顶径已经顺利跨过坐骨棘平面以下，此时若出现胎儿窘迫，可以考虑经阴道助产分娩。经阴道助产能够缩短分娩时间，减少胎儿在产道中缺氧的风险，是处理此类情况的一种有效且安全的分娩方式。

（二）慢性胎儿窘迫

1.一般处理

在孕期管理中，对于可能出现胎儿窘迫的情况，采取适当的卧位、定时给氧以及积极治疗妊娠并发症和并发症是至关重要的。孕妇应卧床休息，并尽量选择左侧卧位，这一体位有助于增加子宫和胎盘的血液灌注量，从而改善胎儿的供氧状况，为胎儿提供更加充足的氧气和营养。同时，定时给氧也是一项重要的治疗措施。每日进行3次，每次持续30 min的氧气吸入，可以有效提高母体血液中的氧气含量，进而为胎儿提供更多的氧气，缓解胎儿因缺氧而可能出现的窘迫症状。此外，对于患有妊娠期高血压疾病等并发症和并发症的孕妇，应积极治疗，控制病情发展。通过采取控制血压、改善胎盘血液循环等治疗措施，可以减轻胎儿因母体疾病而受到的负面影响，降低胎儿窘迫的程度。同时，加强胎儿监护，密切观察胎儿的生长发育和宫内状态，及时发现并处理任何可能出现的异常情况。

2.终止妊娠的时机

胎儿生物物理评分是孕期评估胎儿健康状况的一项重要手段，它综合了胎动、胎儿呼吸运动、胎儿肌张力、羊水量，以及胎心监护等多项指标，全面反映胎儿在宫内的生存状态。当胎儿生物物理评分低于四分时，这是一个严重的警示信号，提示胎儿可能正处于严重的缺氧状态，其生命安全正受到威胁。面对如此危急的情况，医生应迅速做出判断，并积极采取剖宫产手术来终止妊娠。

3.期待疗法

如果孕周较小，新生儿存活的可能性很小。此时应保守治疗，促进胎肺成熟治疗，以期待延长孕龄，但要充分与家属沟通，告知风险等方面的内容。例如，对于孕周在28～32周之间的胎儿窘迫孕妇，可以使用糖皮质激素促进胎肺成熟，同时密切观察胎儿的情况。在这个过程中，医生需要与家属充分沟通，让家属了解胎儿的状况和治疗的风险。如果胎儿的胎动正常但有轻微缺氧时，通常考虑采用孕妇吸氧的方式提高母体内的血氧含量，从而改善胎儿的血氧供给。孕妇也可采取左侧卧位、积极治疗妊娠并发症和并发症，改善胎儿宫内缺氧的症状。大部分的胎儿窘迫的治疗可以从改变孕妇体位做起，如以左侧卧位来改善、大量点滴注射，或者通过吸氧都会有帮助。如果这些方法都不见效，最终的办法只能是选择剖宫产。

五、护理

（一）急性胎儿窘迫的护理

1.病情观察

在急性胎儿窘迫的护理中，密切监测胎心变化至关重要。通过胎心监护仪，可以实时了解胎儿的心率情况。正常的胎心率一般在110～160次/分钟之间。当胎儿出现窘迫时，胎心可能会超出这个范围。如果胎心持续过快或过慢，都需要引起高度重视。除了监测胎心，观察羊水的性状也是判断胎儿窘迫程度的重要依据。羊水轻度污染时，可能呈浅绿色；随着窘迫加重，羊水会变为黄绿色甚至棕黄色且黏稠。此外，孕妇的宫缩情况也与胎儿窘迫密切相关。过强或过频的宫缩会减少子宫胎盘的血液灌注，加重胎儿缺氧。护士应密切观察宫缩的频率、强度和持续时间，及时向医生汇报异常情况。

2.给氧治疗

给氧治疗是缓解急性胎儿窘迫的重要措施之一。立即给予孕妇面罩吸氧，氧流量为每分钟10L，以提高母体血氧含量，通过胎盘输送给胎儿，改善胎儿缺氧状态。在给氧过程中，护士要密切观察孕妇的反应，确保吸氧装置的通畅和安全。如果孕妇出现头晕、恶心等不适症状，应及时调整氧流量或暂停吸氧，并通知医生进行处理。同时，要注意观察胎儿的胎心变化，评估给氧治疗的效果。

3.改变体位

指导孕妇采取左侧卧位，可以减少对下腔静脉的压迫，增加子宫和胎盘的血液灌注量，改善胎儿缺氧。在指导孕妇采取左侧卧位时，可以在其背后垫一软枕，以提高舒适度。同时，要向孕妇解释左侧卧位的重要性，鼓励其坚持采取这种体位。如果孕妇无法长时间保持左侧卧位，可以适当调整体位，但要避免长时间仰卧或右侧卧位。

4.治疗配合

当孕妇出现宫缩过强时，应立即遵医嘱给予宫缩抑制剂。硫酸镁是常用的宫缩抑制剂之一，它可以抑制子宫收缩，缓解胎儿窘迫。在使用宫缩抑制剂的过程中，护士要密切观察孕妇的生命体征和宫缩情况，及时向医生汇报药物的不良反应。同时，要做好紧急剖宫产的准备工作。备皮、导尿、术前用药等环节都要严格按照操作规程进行，确保手术的顺利进行。此外，护士还应与医生、麻醉师等密切配合，做好新生儿复苏的准备工作。

5.心理护理

急性胎儿窘迫对孕妇及家属来说是一种巨大的心理压力。护士应及时给予心理支持，向他们解释病情和治疗措施，让他们了解胎儿窘迫的原因、发展过程和可能的后果。通过耐心地沟通，缓解他们的恐惧和焦虑情绪。同时，鼓励孕妇保持信心，积极配合治疗。可以向孕妇介绍一些成功的案例，让她看到希望。在护理过程中，护士要始终保持亲切、耐心的态度，让孕妇及家属感受到关爱和支持。

（二）慢性胎儿窘迫的护理要点

1.一般护理

孕妇在面临慢性胎儿窘迫时，多休息至关重要。过度劳累和剧烈运动可能会进一步加重胎儿的缺氧状况。保持规律作息，每天保证充足的睡眠时间，避免熬夜，有助于维持孕妇身体的良好状态，为胎儿提供相对稳定的生长环境。

在饮食方面，营养均衡是关键。蛋白质是胎儿生长发育的重要物质基础，孕妇可以多摄入瘦肉、鱼类、蛋类、豆类等富含优质蛋白质的食物。维生素和矿物质对于胎儿的正常发育也不可或缺，新鲜的水果和蔬菜是维生素的良好来源，如橙子、苹果、菠菜等。同时，孕妇还可以适当补充富含钙、铁、锌等矿物质的食物，如牛奶、动物肝脏、坚果等。避免食用辛辣、刺激性食物，以免引起胃肠道不适，影响孕妇的营养吸收和胎儿的健康。

2.胎动监测

教会孕妇自数胎动是慢性胎儿窘迫护理中的重要环节。每日早、中、晚各固定一个小时数胎动，孕妇可以选择安静舒适的环境，放松身心，专注于感受胎儿的活动。将这三次胎动数相加，再乘以4，便得到12h的胎动数。正常情况下，胎动每小时应在3～5次，12h胎动数不少于30次。如果胎动减少，可能是胎儿缺氧的信号，孕妇应及时就诊。例如，当孕妇发现某一时间段内胎动明显减少，甚至长时间没有感觉到胎动，应立即前往医院进行检查。同样，若胎动过于频繁，也可能提示胎儿存在异常情况，需要及时就医。

3.定期产检

孕妇应按时进行产前检查，这对于及时发现胎儿窘迫的迹象至关重要。胎心监护可以实时监测胎儿的心率变化，通过观察胎心率的基线、变异度和加速情况，判断胎儿是否存在缺氧等问题。B超检查则可以直观地了解胎儿的生长发育情况、羊水含量以及胎盘功能等。对于高危孕妇，如患有妊娠期高血压、糖尿病等，应增加产检次数。据统计，高龄孕妇和患有妊娠期高血压、糖尿病等并发症的孕妇，胎儿窘迫的发生率相对较高。因此，这些高危孕妇更需要密切关注胎儿的情况，按照医生的建议增加产检次数，以便及时发现问题并采取相应的治疗措施。

4.给氧治疗

根据病情需要，给予孕妇间断吸氧可以改善胎儿的缺氧状况。每次吸氧30min，每日2～3次。在吸氧过程中，护士要密切观察孕妇的反应，确保吸氧安全有效。如果孕妇出现头晕、胸闷等不适症状，应及时调整氧流量或暂停吸氧，并通知医生进行处理。同时，要注意观察胎儿的胎心变化，评估吸氧治疗的效果。

5.心理护理

慢性胎儿窘迫的孕妇往往需要长期关注胎儿情况，容易产生焦虑和担忧。护士应耐心倾听孕妇的诉说，给予心理疏导。理解孕妇的恐惧和不安，让她们感受到被关心和支持。鼓励她们积极面对病情，保持乐观的心态。同时，向孕妇及家属介绍成功的案例，增强他们的信心。例如，可以分享一些曾经患有慢性胎儿窘迫但经过及时治疗和护理后，胎儿顺利出生且健康的案例，让孕妇看到希望，增强她们战胜困难的勇气。

（三）胎儿窘迫的药物治疗护理

1.宫缩抑制剂的应用

当胎儿窘迫伴有宫缩过强时，遵医嘱使用宫缩抑制剂，如硫酸镁、沙丁胺醇等。在用药过程中，要密切观察孕妇的血压、心率、呼吸等生命体征，以及宫缩情况。

硫酸镁是常用的宫缩抑制剂之一。据研究，硫酸镁中的镁离子可以抑制中枢神经的活动，抑制运动神经肌肉接头乙酰胆碱的释放，降低或解除肌肉收缩作用，同时对血管平滑肌有舒张作用，使痉挛的外周血管扩张，降低血压，对子宫平滑肌收缩也有抑制作用。在使用硫酸镁时，护士要密切观察孕妇的膝反射，一旦出现膝反射减弱或消失，应立即报告医生并调整用药剂量。同时，要注意观察孕妇的呼吸情况，若出现呼吸抑制，应及时给予氧气吸入，并配合医生进行抢救。此外，还须监测孕妇的血压、心率等生命体征，若出现异常变化，应及时处理。

沙丁胺醇也是一种宫缩抑制剂，它可以通过兴奋β_2受体，使子宫平滑肌松弛。在使用沙丁胺醇时，要注意观察孕妇有无心慌、手抖等不良反应。如果出现不良反应，应及时通知医生并调整用药剂量。同时，要密切观察宫缩情况，评估药物的治疗效果。

2.促进胎儿成熟药物的应用

对于孕周较小的胎儿窘迫孕妇，可遵医嘱给予糖皮质激素等促进胎儿成熟的药物。

临床上常用的促进胎儿成熟的药物有倍他米松和地塞米松。这些药物可以促进胎儿肺成熟，降低新生儿呼吸窘迫综合征的发生率，提高早产儿的存活率。在用药期间，护士要密切观察孕妇的不良反应，如血糖升高、血压升高等。据统计，使用糖皮质激素后，约有20%的孕妇会出现血糖升高的情况。因此，对于患有糖尿病的孕妇，在使用糖皮质激素时应严格监测血糖水平，并根据血糖情况调整胰岛素的用量。同时，要密切监测胎儿的情况，如胎心、胎动等。如果发现胎心异常或胎动减少，应及时报告医生并进行处理。

此外，护士还要向孕妇及家属解释使用促进胎儿成熟药物的必要性和注意事项，以减轻他们的焦虑和担忧。鼓励孕妇积极配合治疗，为胎儿的健康出生创造良好的条件。

3.碳酸氢钠的应用

若胎儿出现酸中毒，可遵医嘱给予静脉滴注5%碳酸氢钠注射液。

在用药过程中，要严格控制滴速，避免过快引起不良反应。一般来说，碳酸氢钠的滴速应控制在每分钟10～15滴。如果滴速过快，可能会导致孕妇出现心慌、胸闷、恶心等不良反应。同时，要监测孕妇和胎儿的情况，如血气分析、胎心等。定期进行血气分析可以了解孕妇和胎儿的酸碱平衡状态，评估碳酸氢钠的治疗效果。如果血气分析结果显示酸中毒得到纠正，可根据医生的建议调整用药剂量或停止用药。同时，要密切观察胎心变化，若胎心异常，应及时报告医生并进行处理。

总之，在胎儿窘迫的药物治疗护理中，护士要严格按照医嘱用药，密切观察孕妇和胎儿的情况，及时发现并处理不良反应，为孕妇和胎儿的健康提供有力的保障。

（四）胎儿窘迫的产科处理护理

1.阴道分娩的护理

对于有阴道分娩条件的胎儿窘迫孕妇，要做好阴道分娩的准备工作。密切观察产程进展，注意胎心变化，每15 min监测一次胎心，一旦发现胎心异常，如胎心率持续低于110次/分钟或高于160次/分钟，立即报告医生进行评估。在分娩过程中，护士要时刻陪伴在孕妇身边，给予心理支持，鼓励孕妇保持信心。指导孕妇正确用力，避免过度用力消耗体力和导致胎儿缺氧加重。例如，当子宫收缩时，指导孕妇深吸气后屏气，像解大便一样用力向下屏气，每次宫缩用力2～3次；当宫缩间歇时，让孕妇放松身体，安静休息，等待下一次宫缩。若产程中出现胎心异常，应立即停止用力，给予孕妇吸氧，并及时报告医生，医生会根据具体情况采取相应措施，如调整产程进展、使用宫缩抑制剂等。如果胎儿窘迫情况持续恶化，可能需要紧急转为剖宫产。

2.剖宫产的护理

当胎儿窘迫严重或经处理无改善时，应迅速做好剖宫产的术前准备，包括备皮、导尿、交叉配血等。备皮时要动作轻柔，避免损伤孕妇皮肤，范围包括下腹部、会阴部及大腿上1/3处。导尿要严格遵守无菌操作原则，防止感染。交叉配血以便在手术过程中如有需要可及时输血。术前还应向孕妇及家属解释手术的必要性和风险，缓解他们的紧张情绪。

术后要密切观察孕妇的生命体征，每30min测量一次血压、脉搏、呼吸，直至平稳。观察切口情况，注意有无渗血、红肿、疼痛等异常表现，如有异常及时报告医生处理。同时，要观察恶露的量、颜色和气味，正常恶露有血腥味，但无臭味。如果恶露量增多、颜色鲜红或有臭味，可能提示子宫复旧不良或感染，应及时处理。

对于新生儿的护理，首先要做好保暖工作，可将新生儿放置在辐射保暖台上，调节温度适宜，避免新生儿体温过低。清理呼吸道时，要轻柔地用吸痰管吸出新生儿口鼻中的黏液和羊水，防止窒息。密切观察新生儿的面色、呼吸、心率等情况，如有异常及时通知儿科医生进行处理。据统计，胎儿窘迫行剖宫产出生的新生儿，发生窒息的风险相对较高，因此新生儿的护理尤为重要。

第七章 胎膜早破

胎膜早破是指在临产前胎膜自然破裂。妊娠达到以及超过37周发生者，称为足月胎膜早破；未达到37周发生者称为未足月胎膜早破。足月单胎胎膜早破发生率为8%，单胎妊娠未足月胎膜早破发生率为2%～4%，双胎妊娠未足月胎膜早破发生率为7%～20%。在国外，胎膜早破的发生率为5%～15%，国内为2.7%～7%。妊娠满37周以后胎膜早破发生率大约是10%，妊娠不满37周的胎膜早破，发生率是2%～3.5%。

胎膜早破是妇产科临床中常见的并发症之一，对母婴健康有着重要影响。了解胎膜早破的发生机制、临床表现、诊断方法及治疗措施，对于妇产科医护人员至关重要。

胎膜早破在妇产科领域中一直备受关注，其不仅会给孕妇带来身体上的不适和心理上的压力，更可能对胎儿的健康和生命造成严重威胁。据统计，有3%～15%的孕妇在孕期会发生胎膜早破。胎膜早破可能导致一系列的并发症，如孕产妇感染、胎盘早剥、早产、新生儿感染等，这些并发症不仅增加了医疗成本，更给母婴带来了极大的痛苦和风险。

妇产科医护人员在面对胎膜早破的患者时，需要准确地判断病情、制订合理的治疗方案，并给予精心的护理。只有这样，才能最大程度地保障母婴的安全和健康。同时，孕妇及其家属也应该了解胎膜早破的相关知识，以便在出现异常情况时能够及时就医，配合医护人员的治疗。

一、病因与发病机制

（一）生殖道感染

生殖道感染是胎膜早破的主要原因之一。常见的病原体如厌氧菌、衣原体、B族链球菌和淋病奈瑟球菌等，可上行侵袭宫颈内口局部胎膜。例如，衣原体感染后，可引起宫颈炎症，炎症细胞释放的炎症介质会破坏胎膜的细胞外基质，使胎膜局部张力下降。B族链球菌能产生多种毒素和酶，破坏胎膜的组织结构，降低胎膜的抗张能力。厌氧菌则通过产生酸性代谢产物，改变局部微环境，影响胎膜的正常代谢，从而导致胎膜局部薄弱。据统计，有30%～40%的胎膜早破与生殖道感染有关。

（二）羊膜腔压力升高

双胎妊娠、羊水过多等情况会使羊膜腔内压力增高。当压力升高时，薄弱的胎膜处承受的压力增大。在正常情况下，胎膜能够承受一定的压力，但当压力超过其承受范围时，就容易发生破裂。例如，双胎妊娠时，两个胎儿及其附属物使羊膜腔内的压力明显高于单胎妊娠。羊水过多时，过多的羊水会对胎膜产生持续的压力，尤其是覆盖在宫颈内口处的胎膜，更容易成为薄弱环节而发生破裂。研究表明，羊膜腔压力升高导致的胎膜早破约占所有胎膜早破病例的20%～30%。

（三）胎膜受力不均

胎位异常、头盆不称等情况会导致胎儿先露部不能与骨盆入口衔接，从而使前羊水囊所受压力不均。比如，臀位时，胎儿的臀部或下肢先露，与骨盆的形状不匹配，使得前羊水囊的压力分布不均匀，局部压力过高，容易导致胎膜破裂。宫颈机能不全时，宫颈内口松弛，前羊膜囊楔入，胎膜受压不均。这种情况下，胎膜的一部分受到较大的压力，而另一部分则相对松弛，长期处于这种不平衡的压力状态下，胎膜容易发生破裂。据临床观察，因胎膜受力不均导致的胎膜早破占15%～20%。

（四）创伤

羊膜腔穿刺不当、性生活刺激、撞击腹部等都可能引起胎膜早破。羊膜腔穿刺是一种有创性检查，如果操作不当，可能会损伤胎膜。性生活刺激会使子宫收缩，增加羊膜腔内的压力，同时也可能直接对宫颈和胎膜造成机械性损伤。撞击腹部等外伤可能导致胎膜瞬间受到巨大的冲击力而破裂。这些创伤因素虽然在胎膜早破中所占比例相对较小，但也不容忽视。

（五）营养因素

孕妇铜、锌及维生素等缺乏会影响胎膜的抗张能力，从而导致胎膜早破。铜、锌等微量元素是胎膜胶原纤维和弹性纤维合成所必需的。缺乏这些微量元素会使胎膜的组织结构变得脆弱，抗张能力下降。维生素C、E等抗氧化维生素则可以保护胎膜免受氧化损伤。研究发现，孕妇在孕期如果缺乏这些营养物质，发生胎膜早破的风险会明显增加。因此，孕妇在孕期应注意合理饮食，保证摄入足够的营养物质，以降低胎膜早破的发生风险。

二、临床表现

（一）突然有大量液体从阴道流出

孕妇突然感觉有较多液体从阴道流出，可时多时少，一般无腹痛等其他征兆。描述液体流出的特点及患者的感受。

孕妇在胎膜早破时，通常会突然感觉有大量液体从阴道流出，这种液体流出的特点是不受控制，有时像一股暖流涌出，有时则是持续不断地少量流出。液体的量可时多时少，流出的液体一般比较稀薄，无黏性，类似于水的质地。如果是孕早期，液体可能为淡黄色或无色半透明，后期颜色稍浑浊呈乳白色。有的时候流出的液体会混有胎脂或胎粪，给孕妇带来较大的心理压力。

对于孕妇来说，这种突然的液体流出会让她们感到惊慌和不安。她们可能会觉得自己无法控制身体的变化，担心胎儿的安全。有的孕妇会描述这种感觉就像突然失禁一样，液体顺着腿往下流，尤其是在站立或者行走的时候，流液增多，而在平卧或者是座位的时候，流液相对减少，但不间断，没有明显改善。

（二）可能有胎脂、胎粪流出

当出现胎脂、胎粪流出，以及子宫压痛、发热、阴道流液有臭味、心率增快、白细胞计数增多等临床表现时，通常提示可能发生了羊膜腔感染。羊膜腔感染一般发生在胎膜早破后，病原菌通过破口进入羊膜腔，引起感染。

如果流出的液体中有胎脂、胎粪，说明胎膜早破的程度可能较为严重，胎儿的生存环境受到了更大的威胁。子宫压痛是由于感染引起子宫壁的炎症反应，导致子宫壁肿胀、充血和压痛。发热则是身体对感染的免疫反应，当羊膜腔感染时，孕妇的体温可能会升高，甚至可能超过38℃。心率增快和白细胞计数增多也是身体对感染的应激反应，表明机体正在努力抵抗感染。

阴道流液有臭味是羊膜腔感染的一个重要表现。正常情况下，胎膜早破流出的羊水是无味的，但当发生感染时，液体成分发生改变，会出现臭味。这种臭味可能是由于病原菌分解羊水和组织产生的代谢产物引起的。

总之，这些症状与羊膜腔感染密切相关，一旦出现这些症状，应立即就医，采取相应的治疗措施，以降低母婴的风险。

三、诊断要点

（一）阴道流液的性状观察

当对阴道流液进行性状观察时，不同的表现可能代表着不同的情况。如果流出的液体为无色透明，量较多，且无胎脂和胎粪，可能是早期胎膜早破，羊水相对较为清澈。如果液体呈淡黄色，可能是由于羊水在体内时间稍长，有一些轻微的变化，但不一定意味着严重的问题。若流出的液体中可见胎脂，说明胎膜早破的程度可能较为严重，胎儿的皮肤分泌物已经混入羊水中。胎粪的出现则更为危险，可能提示胎儿在宫内有缺氧等不良情况。当流液量持续较大时，可能意味着破口较大或者羊膜腔压力较高；而流液量较少但持续不断时，可能破口较小或者位置较高，不易被察觉。

（二）pH 试纸检测

正常情况下，阴道内的环境呈酸性，而羊水为碱性。当阴道液pH值大于7h，多已破膜。这是因为胎膜早破后，羊水流出，改变了阴道的酸碱度。在进行pH试纸检测时，需要注意以下几点：首先，检测应尽量在孕妇感觉有液体流出后尽快进行，以确保结果的准确性。其次，检测时要避免将尿液等其他液体混入样本中，以免影响检测结果。同时，要严格按照说明书的操作方法进行，一般是用干净的棉签蘸取阴道内的液体，然后将其涂抹在pH试纸上，观察颜色变化。如果pH试纸变为蓝色，表明阴道液呈碱性，高度怀疑胎膜早破；若试纸颜色无明显变化，仍为黄色或其他酸性颜色，则胎膜早破的可能性较小。

（三）超声检查

超声检查在胎膜早破的诊断中起着重要作用。一方面，通过观察羊水量的变化可以辅助判断是否发生胎膜早破。如果胎膜早破，羊水会持续流出，羊水量会逐渐减少。超声可以测量羊水的最大深度和羊水指数，与之前的检查结果进行对比，若发现羊水量明显减少，结合临床症状，可高度怀疑胎膜早破。另一方面，超声还可以观察胎儿的情况，如胎儿的位置、心率、胎动等，以及胎盘的位置和形态。如果胎膜早破后出现并发症，如胎盘早剥等，超声也可以及时发现。

（四）阴道液涂片检查

阴道液涂片检查是一种较为直观的诊断方法。待干后镜检查见羊齿状结晶可诊断胎膜早破。其原理是羊水中含有大量的磷脂，在显微镜下呈现出独特的羊齿状结晶。这种检查方法的意义在于，它可以快速、准确地判断是否发生胎膜早破，尤其是在其他检查方法结果不明确时，可以作为重要的辅助诊断手段。但是，阴道液涂片检查也有一定的局限性，例如，如果流出的羊水量较少，或者被其他分泌物稀释，可能会影响结晶的观察，导致假阴性结果。

（五）宫颈阴道液生化检查

常见的宫颈阴道液生化检查项目如胎儿纤维蛋白测定、胰岛素样生长因子结合蛋白检测等具有重要价值。胎儿纤维蛋白是一种由胎膜和蜕膜产生的蛋白质，当胎膜早破时，胎儿纤维蛋白会进入宫颈阴道液中。通过检测宫颈阴道液中的胎儿纤维蛋白含量，可以判断是否发生胎膜早破。胰岛素样生长因子结合蛋白在胎膜早破时也会发生变化，其检测可以辅助诊断胎膜早破，并评估胎膜早破的严重程度。这些生化检查项目具有较高的敏感性和特异性，可以为胎膜早破的诊断提供更加准确的依据。

四、治疗措施

（一）期待治疗

条件：妊娠28～35周、胎膜早破不伴感染、羊水池深度≥3cm。

妊娠28～35周是一个关键时期，在此阶段胎儿的器官发育逐渐成熟，但尚未完全成熟。如果此时发生胎膜早破，采取气代治疗可以为胎儿争取更多的时间在宫内继续生长发育，提高胎儿出生后的存活率和生存质量。若孕周＜28周，胎儿存活的可能性极低，而孕周＞35周，胎儿通常已接近成熟，可能更倾向于终止妊娠而非期待治疗。

胎膜早破不伴感染是期待治疗的重要前提。一旦发生感染，会对母婴带来严重的危害，如孕妇可能出现发热、子宫压痛、白细胞计数增多等症状，胎儿可能发生宫内窘迫、败血症等。因此，只有在没有感染的情况下，才能进行期待治疗。

羊水池深度≥3cm意味着羊水量相对充足，能够为胎儿提供良好的生长环境。如果羊水量过少，可能会导致胎儿受压、脐带受压等情况，影响胎儿的发育和生存。

注意事项：绝对卧床休息，保持外阴清洁，避免不必要的肛门及阴道检查。强调各项注意事项的目的和意义。

绝对卧床休息的目的是降低宫腔内的压力，减少羊水的流出量，避免脐带脱垂的发生。尤其是对于胎位不正、双胎等孕妇，脐带脱垂的风险更高，绝对卧床休息可以有效降低这种风险。同时，卧床休息也有助于减少孕妇的活动量，降低子宫的收缩频率，为胎儿创造一个相对稳定的生长环境。

保持外阴清洁非常重要，因为胎膜早破后，阴道与外界相通，容易受到细菌的感染。定期更换会阴垫，用温水清洗外阴，可以减少细菌滋生的机会，降低感染的风险。如果发生感染，不仅会影响孕妇的健康，还可能导致早产、胎儿宫内窘迫等严重后果。

避免不必要的肛门及阴道检查是为了减少感染的机会。检查过程中可能会将外界的细菌带入阴道内，增加感染的风险。此外，频繁的检查也可能刺激子宫收缩，导致早产的发生。

治疗过程：给予抗生素预防感染、抑制宫缩、促胎肺成熟等措施。详细说明每种治疗措施的作用和使用方法。

抗生素预防感染是期待治疗的重要环节。由于胎膜早破后，阴道内的细菌容易上行感染羊膜腔，因此给予抗生素可以降低感染的风险。常用的抗生素有青霉素、头孢菌素等。使用方法一般为静脉滴注或口服，具体剂量和疗程应根据孕妇的具体情况和病情严重程度由医生决定。

抑制宫缩可以延长孕周，为胎儿的生长发育争取更多的时间。常用的宫缩抑制剂有硫酸镁、利托君等。硫酸镁可以通过抑制子宫平滑肌的收缩来达到抑制宫缩的目的，一般采用静脉滴注的方式给药。利托君可以口服或静脉给药，根据宫缩的情况调整剂量。在使用宫缩抑制剂的过程中，需要密切观察孕妇的心率、血压等生命体征，以及宫缩的情况，避免出现不良反应。

促胎肺成熟对于未足月的胎儿非常重要。地塞米松是常用的促胎肺成熟药物，可以促进胎儿肺泡表面活性物质的合成，提高胎儿出生后的呼吸功能。一般采用肌内注射的方式给药，通常在妊娠28～34周之间使用。如果孕周超过34周，胎儿的肺通常已经成熟，不需要再使用促胎肺成熟药物。

监测指标：密切观察产妇体温、心率、阴道流液性状和血白细胞计数等。阐述这些监测指标的意义。

产妇体温是监测感染的重要指标之一。如果出现发热，可能提示发生了感染。正常情况下，孕妇的体温在36.5℃～37.5℃之间，如果体温超过38℃，应高度怀疑感染的可能，并及时进行检查和治疗。

心率的变化也可以反映孕妇的身体状况。如果心率加快，可能是由于感染、疼痛、紧张等原因引起的。在期待治疗过程中，应密切观察孕妇的心率变化，及时发现异常情况并采取相应的措施。

阴道流液性状的观察可以帮助判断胎膜早破的情况是否加重或出现感染。如果流液量增多、颜色改变、出现臭味等，可能提示病情恶化或发生感染。应及时进行检查和治疗。

血白细胞计数是反映感染程度的重要指标。正常情况下，孕妇的血白细胞计数在（5～12）× 10^9/L之间。如果白细胞计数升高，可能提示发生了感染。在期待治疗过程中，应定期检查血白细胞计数，及时发现感染并进行治疗。

（二）适时终止妊娠

当存在剖宫产手术指征，如瘢痕子宫、胎位不正或胎儿窘迫时，应积极选择手术终止妊娠。这是因为在这些特定情境下，阴道分娩可能带来更高的母婴风险。剖宫产手术能够迅速、安全地将胎儿取出，有效减少并发症，确保母婴平安。若无明显手术指征，且已排除胎儿窘迫、绒毛膜羊膜炎、胎盘早剥等严重并发症，则应在破膜后的2～12h内积极引产。随着破膜时间的延长，感染风险随之增加。及时引产不仅能有效避免感染，还能减轻孕妇的痛苦和焦虑，为母婴创造一个更安全的环境。对于未足月胎膜早破的情况，处理则更为复杂，需综合考虑孕周、母胎状况、当地新生儿救治水平及孕妇和家属的意愿：当孕周小于24周，且胎儿无生机或孕妇患有绒毛膜羊膜炎时，应终止妊娠并积极抗感染治疗。因为此时胎儿存活可能性极低，继续妊娠无意义且会增加感染风险和心理负担。绒毛膜羊膜炎作为严重感染性疾病，对母婴危害极大，须立即终止妊娠并进行抗感染治疗。在（24～33）+6周之间，若母胎状况良好，应给予地塞米松促胎肺成熟及预防感染治疗。地塞米松能促进胎儿肺成熟，提高出生后呼吸功能，降低新生儿呼吸窘迫综合征风险。预防感染治疗则为胎儿生长发育提供良好环境。根据病情变化适时终止妊娠，是基于羊水量减少、宫内感染、胎儿窘迫等情况可能带来的更大风险而做出的决策。当孕周≥34周时，虽然胎儿肺通常已成熟，但为进一步提高生存能力，仍可给予地塞米松促肺成熟。此时终止妊娠是因为胎膜早破后感染风险较高，继续妊娠可能加重感染。积极预防感染治疗则能降低感染发生率。

五、护理

（一）卧位指导

1.孕妇发生胎膜早破后立即平卧的重要性

避免羊水流出过多，减少脐带脱垂风险：胎膜早破后，宫腔与外界相通，羊水会不断流出。如果孕妇不立即平卧，羊水流出速度会加快，可能导致羊水过少，影响胎儿的生存环境。同时，羊水流出过多会使宫腔内压力发生变化，增加脐带脱垂的风险。据统计，胎膜早破后不采取正确卧位，脐带脱垂的发生率可高达10%以上。一旦发生脐带脱垂，胎儿会面临严重的缺氧甚至窒息危险。

为胎儿提供相对稳定的宫内环境：平卧可以减少孕妇身体的活动，降低子宫的收缩频率和强度，为胎儿提供一个相对稳定的生长环境。这有助于减少胎儿窘迫的发生概率，保障胎儿的健康发育。

2.抬高臀部的具体方法及作用

如何正确抬高臀部，如使用合适的垫子：孕妇发生胎膜早破后，可以使用两个宽厚的枕头垫于腰部及臀部，形成一个坡面，起到抬高臀部的作用。也可以采用抬高床尾法，将砖头或其他相同高度的硬物置于床尾两条床腿下，抬高床尾，孕妇平卧床面，臀部及下肢随着床尾抬高。这种方法较臀下垫枕头舒适度增加。

防止脐带脱垂的原理及实际效果：抬高臀部可以利用重力作用，减少羊水的流出速度和流量。同时，抬高臀部可以使胎先露部对宫颈口产生一定的压力，减少脐带脱垂的空间。在实际临床中，正确抬高臀部可以有效降低脐带脱垂的发生率，为胎儿的安全提供重要保障。

3.定时更换体位预防压疮

长时间保持同一卧位的危害：长时间保持平卧并抬高臀部，容易导致孕妇局部皮肤受压，血液循环不畅，从而增加压疮的发生风险。压疮不仅会给孕妇带来痛苦，还可能引发感染，进一步影响母婴健康。

不同体位的更换时间及注意事项：一般来说，孕妇可以每2h更换一次体位。在更换体位时，要注意动作缓慢、轻柔，避免突然改变体位导致羊水流出过多或引起宫缩。可以在医护人员的指导下，从平卧改为侧卧，但仍要保持臀部抬高的状态。同时，要注意观察孕妇的身体状况，如有无不适、羊水流出情况等，如有异常应及时报告医生。

（二）预防感染

1.保持外阴清洁的方法

日常清洁的频率和具体操作：孕妇发生胎膜早破后，应每日进行两次外阴清洁。具体操作是用温水冲洗外阴，由前向后进行擦拭，避免将肛门处的细菌带入阴道。然后用干净的毛巾轻轻擦干，保持外阴干燥。

选择合适的清洁用品：应选择温和、无刺激性的清洁用品，如孕妇专用的洗液或清水。避免使用香皂、沐浴露等可能破坏阴道酸碱平衡的清洁用品。

2.定期更换床单、内裤的重要性

床单、内裤对预防感染的作用：床单和内裤直接接触孕妇的身体，容易滋生细菌。定期更换可以减少细菌滋生的机会，降低感染的风险。同时，干净的床单和内裤可以提供舒适的环境，有利于孕妇的休息和恢复。

更换的时间间隔和标准：床单应每两天更换一次，如有污染应立即更换。内裤应每天更换，选择纯棉、透气性好的内裤，避免穿紧身或化纤材质的内裤。更换下来的床单和内裤应及时清洗，并用高温消毒或在阳光下暴晒。

3.遵医嘱给予抗生素预防感染

抗生素的选择依据：抗生素的选择应根据孕妇的具体情况和感染的风险因素来确定。一般来说，对于胎膜早破时间较长、有感染迹象或存在高危因素的孕妇，可选择青霉素、头孢类等抗生素。在选择抗生素时，应考虑药物对胎儿的安全性和有效性。

用药期间的观察要点：用药期间应密切观察孕妇的生命体征、体温、白细胞计数等指标，以及有无过敏反应、胃肠道不适等不良反应。同时，要注意观察阴道分泌物的量、颜色、气味等变化，如有异常应及时报告医生。

4.加强病房环境清洁消毒

病房清洁消毒的具体措施：病房应每天进行清洁消毒，包括地面、墙壁、家具等。可以使用含氯消毒剂进行擦拭或喷洒消毒，消毒后应通风换气，保持空气流通。同时，要定期更换病房的床上用品、窗帘等，保持病房的整洁。

对母婴安全的保障作用：良好的病房环境可以减少细菌和病毒的滋生，降低感染的风险。对于胎膜早破的孕妇和胎儿来说，一个清洁、卫生的环境可以提供更好的保护，减少并发症的发生，促进母婴的健康恢复。

（三）胎儿监护

1.持续监测胎心变化的方法

胎心监测设备的使用：目前临床上常用的胎心监测设备主要有多普勒超声胎心监护仪和电子胎心监护仪。多普勒超声胎心监护仪通过超声波技术检测胎儿心跳，操作简便，可在孕妇腹部不同位置探测到胎心音。电子胎心监护仪则能够连续记录胎心率的变化，并打印出胎心监护图，为医生提供更详细的信息。在使用胎心监测设备时，医护人员会将探头放置在孕妇腹部适当位置，调整好参数后开始监测。

不同孕周胎心的正常范围：受孕中晚期胎心为110～160次/分钟就属于正常，但是受孕12周之前胎心偏快，有时候能超过160次甚至更高。3个月之内的胎儿胎心率相对还要快，3个月之后，胎儿胎心率基本上在每分钟120～160次的范围之内。如果胎心率每分钟大于160次，尤其每分钟大于180次，说明这是胎儿初期缺氧的表现；如果胎心率每分钟小于120次，尤其是每分钟小于100次，说明这是胎儿晚期的缺氧表现。

2.观察胎儿是否有窘迫迹象

胎儿窘迫的表现症状：胎儿窘迫分为急性和慢性。急性胎儿窘迫多发生在分娩期，表现为胎心率异常，缺氧早期胎心率快，超过160次/分钟，缺氧严重时胎心率慢，低于110次/分钟；羊水胎粪污染分为三度，一度浅绿色，二度黄绿色，三度棕黄色并且黏稠；胎动异常，胎儿缺氧初期胎动频繁，进而减少甚至消失。慢性胎儿窘迫可表现为胎动减少或者消失，12h胎动少于10次；胎儿生长受限，长期持续的缺氧使得胎儿宫内生长受限，各器官体积减小，胎儿体重低于正常值；胎儿电子监护异常，CST表现为三类胎心监护高度怀疑胎儿缺氧；可伴有羊水胎粪污染、胎儿房室传导阻滞等。

如何及时发现并判断胎儿窘迫：医护人员会通过持续的胎心监测、观察胎动情况以及羊水的形状来判断胎儿是否有窘迫迹象。孕妇自身也应关注胎动变化，如发现胎动异常应及时告知医护人员。同时，定期进行超声检查和胎心监护，结合各项指标综合判断胎儿的健康状况。

3.及时报告医生以便采取措施

报告的流程和及时性要求：一旦发现胎心异常、胎动减少或羊水异常等情况，护士应立即通知医生。报告应简洁明了，包括孕妇的基本信息、发现异常的时间、具体的异常表现等。及时性至关重要，因为胎儿窘迫可能迅速发展，延误报告可能导致严重后果。

医生可能采取的应对措施：医生接到报告后，会迅速对孕妇和胎儿进行全面评估。如果是急性胎儿窘迫，可能会采取改变孕妇体位、吸氧、纠正孕妇低血压等措施，以改善胎儿的缺氧状况。如果情况严重，可能会立即进行剖宫产手术终止妊娠。对于慢性胎儿窘迫，医生会根据具体情况制定治疗方案，如加强胎儿监护、适时终止妊娠等。

（四）生活护理

1.饮食方面的注意事项

1）合理饮食对母婴健康的影响

合理的饮食对于胎膜早破的孕妇和胎儿至关重要。对于孕妇来说，充足的营养可以增强身体的抵抗力，有助于预防感染和促进身体的恢复。同时，合理的饮食可以维持孕妇的体力，为分娩做好准备。对于胎儿来说，孕妇摄入的营养物质通过胎盘传递给胎儿，满足胎儿的生长发育需求。如果孕妇饮食不合理，可能会导致营养不良，影响胎儿的生长发育，增加早产、低体重儿等不良妊娠结局的风险。

2）推荐的饮食结构和禁忌

推荐饮食结构：胎膜早破的孕妇一般以软食为主，适当多吃一些容易消化，含有纤维素多的新鲜的蔬菜和水果。宜吃饮食清淡，注意膳食平衡。宜吃富含蛋白质及铁质的食品，如瘦肉、鱼虾、动物血、动物肝肾、蛋黄、豆制品以及大枣、绿叶菜、芝麻酱等。为预防胎膜早破和早产儿的出生，孕妇应多食用一些含铜量高的食物，如坚果类、海产品、动物肝脏、小麦、干豆、根茎蔬菜、牡蛎等。可以吃富含铜的食物牡蛎、口蘑、紫菜、虾米、南瓜子、核桃、桂圆、芝麻等，同时还应当多吃一些含丰富维生素C的水果和蔬菜，如橙子和西蓝花。

饮食禁忌：忌吃辛辣刺激食物。不宜食产气的食物，如牛奶、豆浆以及含粗纤维多的食物，如芹菜、黄豆芽、洋葱等。

2.心理护理对孕妇的重要性

1）孕妇在胎膜早破后的心理变化

胎膜早破患者多以急诊入院，孕妇易出现焦虑，家属紧张、不知所措。孕妇焦虑的原因主要包括对胎儿健康的担忧、对分娩过程的恐惧以及对自身身体状况的不安。这些负面的心理压力本身就会诱发宫缩，增加早产或难产的风险。

2）如何进行有效的心理疏导

给予心理护理，消除患者的紧张情绪。耐心向孕妇及家属进行胎膜早破健康知识宣教，让她们了解胎膜早破对母子的影响及分娩的征兆，告知治疗方案及注意事项，耐心聆听并解答孕妇提出的各种疑问，使她们情绪稳定，保持良好的心态，积极配合治疗及护理。

充分做好心理疏导工作，缓解患者不良情绪，安慰患者，为其讲解相关知识，尽力做到使患者放心舒适。积极配合医生处理危及母儿生命的危险因素，达到母儿平安的目的，缓解其焦虑、紧张的情绪。

提供良好的环境，病房保持安静无噪声，尽量避免操作时的金属碰撞声，减少不良刺激。补充液体和热量，鼓励产妇在宫缩间隙期少量多次进食高热量、易消化、清淡食物，注意摄入足够的水分，以保证产程中保持精力和体力的充沛。

3.活动限制与适度运动的平衡

1）哪些活动需要严格限制

胎膜早破后，孕妇应立即平卧位，并且要禁止下床活动。避免剧烈运动，以减少子宫收缩和羊水流失的风险。同时，应避免任何可能导致感染的行为，如禁止灌肠，避免不必要的肛查与阴道检查。

2）适度运动的方式和好处

虽然胎膜早破后孕妇需要严格限制活动，但在医生的指导下，孕妇可以进行适度的肢体运动。孕妇自身也应在床上适当进行肢体的运动，如伸展四肢、活动脚踝等，增加肠子的蠕动，避免长时间的便秘。适度运动可以促进血液循环，增强身体的抵抗力，有助于孕妇的身体恢复。但在进行适度运动时，要注意动作缓慢、轻柔，避免引起宫缩或羊水流出过多。

第八章 妊娠期诊疗及护理

妊娠期诊疗及护理至关重要。诊疗方面，须通过系列检查如超声、唐筛等监测胎儿发育及母体状况，及时发现异常。护理上，要指导孕妇合理饮食，保证营养均衡，控制体重合理增长；适度运动，增强体质；注重休息，多取左侧卧位以利血液循环。孕期还须做好个人卫生，预防感染。临产前做好各项准备，确保母婴平安度过妊娠期。

一、妊娠期概述

（一）妊娠的定义

妊娠是女性体内的一颗卵子与男性的精子相遇并结合后，在子宫内着床并逐渐生长发育形成胎儿的过程，最终这个小小的生命会成长为一个完整的婴儿。妊娠期，通常是从女性孕前最后一次月经的第一天开始算起，直到胎儿娩出的那一天为止，整个周期大约持续280天。在临床上，为了更细致地描述妊娠的不同阶段，我们将妊娠期划分为三个时期。妊娠12周之前，被称为早期妊娠，这是胎儿器官形成和发育的关键时期。第13周到第27周末，则被称为中期妊娠，此时胎儿已经初具人形，各个器官继续发育完善。而第28周及其后的时间，则被称为晚期妊娠，胎儿在这个阶段会迅速增长，为出生做好充分的准备。当妊娠满37周但不满42周时，我们称之为足月妊娠，这意味着胎儿已经发育成熟，随时可能娩出。而如果妊娠满28周但不到37周就分娩，那么这被称为早产，早产儿的护理和养育需要特别的关注。相反，如果妊娠超过42周还没有分娩，那么这被称为过期妊娠，

（二）妊娠过程

妊娠之旅是指胚胎和胎儿在母体子宫内逐步发育成熟的奇妙过程，始于精子与卵子的浪漫邂逅——受精。当精子穿越重重障碍，在输卵管壶腹部与等待已久的卵子相遇，两者融合形成受精卵，生命的序章就此开启。随后，受精卵宛如一颗希望的

种子，着床于肥沃的子宫内膜上，胚胎的发育阶段随之拉开帷幕。在前8周的宝贵时间里，胚胎的各器官雏形悄然形成，为未来的生命奠定了坚实的基础。第9周起，胚胎正式步入胎儿期，这是一个器官持续完善、身长体重不断增长的黄金时期。胎儿在母体内活泼好动，胎动日渐明显，仿佛在向世界宣告它的存在。与此同时，胎盘、胎膜、脐带及羊水等胎儿附属物也同步发展，扮演着至关重要的角色。胎盘如同胎儿的生命之桥，负责物质交换，为胎儿提供养分、清除废物，并具备防御功能；胎膜守护着羊膜腔的完整，为胎儿提供一层保护罩；脐带则是胎儿与母体之间的生命纽带，承担着气体交换、营养供应和废物排出的重任；羊水则像温柔的摇篮，缓冲着外界的冲击，让胎儿在舒适的环境中茁壮成长。胎产式，即胎儿在母体内的排列方式，分为纵产式和横产式两种。纵产式意味着胎儿的纵轴与母体的体轴相一致，头朝下为头位，臀部朝下为臀位，两者皆属正常。而横产式则是胎儿的纵轴横卧于母体内，肩膀先露，这种情况较为特殊。胎先露，指的是最先进入骨盆入口的胎儿部分，它决定了分娩的难易程度。头先露最为常见，其中枕先露最为典型；臀先露次之，包括单臀、单足、双足及混合臀先露；肩先露则较为罕见，意味着胎儿的肩部最先进入骨盆；复合先露更为少见，是胎儿头或臀先露时，手或足也同时进入骨盆的情况。胎方位，即胎儿先露部的指示点与母体骨盆的关系，是判断分娩方式、预测分娩风险的重要依据。它如同一份精密的导航图，指引着胎儿顺利通过母体的产道，迎接新生命的到来。

二、妊娠期母体生理变化

（一）妊娠期各阶段子宫底高度及子宫长度的变化

在受孕的最初阶段，也就是孕期的头3个月里，子宫的增大并不显著，其形态和大小的变化也相对微妙，几乎难以察觉。到了受孕3个月末，随着胎儿的悄然成长，子宫也开始逐渐膨胀，宫底慢慢上升，可以在耻骨联合之上隐约触及，胎儿已然填满了这个温馨的小窝。迈入受孕的第四个月，准妈妈的子宫仿佛挣脱了骨盆的束缚，开始向外凸起，肚脐下方渐渐显现出一条明显的凸痕。此时，许多孕妈妈都能在肚脐眼下方7.6～10cm的位置，亲手触摸到自己日益增大的子宫。不过，随着子宫从松弛转为紧张状态，孕妈妈可能会偶尔感到腹部抽痛、胀痛或是有下坠感，但这些不适通常不会对孕期造成大碍。当孕期进展到5个月左右，准妈妈的子宫继续稳步增大，此时已能在肚脐眼下方大约1.8cm的地方，轻易触碰到那个承载着新生命的小宫殿。而到了受孕6个月，子宫更是攀升到了肚脐的上方，大约位于肚脐上8cm的位置，从耻骨联合量至子宫底部，长度已达到了约28cm。进入受孕的第七个月，准妈妈的腹部隆起愈发明显，宫底悄然上升到了肚脐的一至两指之处，子宫的高度也大约达到了25cm。而到了孕晚期，子宫的增长速度更是惊人，8个月甚至更晚的时候，它几乎占据了腹腔的大部分空间，准妈妈可能会经常感受到假宫缩的来临，这是子宫在为即将到来的分娩做着最后的准备，也是新生命即将降临的预兆。

（二）胎儿附属物的形成过程

胎盘，作为胎儿不可或缺的附属物之一，其形成与发展伴随着妊娠的每一个阶段。受精后的2～3周，胎盘的雏形——绒毛，开始悄然生长，如同细微的触角，在母体与胎儿之间搭建起连接的桥梁。至受精后的第3周末，这些绒毛内部已然形成了错综复杂的血管网络，胎盘循环的初步框架也随之建立，为胎儿后续的生长发育奠定了坚实的基础。胎盘，这一神奇的器官，主要由羊膜、叶状绒毛膜和底蜕膜三大部分精心构筑而成。羊膜，如同胎盘的守护内衣，紧贴胎儿，构成胎盘的胎儿部分之最内层；叶状绒毛膜，则是胎盘的主体，它广泛分布，承担着胎儿与母体间物质交换的重任。正是在受精后的第3周，随着绒毛内血管的形成，胎儿胎盘循环得以建立，母儿间的生命之舞，在胎儿小叶的绒毛间隙处悄然上演。而底蜕膜，则如同胎盘的基石，稳稳地扎根于母体，构成胎盘的母体部分。胎膜，作为另一层保护胎儿的屏障，由绒毛膜和羊膜紧密相连而成，它们共同守护着胎儿免受外界的伤害。而足月胎儿的脐带，长度适中，在30～70cm之间，它不仅是胎儿与母体之间的生命纽带，更是胎儿获取氧气、营养和排出废物的唯一通道。脐带中央，一条脐静脉宛如生命的河流，流淌着富含氧气的血液，滋养着胎儿；而两条脐动脉则如同生命的回流，将胎儿的代谢废物带回母体，完成生命的循环与再生。

（三）不同孕周胎儿发育特征及胎头结构径线

正常情况下，女性的整个妊娠旅程大约持续40周，也就是将近280天的时光。在这漫长而又奇妙的岁月里，胎儿在母亲的子宫中逐渐发育，茁壮成长，每一周都带来不同的惊喜和变化。胎儿的生长发育数据随着孕周的增加而不断演变，孕早期与孕晚期截然不同。在孕周一至12周，胎儿的双顶径从0逐渐增长至2.0cm，腹围也缓缓扩展至7.1cm左右，股骨长则从0延伸至5.6cm，头围也相应增加至8.0cm。到了孕13周，胎儿的双顶径已达到2.52 ± 0.25cm，腹围约为6.90 ± 1.65cm，股骨长1.17 ± 0.31cm，头围则达到了72mm。随着孕周的不断推进，胎儿的各项生长指标都会发生显著的变化。到了妊娠40周左右，胎儿的平均体重大约在3～4kg之间，身长也达到了50cm左右，这是胎儿健康成长的正常表现。在妊娠期，女性的生理变化也尤为显著，特别是在内分泌、心血管和呼吸系统方面。内分泌方面，孕妇的全身内分泌腺功能都会发生调整。甲状腺功能增强，黄体和胎盘共同作用下，激素分泌增加，绒毛膜促性腺激素的浓度在受孕后持续升高，直至约60天达到高峰。胎盘催乳素在受精卵植入后即开始分泌，促进胎盘和胎儿的生长，调节胎儿宫内生长因子的产生。血清雌二醇浓度在妊娠初期显著升高，刺激子宫肌层细胞的合成等。孕酮则由黄体最初分泌，随后由胎盘接管，有助于松弛胃肠道和子宫的平滑肌细胞。心血管方面，孕妇的脉搏在妊娠中晚期会较非妊娠期增快10～15次/分钟。心脏因膈肌上升而发生变位，心尖部向外侧移动约1cm，心脏容量在整个妊娠期增加约10%。心排血量在妊娠10周起开始明显增加，至妊娠32～34周达到高峰，较非妊娠期增加30%，以适应妊娠期的血容量增加、孕母体重增长及基础代谢率提高的需求。呼吸系统方面，孕妇的胸廓会发生改变，肋膈角增宽，肋骨向外扩展，胸廓的横径和前后径都会加宽，使得胸廓周径增大。肺活量和呼吸频率虽然无明显改变，但潮气量增加了39%，每分换气量也增加了40%。由于膈肌的上升，功能残气量减少20%。此外，上呼吸道黏膜会增厚并轻度充血水肿，导致局部抵抗力减弱，因此孕妇更容易发生呼吸道感染。

三、妊娠期常见临床表现及治疗措施

（一）腰背痛

1.病因及发病机制

孕期腰背痛与多种因素息息相关，其中激素水平的变化、腰肌劳损以及缺钙是主要的诱因。激素水平变化方面，女性受孕后，体内激素水平会发生显著调整，这导致关节和韧带的松弛度增加，使得孕妇更容易感到酸痛不适。同时，随着胎儿的逐渐增大，孕妇的体型变得笨重，腰背部承受的负荷也随之加重，进而引发明显的腰疼背疼症状。腰肌劳损也是孕期腰背痛的一个重要原因。孕期孕妇的体重增加，对腰椎的压迫也随之增大。如果孕妇长时间保持坐着或站立的姿势，或者频繁弯腰，就会使腰肌长期处于高张力、高疲劳的状态。久而久之，就会形成慢性腰肌劳损，导致腰疼背疼的症状出现。此外，缺钙也是孕期腰背痛的一个不可忽视的因素。随着胎儿的发育，孕妇对钙的需求量逐渐增加。如果孕妇的钙摄入不足，就会导致缺钙现象的发生。孕期缺钙不仅会影响胎儿的骨骼发育，还会引起孕妇自身的腰酸背痛症状。因此，孕期合理补钙对于预防腰背痛具有重要意义。

2.治疗措施

孕期穿鞋与日常动作调整：选择低跟鞋以减轻腰部负担在孕期，孕妇的身体经历了诸多变化，腰部压力增大是其中之一。为了缓解这一状况，孕妇在选择鞋子时应尤为注意，建议选择舒适的低跟鞋。低跟鞋能够有效分散身体重量，减轻腰部所承受的压力，从而让孕妇在行走时感到更加轻松自如。此外，孕妇在日常生活中的一些动作也需要做出相应调整，以避免加重腰部负担。当需要俯拾地面上的物品时，孕妇应先弯曲膝盖，保持背部挺直，形成一个稳定的支撑姿势，然后缓慢蹲下，用手捡起物品。起身时同样要缓慢进行，以确保腰部不会受到突然的冲击。在抬举物品时，孕妇也应遵循正确的姿势。首先，要靠近物品，确保身体与物品之间的距离适中。然后，弯曲膝盖，利用腿部力量将物品抬起，而不是单纯依靠腰部力量。同时，孕妇应避免抬举过重的物品，以免对腰部造成过大的压力。通过这些调整，孕妇可以在日常生活中更好地保护自己的腰部，减轻孕期不适。

（二）恶心、呕吐

1.病因及发病机制

妊娠呕吐是孕妇在受孕期间常见的一种不适症状，表现为恶心、呕吐等反应。这种症状的出现，往往与多种因素有关。首先，激素水平的变化是妊娠呕吐的主要原因之一。孕妇体内激素水平在受孕期间会显著升高，特别是人绒毛膜促性腺激素（HCG）的水平。这种激素水平的飙升，往往会刺激孕妇的身体，引发恶心、呕吐等受孕早期的典型症状。其次，肠胃道分泌物的增加和肠胃蠕动地减缓也是导致妊娠呕吐的重要因素。在受孕期间，孕妇的肠胃道功能会发生一定的变化，分泌物增多，肠胃蠕动减慢。这些变化会导致食物在胃中滞留时间延长，刺激胃黏膜，从而引发呕吐反应。此外，心理因素也对妊娠呕吐症状的产生有一定影响。孕妇在受孕期间，由于身体和心理的双重压力，容易出现情绪波动、焦虑和紧张等情绪。这些负面情绪会刺激孕妇的神经系统，进而加重妊娠呕吐的症状。因此，孕妇在受孕期间应保持良好的心态，尽量避免情绪波动和过大的压力，以减轻妊娠呕吐的不适。

2.治疗措施

孕期恶心是许多孕妇都会经历的不适症状，但通过合理的饮食调整，可以有效缓解这一困扰。首先，避免空腹是关键。孕妇在起床前可以先吃一些干性食物，如饼干、面包等，这样可以在胃部形成一层保护，避免空腹时胃酸过多刺激胃黏膜，从而减少恶心的感觉。其次，采用少量多餐的饮食方式。孕妇可以将每天的食物分成5～6餐，每餐食量适中，避免一次进食过多。这样既可以保证营养的摄入，又可以避免胃部过度膨胀，减轻恶心的症状。最后，选择清淡、易消化的食物。孕妇应尽量选择粥、面条、蒸蛋等清淡、易消化的食物，这些食物不会对胃部造成过大的负担，也有助于缓解恶心。同时，要避免油腻、辛辣、刺激性食物的摄入，这些食物可能会刺激胃黏膜，加重恶心的感觉。通过这些饮食调整，孕妇可以更好地应对孕期恶心，保持身体健康和舒适。

（三）贫血

1.病因及发病机制

孕妇贫血缘由探析：胎儿成长与母体铁元素供给孕妇贫血是孕期常见的一种营养缺乏症，其主要原因在于胎儿的生长发育对铁元素的大量需求。胎儿在母体内不断成长，其所需的各种营养元素均依赖于母体的供给。铁元素，作为造血的重要原料，对胎儿的生长发育至关重要。当胎儿进入快速生长期，对铁元素的需求急剧增加。这时，胎儿会主动从母体中汲取所需的铁元素，而母体的血红蛋白正是铁元素的主要储存库。在胎儿的持续汲取下，母体的血红蛋白含量逐渐下降，很快就可能导致孕妇出现贫血的症状。因此，孕妇在孕期应特别注意铁元素的补充，以确保胎儿的正常生长发育，同时预防自身贫血的发生。通过合理饮食，增加富含铁元素的食物摄入，如红肉、动物肝脏、绿叶蔬菜等，可以有效提升母体的铁元素水平，为胎儿的健康成长提供有力保障。

2.治疗措施

孕期贫血是孕妇常见的营养问题，而缺铁则是其主要原因之一。为了胎儿的健康成长，孕妇需特别关注铁元素的摄入。血红素铁相较于非血红素铁，更容易被人体吸收利用。因此，孕妇应多吃富含血红素铁的食物，如红色肉类、鱼类及禽类等，这些都是铁元素的优质来源。除了直接摄入含铁食物，孕妇还可以通过食用富含维生素C的食物来促进铁的吸收。水果、土豆、绿叶蔬菜、菜花、胡萝卜和白菜等都是维生素C的宝库，它们能与铁元素相辅相成，提高铁的吸收率。然而，有些食物却会抑制铁的吸收。牛奶及奶制品、谷物麸皮、谷物、高筋面粉、豆类、坚果、茶、咖啡等都属于这类食物。孕期妇女应尽量避免过量摄入这些食物，以免影响铁的吸收效果。当饮食中的铁元素无法满足孕妇和胎儿的需求时，补充铁剂就成了必要之选。根据孕期营养指南及专家共识，孕妇可以选择琥珀酸亚铁片、多维铁口服液、钙铁锌口服液等药物进行补充。在服用铁剂时，孕妇须注意以下几点：首先，要遵医嘱服用，不要自行增减剂量，以确保补铁的安全有效。其次，铁剂最好与维生素C同服，这样可以进一步促进铁的吸收。最后，要避免铁剂与钙补充剂或含钙的抗酸剂同时服用，因为钙会抑制铁的吸收，从而影响补铁效果。

（四）尿频、尿急、白带增多

1.病因及发病机制

尿频、尿急：晚妊期间出现尿频尿急属于正常现象，由于子宫体积增大，压迫膀胱，使其无法充盈到正常大小，因此容易出现尿频、尿急，无须担心；白带增多：孕妇白带增多属于正常现象，和孕妇新陈代谢旺盛以及孕激素增高有关系，如果只是单一的白带增多无须担心。

2.治疗措施

受孕以后，由于激素的变化，阴道分泌物可能会增加，若不注意清洁，容易滋生细菌，引发妇科疾病，从而对孕妇和胎儿的健康造成威胁。具体方法如下。

每天用温水清洗外阴，不要使用肥皂或其他洗液，以免破坏阴道的自然平衡。清洗时，要注意清洗大小阴唇间的皱褶，清除积垢。

选择纯棉、透气性好的内裤，避免过紧或过松。每天更换内裤，并及时清洗、晾晒。

（五）下肢肌肉痉挛

1.病因及发病机制

孕期随着胎儿发育孕妇所需的钙剂会增多，如补充不足就会导致孕妇缺钙，孕期缺钙也会引起腰酸背痛症状，同时也可能导致下肢肌肉痉挛。

2.治疗措施

孕妇要多喝牛奶制品、豆制品、鱼虾等含钙高的食物，必要时可在医生指导下服用乳酸钙、葡萄糖酸钙等药物补充钙剂。

（六）下肢水肿及下肢、外阴静脉曲张

1.病因及发病机制

在孕期，随着胎儿的不断成长，子宫也随之逐渐增大。这一生理变化，却给孕妇的身体带来了一定的负担。子宫的增大，会对下腔静脉和盆腔静脉产生明显的压迫，使得下肢和外阴部的静脉血液回流受到阻碍。由于静脉血液回流受阻，静脉内的压力会持续升高。这种长期的高压状态，对静脉壁造成了不小的压力。静脉壁在持续的高压下，会逐渐扩张、变薄，失去了原有的弹性和韧性。久而久之，这种变化就会导致静脉曲张的发生。

2.治疗措施

孕期，随着子宫的增大，下肢及外阴静脉曲张成为许多孕妇面临的困扰。为了有效预防和处理这一问题，以下措施值得孕妇们采纳。首先，采取左侧卧位是一个有效的方法。这种卧位可以减轻子宫对下腔静脉的压迫，有利于静脉回流，从而缓解下肢水肿。孕妇在休息时，可以尽量保持这种卧位，对改善静脉曲张状况大有裨益。其次，抬高下肢也是促进血液回流的好方法。在休息时，孕妇可以将下肢抬高15°～30°，这样有助于血液顺利回流，减轻静脉曲张的症状。此外，限制盐摄入也是预防静脉曲张的重要一环。孕妇应该遵循健康饮食原则，少食盐分，每天饮食用盐不超过6g。过多的盐分会导致体内水分滞留，加重下肢水肿和静脉曲张。同时，避免长时间站立或坐着也是关键。孕妇可以适当活动，如散步、做孕妇瑜伽等，这些活动可以促进血液循环，预防静脉曲张的发生。在穿着方面，孕妇应选择宽松、舒适的衣物，避免过紧的裤子和袜子。过紧的衣物会束缚下肢，影响血液回流，加重静脉曲张。对于下肢静脉曲张较为严重的孕妇，可以使用医用弹力袜来减轻症状。弹力袜能够提供适当的压力，帮助血液回流，缓解静脉曲张的不适感。综上所述，孕期下肢及外阴静脉曲张的预防与缓解需要孕妇从多个方面入手，包括采取合适的卧位、抬高下肢、限制盐摄入、适当活动、穿着合适的衣物以及使用弹力袜等。

四、孕期定期产检

（一）定期产检的意义

定期产检对于孕妇和胎儿的健康至关重要。产检的主要意义和好处包括早期发现并处理妊娠并发症、监测胎儿发育状况、评估产妇身体状况、提供孕期健康指导和筛查遗传性疾病。

早期发现并处理妊娠并发症：通过定期的产检，可以及时发现并处理妊娠高血压、妊娠糖尿病等妊娠并发症，预防母婴双方的健康风险。例如，妊娠高血压如果不及时发现和控制，可能会导致孕妇出现抽搐、昏迷等严重后果，甚至危及生命；妊娠糖尿病可能会引起胎儿过大、羊水过多等问题，增加难产的风险。

监测胎儿发育状况：通过产检，可以了解胎儿的发育情况，如胎儿的大小、位置等，及时发现胎儿发育异常。例如，通过B超检查可以观察胎儿的生长发育情况，测量胎儿的双顶径、股骨长等指标，判断胎儿是否符合孕周；通过胎心监护可以监测胎儿的心率变化，了解胎儿是否存在缺氧等问题。

评估产妇身体状况：产检可以评估产妇的身体状况，包括血压、血糖、尿检等，预防产妇健康问题。例如，通过血常规检查可以了解孕妇是否贫血，通过尿常规检查可以了解孕妇是否有泌尿系统感染等问题。

提供孕期健康指导：医生可以根据产妇的身体状况，提供个性化的孕期健康指导，包括饮食、运动、心理等方面。例如，对于体重增长过快的孕妇，医生可以建议其控制饮食，适当增加运动量；对于有焦虑情绪的孕妇，医生可以给予心理疏导，缓解其紧张情绪。

筛查遗传性疾病：产检可以通过某些检测，如唐氏筛查等，提前发现胎儿可能存在的遗传性疾病，可以做进一步的检查。例如，唐氏筛查可以检测胎儿是否患有唐氏综合征等染色体异常疾病，对于高风险的孕妇，可以进一步进行羊水穿刺或无创DNA检测，明确诊断。

（二）不同阶段的产检重点项目

孕早期（1～12周）：主要有B超检查，排除异位妊娠，看胎儿的发育情况，测量胎儿大小；检查是否有引起宫内感染的病原体，主要看是否感染过风疹病毒、巨细胞疱疹病毒、弓形体原虫、单纯疱疹病毒等；筛查肝炎病毒，可以及早切断病毒的母婴传播；血尿常规检查，检查是否患有贫血、血液性疾病及泌尿系统疾病。此外，在受孕两个月左右的时候就应该去做产检，确立受孕之后就应该在医院积极地建立档案。第一次的体检通常会比较烦琐，需要检查的项目会非常多，像基本的身高体重、血压、血常规、空腹血糖、肝脏功能检查，还有各种病毒检查像是乙肝、丙肝、梅毒、艾滋病筛查等。还有B超检查也非常重要，医生要具体地知道胚胎发育的位置，这样可以积极地排除异位妊娠等多种异常情况。还会看一看孕妇是否缺少孕酮，同时还要做好叶酸的积极补充。

孕中期（13～27周）：在妊娠15～20周的时候孕妈还要做唐氏筛查，看一看胎儿的发育是否出现异常问题，有没有神经、血管等方面的问题；到22～28周的时候还要进行无创产前基因检测（NIPT）以筛查3种常见的胎儿染色体非整倍体是否有异常，这种方式可以在早期看出胎儿是否会有畸形发育的情况，这种检测的准确性往往是非常高的；在妊娠22周左右做彩色B超检查，可以全面了解胎儿在宫内的发育情况，排除胎儿畸形的情况；在妊娠24～28周进行糖筛查，如果筛查呈阳性，那就要进一步做糖耐量试验，以尽早发现妊娠合并糖尿病及是否患有妊娠糖尿病；妊娠20周应进行MP测定，预测有无妊娠高血压综合征倾向；妊娠16～20周进行唐氏综合征（21三体综合征）筛查。

孕晚期（28周及其后）：第32周开始用胎儿监护仪进行胎儿监护，最好每周做一次检测，可以观察并记录胎心率的动态变化，还能预测胎儿宫内储备能力；脐血流检查，可以检测胎儿脐带血流阻力，了解是否有宫内缺氧的情况；B超检查，可以了解胎盘成熟度、羊水的量及胎儿生长发育情况；在36周进行血型、凝血四项、肾功，复查肝功的检查，这是为分娩做准备；到29周左右的时候会增加一个“生长发育B超”看一看孩子的具体发育情况；到后期的时候胎心率的检查是非常重要的是监测生命是否正常的重要手段；最后到37～41周时，需要每周做一次产科超声检查以及NST检查。

其中，四维彩超是孕期非常重要的一项检查，可以筛查胎儿大部分畸形。一般妊娠22～26周之间进行四维B超检查，检查时间为半个小时左右，孕妇可以选择进行提前预约或者到医院排队。检查之前孕妇不需要憋尿或者空腹，只需要像正常的彩超检查一样的流程，做完检查后，需要给医生看四维彩超的检查报告单即可。孕妇最好穿宽松的衣服，尽量不要存在其他的压力心理，只要保持心情的愉快就可以，四维彩超也只是一项产检必须检查的项目而已。四维彩超的检查方法是彩超探头在孕妇下腹部检查，其目的是检查胎儿的各个脏器器官是否存在畸形，是大排畸检查，在检查之前孕妇不需要空腹和憋尿。四维彩超检查的最佳时间是在受孕20～28周之间，胎儿在孕18周以后各个脏器就基本发育了，这个时候羊水量充足，胎儿在子宫里面的活动度较大，对胎儿畸形的筛查就比较容易，孕周不满20周或者孕周超过28周，这都会影响到四维彩超检查的准确性。四维彩超的检查能够表面成像，可以检查出胎儿的唇腭裂、四肢发育畸形、脊柱裂、腹壁裂等先天性畸形等先天畸形问题。

孕期检查可以帮助医生及时发现孕妇和胎儿的问题，因为有些问题只有在特定的时间才能被检测到，如果错过了这个时期，就会影响到胎儿的健康和孕妇的身体。例如，唐氏筛查如果在孕中期没有进行，错过了最佳检测时间，就无法准确判断胎儿是否患有唐氏综合征等染色体异常疾病。如果发现问题及时处理，可以有效预防并减少不必要的并发症和风险。比如，妊娠糖尿病如果在孕期被及时发现，可以通过饮食控制、运动等方式进行管理，必要时还可以使用胰岛素治疗，避免对胎儿造成不良影响。此外，及时发现问题并处理还可以为孕妇提供心理支持和安慰，减轻焦虑和压力，促进情感健康。总之，孕期检查对于保障孕妇和胎儿的健康，预防孕期并发症的发生，具有重要的作用和意义。

五、护理

（一）保持清洁

在孕期，保持外阴清洁至关重要。受孕以后，由于激素的变化，阴道分泌物可能会增加，若不注意清洁，容易滋生细菌，引发妇科疾病，从而对孕妇和胎儿的健康造成威胁。

具体方法如下。

每天用温水清洗外阴，不要使用肥皂或其他洗液，以免破坏阴道的自然平衡。清洗时，要注意清洗大小阴唇间的皱褶，清除积垢。

选择纯棉、透气性好的内裤，避免过紧或过松。每天更换内裤，并及时清洗、晾晒。

性生活前后，夫妻双方都要清洗外阴，特别是在受孕的前3个月和后3个月，应尽量避免或减少性生活。

如果出现阴道分泌物异常、外阴瘙痒、疼痛等症状，应及时就医，不要擅自用药。

（二）避免感染

避免不洁性行为：孕妇及其伴侣应注意性生活卫生，在妊娠期间如果要进行性生活，男性应佩戴避孕套，降低阴道疾病发生率，避免生殖系统疾病的传播。

减少人流次数：多次人工流产会增加患上盆腔炎等妇科疾病的风险。

若出现相关症状，如外阴瘙痒、疼痛、异味、异物流出等，应根据个体情况、症状轻重、妊娠期等情况酌情应用抗生素进行抗感染治疗。

（三）合理饮食

指导孕妇合理饮食，多食用蔬菜水果及富含蛋白质的食品，避免油腻食物，预防营养不良和消化不良。

注意饮食平衡：整个孕期孕妇需饮食均衡，保证多种食物的适量摄入，包括肉类、鱼类、蛋类、奶类、坚果、蔬菜、水果等。

孕早期：此期胎儿生长发育缓慢，膳食应以少吃多餐、易消化、清淡为主，避免过分油腻和刺激性强的食品。饮食中需保证优质蛋白质的供给，无机盐与维生素的数量需足够。

孕中、末期：早孕反应已停止，胎儿生长发育增快，营养品种应注意多样，以满足各种营养素的平衡供给。足够的粮谷类食物（每日可400～450g），除大米、面粉外，可适当食用杂粮如小米、玉米、燕麦片等。家禽肉类、鱼类等动物性食品及豆制品是食物的蛋白质来源，可适当增加，每周有1～2次动物内脏、海带或紫菜之类，以补充维生素和某些微量元素。绿叶蔬菜含有丰富的胡萝卜素、B族维生素与维生素C，每天应进食一定数量，水果也需要，但不能“以水果代替蔬菜”。每日饮用225g牛奶，对于补充蛋白质，特别是钙，很有好处。

（四）生活护理

关注排便、睡眠、休息等方面，避免长时间站立或久坐，调整情绪和心态。

排便方面：孕妇要注意保持良好的排便习惯，避免便秘。可以通过多吃富含纤维素的食物，如蔬菜、水果、粗粮等，以及适当运动来促进肠道蠕动。

睡眠方面：受孕期间应注意休息，保持充足的睡眠。良好的睡眠有助于孕妇身体恢复和胎儿的生长发育。

休息方面：避免长时间站立或久坐，以免引起下肢水肿等问题。可以适当活动，如散步等。

情绪和心态方面：孕妇要调整好自己的情绪和心态，避免紧张、焦虑、抑郁等不良情绪。可以通过听音乐、阅读、与家人朋友交流等方式来放松心情。

第九章　正常分娩诊疗及护理

分娩，这一女性生命中的重大事件，不仅标志着新生命的璀璨登场，也是一段充满挑战与喜悦的旅程。分娩过程由3个紧密相连的产程构成，它们共同编织出这段独特而神圣的经历。第一产程，被誉为宫口扩张期，是分娩的序曲。从规律宫缩的悄然响起，子宫便开始了它有力的收缩，温柔而坚定地推动着胎儿向产道迈进。对于初为人母的产妇而言，这段旅程往往较为漫长，通常需要历经11～12h的耐心等待；而对于有经验的经产妇，时间则相对缩短，6～8h便能迎来新的进展。在这期间，产妇会感受到宫缩带来的疼痛逐渐加剧，它们如同浪潮一般，间隔时间越来越短，强度却越来越大。宫颈口，这个生命的门户，也在这股力量的作用下，从最初地紧紧闭合，慢慢扩张至足以迎接新生命的10cm。紧接着，第二产程，胎儿娩出期，如约而至，这是分娩的高潮与关键。当宫颈口完全扩张，产妇便进入了最为关键的时刻。初产妇通常需要1～2h，而经产妇可能仅在数分钟之内，就能完成这生命的一跃，当然，也有少数情况会延长至1h。在这个阶段，产妇需要全神贯注，配合宫缩的力量，用尽全力将胎儿推出产道，迎接新生命的到来。最后，第三产程，胎盘娩出期，为这段旅程画上圆满的句号。从胎儿娩出到胎盘娩出，这一过程相对短暂，一般仅需5～15min，极少数情况下会超过30min。胎儿娩出后，子宫并未停止它的工作，而是继续收缩，促使胎盘剥离并顺利排出体外。随后，医生会为产妇进行细致的清理和必要的缝合，确保产妇的身体能够尽快恢复，迎接新生活的开始。

一、分娩前评估

分娩前的全面评估，是确保母婴安全分娩不可或缺的一环，它为整个分娩过程奠定了坚实的基础。首先，B超检查在分娩前评估中扮演着至关重要的角色。通过B超，医生可以准确判断胎儿胎盘的位置，正常情况下，胎盘应稳稳地附着在子宫的前壁、后壁或底部，其厚度通常维持在2～4cm之间。同时，胎盘与子宫颈口的距离也是评估的重点，妊娠28周后，若B超显示胎盘下缘距宫颈内口不低于2 cm，则为正常；若距离过近，则可能面临胎盘前置的风险，这时需要医生密切关注，并尽早采取干预措施。脐带绕颈的评估同样不容忽视。据统计，约有1/3的胎儿会出现脐带绕颈的情况，但大多数情况下并不会影响顺产。通过超声检查，医生可以清晰地判断胎儿是否存在脐带绕颈，以及缠绕的周数和松紧度。胎头及颈部纵切面上，胎儿颈部后方的“V”形压迹，是脐带绕颈一周的标志；“W”形压迹，则意味着脐带绕颈两周；而波浪形的压迹，则可能表示脐带绕颈两周以上。宫颈条件的评估也是分娩前评估的重要组成部分。医生会仔细检查宫颈的长度、位置、胎头的高低、质地以及宫口的大小。当宫颈柔软、宫口已开、宫颈处于前位且胎头位置较低时，说明宫颈条件良好，分娩随时可能发动。宫颈评分标准综合考虑了宫口开大程度、宫颈管消退情况、先露位置、宫颈硬度和宫口位置等多个因素，满分为13分，评分高于10分可选择顺产，若低于3分则须考虑剖宫产。此外，分娩前的配血、不规则抗体检查、肾功能、凝血功能、血小板计数等检查也是必不可少的。这些检查能够帮助医生全面了解孕产妇的身体状况，判断其是否具备自然分娩的条件。同时，胎心监护也是分娩前评估中不可或缺的一环，通过观察胎心的变异和加速情况，可以确保胎儿在宫内的状态良好。

二、待产

产期是孕妇即将迎来新生命的关键时期，这一阶段需要特别密切关注身体的各种变化，以确保母婴的平安。破水时的应对至关重要。一旦孕妇感觉羊水破了，应立即躺下休息，尽量减少站立，以防羊水过多流出。可以在臀部下方垫个枕头，抬高臀部，然后尽快前往医院。若破膜后2个小时仍无宫缩发动，无腹痛，就须采取措施积极引产。在此之前，须进行彩超检查，确保羊水指数适宜，胎心监护提示胎儿无宫内缺氧，方可考虑经阴试产。同时，产科医生会进行阴道检查，评估宫颈成熟度，宫颈条件好者可用缩宫素静的引产，宫颈成熟差者则须考虑剖宫产术终止妊娠。规律性腹部阵痛是分娩的明显信号。若孕妇出现规律性腹部阵痛，且疼痛逐渐频繁，每5～6 min痛一次，每次持续时间30秒以上，即为临产开始的重要标志，应立即入院检查待产。见红也是分娩前的重要征兆。一般会在分娩发动前24～48 h内出现，孕妇若待产期出现阴道流血，应及时前往医院检查。预产期临近时，孕妇总有便意感是正常的，这是由于胎头入盆压迫直肠所致。但此时不可用力排便，以免造成不良后果。可通过调整饮食、适度运动、保持良好排便习惯、温水坐浴等方式缓解。若出现规律宫缩、见红、破水等情况，应及时就医待产。此外，孕妇在待产期若出现异常腹痛及出血、严重水肿或出现特定自觉症状（如头痛、视力模糊、恶心、呕吐等）、异常胎动及胎心异常等情况，均应立即前往医院检查。异常腹痛可能由胎盘早剥、子宫破裂等引起，出血可能由前置胎盘、胎盘早剥等导致，这些症状都极其危险，须及时处理。同样，异常胎动和胎心异常也可能预示着胎儿窘迫或缺氧等严重情况，同样需要立即就医。

三、分娩的过程

（一）第一产程

分娩之初，产妇会明显感受到子宫开始有规律地收缩，这种收缩伴随着阵阵疼痛，预示着新生命的到来。起初，宫缩的持续时间大约为30秒，强度相对较弱，间歇期则长达5～6 min，给产妇一些喘息和调整的时间。然而，随着产程的不断推进，宫缩的持续时间逐渐延长，达到50～60秒，强度也随之不断增加，间歇期则缩短至2～3 min，使得产妇的疼痛感愈发强烈。比如，一位初产妇在第一产程的早期可能还觉得宫缩可以忍受，但随着时间的推移，宫缩带来的疼痛会越来越剧烈，考验着产妇的耐力和勇气。伴随着规律宫缩，宫口也开始逐渐扩张。在潜伏期，宫口的扩张速度相对较慢，宫颈管逐渐短缩直至完全消失，宫口也慢慢开大。当进入活跃期后，宫口的扩张速度明显加快，医护人员通过阴道检查或肛诊，可以准确地判断宫口的扩张程度。当宫口开全时，宫颈边缘完全消失，子宫下段及阴道形成一个宽阔的宫腔，为胎儿的顺利通过创造了有利条件。同时，胎头的下降程度也是判断胎儿能否经阴道分娩的关键指标。医护人员通过阴道检查或肛查，能够明确地确定胎头颅骨最低点的位置，并协助判断胎方位。在第一产程中，随着宫缩的不断推进，胎头会逐渐向产道移动，为最终的分娩做好准备。此外，胎膜破裂也是分娩过程中的一个重要环节。当胎儿先露部衔接后，羊水被分为前后两部分，其中胎先露前面的羊水约100 mL，形成前羊膜囊。当羊膜腔内的压力增加到一定程度时，胎膜会自然破裂，大多数胎膜破裂发生在第一产程宫口近开全时，标志着分娩过程的进一步推进。

（二）第二产程

随着产程的稳步推进，胎头逐渐移动到接近阴道口的位置。此时，外阴和肛门部位因胎头的持续压迫而显得膨出，孕妇能够明显感受到来自骨盆底的压力。在每次宫缩的推动下，胎头一步步向前移动，助产士密切关注着产程的进展，并根据具体情况指导孕妇如何用力，以最大程度地避免会阴部的撕裂。在这个过程中，孕妇会体会到前所未有的强烈压力和紧迫感，这是新生命即将诞生的前奏。与此同时，会阴部也在经历着显著的变化。当胎头逐渐扩张阴道口时，孕妇可能会感到一阵刺痛和麻木感，这是胎头对会阴部组织造成的正常压迫反应。然而，在某些情况下，如胎儿体积较大或产程进展不顺利时，会阴部可能会面临严重撕裂的风险，甚至可能危及母婴的安全。为了确保母婴的平安，医生可能会根据具体情况决定进行会阴切开术。这一手术措施能够在一定程度上减轻会阴部的压力，为胎儿的顺利娩出创造更有利的条件。虽然会阴切开术可能会带来一定的疼痛和不适，但在必要时，它却是保障母婴安全的重要手段。在分娩这个特殊而重要的时刻，医生、助产士和孕妇需要紧密配合，共同迎接新生命的到来。

（三）第三产程

胎儿顺利娩出后，分娩过程并未就此结束，第三产程随即展开。此时，子宫依然保持着宫缩的状态，这些宫缩相对温和，几乎不带来疼痛，它们的任务是促使胎盘娩出。通常情况下，从胎儿娩出到胎盘娩出，整个过程需要5～15 min，一般不会超过30 min，这是身体自然恢复的必经环节。在这一阶段，如果外阴部因分娩过程中产生了裂口，医护人员会及时进行局部的缝合处理。缝合前，他们会使用无菌生理盐水仔细冲洗伤口，这一步骤至关重要，能有效预防伤口感染，为后续的愈合打下良好基础。随后，医护人员会凭借精湛的技艺，仔细地缝合每一个伤口，确保伤口愈合得既美观又牢固，为产妇的身体恢复提供有力保障。

四、分娩的各种诊疗方法

（一）异常分娩的诊治要点

1.诊断要点

分娩过程复杂多变，多数异常分娩往往就发生在这一关键时刻，因此，对产程的仔细观察显得尤为重要。产程图，就如同分娩过程中的“指南针”，它清晰地勾勒出产程的进展轨迹，为医护人员提供了宝贵的参考信息。结合产妇的病史询问，如是否患有慢性疾病、以往的分娩经历等，以及全面的体格检查，包括腹部触诊、阴道检查等，医护人员能够综合分析，准确判断分娩过程中是否存在异常情况。当产妇出现全身衰竭的征象时，如极度疲惫、面色苍白、心率加速等，这往往是长时间分娩过程消耗了大量体力，或是产妇本身存在其他潜在健康问题的信号。医护人员需立即采取措施，确保产妇的生命安全。胎头下降受阻是异常分娩中常见的一种情况。在正常情况下，随着产程的推进，胎头会逐渐下降进入骨盆。然而，若胎头位置过高、骨盆结构狭窄、胎位不正等问题出现，就可能导致胎头下降受阻。通过阴道检查或超声检查，医护人员可以明确胎头的具体位置和下降情况，为后续处理提供依据。宫颈口扩张延缓或停滞也是异常分娩的一个重要表现。在产程中，宫颈口应逐渐扩张以容纳胎儿通过。但若扩张速度过慢甚至停止，就会严重影响分娩进程。这可能由子宫收缩乏力、宫颈质地坚韧、胎位异常等多种因素导致。医生通过阴道检查可以评估宫颈口的扩张程度，并结合产程图判断是否存在异常，及时调整分娩方案。子宫收缩力的异常对分娩进程有着至关重要的影响。子宫收缩过强可能导致急产，增加母婴受伤的风险；而子宫收缩乏力则会使产程延长，增加难产的可能性。通过监测宫缩的频率、强度和持续时间，医护人员可以判断子宫收缩力是否正常，并据此调整分娩策略。胎膜早破也是需要密切关注的情况。正常情况下，胎膜应在宫口近开全时破裂。但若胎膜在分娩前或产程早期就破裂了，可能会增加感染的风险，同时也可能影响产程的顺利进行。医生需要根据胎膜破裂的时间、羊水的量、胎儿的情况等综合因素来判断处理方法，确保母婴的安全。胎儿窘迫是异常分娩中最严重的情况之一。胎儿窘迫可能表现为胎心异常，如胎心过快、过慢或不规律，出现频繁的重度变异减速或晚期减速等。此外，胎儿胎动减少也可能是胎儿窘迫的信号。通过胎心监护，医护人员可以及时发现胎儿窘迫的情况，并采取相应的处理措施，确保胎儿的安全降生。

2.处理要点

在面对异常分娩的情况时，首要任务是解除产妇的恐惧与精神紧张。分娩本就是一个充满挑战的过程，产妇的紧张和恐惧情绪会进一步干扰子宫收缩，影响产程的顺利进行。因此，医护人员需通过耐心地沟通交流，详细解释分娩的每一个步骤，同时提供一个温馨舒适的分娩环境，以有效缓解产妇的紧张焦虑情绪。确保产妇获得充足的营养也是至关重要的。分娩是一个极度消耗体力的过程，产妇需要足够的能量来支撑。我们应鼓励产妇进食那些易消化且富含营养的食物，比如高热量的饮料、松软的面包、新鲜的水果等。在必要时，还可以通过静脉输液给予葡萄糖液、维生素C以及电解质，以维持产妇的身体机能和体力。对于体力明显不支的产妇，补充能量更是刻不容缓。通过静脉输液的方式给予营养液，可以迅速增强产妇的体力和耐力，为分娩提供有力的支持。同时，密切监测胎动及胎心音是异常分娩处理中不可或缺的一环。

胎动是胎儿在子宫内活力的体现，通过观察胎动可以大致了解胎儿的健康状况。正常情况下，胎儿每小时的胎动次数应不少于3次。而胎心音则直接反映了胎儿的心脏活动情况，正常的胎心音应在120～160次/分钟之间。利用胎心监护仪可以持续监测胎心音的变化，一旦发现胎儿窘迫等异常情况，就能迅速采取应对措施。此外，提供温肥皂水灌肠可以帮助产妇清除肠道内的粪便，减少肠道对子宫的压迫，同时也能避免分娩过程中污染产道。如果产妇出现尿潴留的情况，应及时进行导尿处理，以防止膀胱过度充盈影响子宫收缩和产程进展。在产科处理方面，对于先兆子宫破裂、骨盆明显狭窄或畸形、肩先露、颏后位、高直后位、前不均倾位、初产妇混合臀位或足位、臀位伴有骨盆狭窄、巨大胎儿、连体胎儿等难产情况，应考虑及时采取剖宫产手术。这些情况都可能导致分娩过程异常艰难，对母婴的生命安全构成严重威胁。剖宫产手术可以迅速结束分娩，有效避免进一步的危险。对于轻度头盆不称的情况，我们可以结合产力、胎位及胎儿大小等因素进行充分试产。试产过程中需要密切观察产程的进展和胎儿的情况。试产时间不宜过长，一般控制在2～4h。如果在试产过程中出现胎儿窘迫、产程进展缓慢等异常情况，应及时采取相应的处理措施。在试产过程中，检查胎心率是极为关键的。胎心率的变化可以直接反映胎儿的健康状况。如果胎心率出现异常变快、转慢或不规律的情况，出现频繁重度变异减速或晚期减速、胎心变异减小等迹象，都是胎儿窘迫的表现。此时应迅速给予对症处理，如吸氧、改变体位等。如果胎心仍不见好转，且宫口已开全，经阴道助产无望时，应果断决定进行剖宫产手术。

五、分娩时的护理措施

（一）灌肠

在分娩过程中，灌肠扮演着至关重要的角色。它不仅能够起到通便排气的作用，还能有效刺激宫缩，为分娩做好充分的准备。灌肠，简单来说，就是医护人员将特定的液体，如温和的肥皂水，小心地注入孕妇的肠道内。这一过程中，液体能够软化肠道内的粪便，促进肠道的蠕动，从而帮助孕妇排空肠道，减少肠道对子宫的压迫。这样一来，不仅可以使分娩过程更加顺畅，还能有效避免分娩过程中粪便污染产道，为母婴的安全提供多一层保障。当然，灌肠过程中孕妇可能会感到一些不适，比如腹部胀气、肛门括约肌紧张等。这是正常的生理反应，孕妇不必过于担心。此时，可以通过做轻松呼吸来调节自己的情绪和身体状况，缓解不适感。完成灌肠液的注入后，孕妇需要在洗手间待上10～20min，以便排解肠道内的粪便。有时候，孕妇可能需要家人的帮助才能完成这一过程。比如，有的孕妇在灌肠后可能会感到腹部有些坠胀，但在家人的陪伴和鼓励下，能够放松心情，顺利在规定时间内完成排便。

（二）备皮

备皮作为分娩过程中的一个重要环节，其重要性不容忽视。剃除阴部体毛不仅能为医护人员接生提供便利，还能有效减少皮肤上的细菌数量，从而降低手术后的感染风险。同时，备皮还能使得会阴切开的伤口更加易于护理和康复，为产妇的产后恢复创造有利条件。然而，备皮过程中容易造成微小伤口，因此需要特别小心护理，以防细菌感染。产妇在备皮前后都需要注意一些关键事项，以确保备皮过程的顺利进行和产后的健康恢复。在备皮前一天，产妇应该淋浴并做好全身的清洁准备，以去除皮肤上的污垢和细菌。备皮完成后，同样需要用温水淋浴，进一步减少表皮的污垢，保持皮肤的清洁。淋浴过后，产妇应换上干净的衣裤，并且不要涂抹任何护肤品，以免对皮肤造成刺激或感染。值得注意的是，备皮前后均不可以洗盆浴，以防细菌经阴道上行，造成感染。这是因为在盆浴过程中，水容易进入阴道，为细菌提供了滋生的温床。如果产妇在备皮后感到不适应，出现瘙痒等症状，千万不能用指甲使劲挠，这样容易损伤皮肤，加重感染的风险。相反，可以用手指肚轻轻按摩皮肤，以缓解不适感。此外，备皮的皮肤准备范围也非常重要，不可以少于手术切口范围15cm。这样可以确保手术区域的皮肤得到充分清洁和处理，减少感染的风险。同时，剃毛刀应保持锐利，不可以反复备皮，以免导致皮肤挫裂伤。比如，有的产妇在备皮后可能会感到不习惯或有些不适，但只要按照正确的方法进行护理和注意事项的遵守，就能有效避免感染的发生，确保分娩过程的顺利进行和产后的健康恢复。

（三）人工破水

临盆之际，如果产妇的自然破水尚未发生，医护人员可能会在分娩前或分娩过程中采取人工破水的措施。这一过程对产妇来说并不会带来疼痛感，而是作为一种加速产程的有效手段，在产力正常而产程进展缓慢时得以应用。人工破水，简而言之，就是通过穿刺针轻轻刺破前羊膜囊，让羊水缓缓流出。这一操作通常不会对胎儿造成任何危害，反而有助于推动产程的进展。当然，人工破水并非随意进行，它有着严格的适应证。医护人员会根据产妇的宫缩情况、宫颈扩张的速度以及胎儿的位置等多方面因素进行综合判断。在确保胎儿头盆相称、胎位正常，且没有其他禁忌证的情况下，才会考虑实施人工破水。例如，当产妇的产程进展显得尤为缓慢，医生经过仔细评估后认为符合人工破水的条件，便会进行这一操作。破水后，随着羊水的流出，产程往往会随之加快，为胎儿的顺利分娩创造更有利的条件。因此，人工破水在分娩过程中扮演着重要的角色，是医护人员助力产妇顺利分娩的有效手段之一。

（四）胎心音监护

在待产的漫长而又充满期待的时光里，胎心音检测仪成为医护人员和产妇们的得力助手，它伴随着产妇一直到分娩结束。这台小巧而精密的仪器，能够实时提供子宫收缩的压力、频率，以及胎宝宝心跳的连续记录，并将这些数据以图形的形式直观地展现出来。医护人员通过这份连续性的记录，就像拥有了一双“透视眼”，能够时刻关注胎宝宝在整个分娩过程中的心跳情况，尤其是在宫缩时，胎心的变化更是被细致地捕捉下来。这份胎心胎动宫缩图，临床上被称为评估胎儿宫内状况的重要“晴雨表”。通过监测胎心的变化，医护人员可以及时了解胎儿的心率情况，判断胎儿是否存在缺氧等潜在问题。在正常情况下，胎心的波动范围应该在110～160次/分钟之间，偶尔出现异常可能是受到孕妇情绪波动或是胎儿正在熟睡的影响。但如果胎心持续异常，那就需要引起高度重视，及时采取措施进行治疗。对于孕期37周以后的产妇来说，每周做一次胎心监护是必不可少的。而对于那些合并有高血压、糖尿病等疾病的孕妇，更是需要从28周开始就定期进行胎心监护，以密切监护胎儿在宫内的生长情况。例如，有一位患有高血压的孕妇，从28周开始，她就严格按照医生的建议，定期进行胎心监护。在一次监护中，医生及时发现了胎儿的一次胎心异常，经过迅速而专业的处理，胎儿的状况很快恢复了正常。这样的例子再次证明了胎心监护在孕期管理中的重要性，它就像是一道守护胎儿健康的防线，让每一位准妈妈都能更加安心地迎接新生命的到来。

（五）静脉注射

在产妇即将踏入产房的那一刻，一项重要的准备工作——静脉注射，正静静地等待着“上场”。通过静脉滴注葡萄糖或生理盐水，不仅能为母体及胎宝宝迅速补充能量和水分，确保它们处于最佳状态，还能有效预防产妇在分娩过程中出现脱水现象。静脉注射的通道通常选在手背或手腕处的静脉，点点滴滴的液体如同生命的源泉，缓缓流入产妇的体内。这些液体不仅供应着身体所需的热量，还方便医护人员从静脉通道中加入药物，以减缓疼痛、调节宫缩，为分娩过程提供必要的辅助。研究表明，分娩期间液体摄入量的合理调整，对改善产程延长有着显著效果。特别是提高静脉注射的速率，能够有效缩短产程时间，让分娩过程更加顺畅。而在静脉注射液中适量添加葡萄糖，也能达到类似的效果，为产妇和胎宝宝提供额外的能量支持。此外，适度增加补液量还有助于提高子宫的灌流量，维持子宫肌层的pH值，从而优化分娩过程中的子宫收缩力。这意味着，通过合理的静脉注射，产妇的子宫能够更加强劲有力地收缩，推动胎宝宝顺利娩出。比如，有一位产妇在进入产房前进行了静脉注射，补充了充足的能量和水分。在分娩过程中，她体力充沛，产程进展顺利，最终顺利迎来了新生命的诞生。这足以证明，产前静脉注射是一项至关重要且行之有效的准备工作，它为产妇和胎宝宝提供了有力的支持，让分娩过程更加安全、顺畅。

六、分娩期妇女的整体护理

（一）补充能量

分娩过程中，产妇体力消耗巨大，从宫口开始开到全开的过程比较长，适当补充高能量食物至关重要。除了常见的鱼汤、鸡汤、鸽子汤等，还可以根据产妇的口味和身体状况选择其他食物。例如，小米粥富含营养且易于消化，能快速为产妇提供能量。面条也是不错的选择，可搭配一些蔬菜和瘦肉，增加营养成分。巧克力是高热量食物，含有大量的碳水化合物，能在短时间内被人体吸收，帮助产妇增加体内能量，防止过度疲劳。此外，功能性饮料也可以在分娩过程中为产妇补充能量，其成分中的咖啡因和牛磺酸等物质可以提神醒脑，增强产妇的体力和耐力。但需要注意的是，产妇在补充能量时应遵循医生的建议，避免食用过于油腻或刺激性的食物，以免引起肠胃不适。

（二）注意休息

分娩期的阵发性腹痛是子宫收缩的正常生理现象。产妇应尽量避免大喊大叫，因为这不仅会消耗大量体力，还可能导致呼吸急促，影响氧气供应。在宫缩间歇期，产妇要抓紧时间休息，可以选择舒适的体位，如侧卧或半卧位，放松身体肌肉。同时，家人和医护人员也应给予产妇心理支持，创造安静的休息环境。例如，在待产室中可以播放轻柔的音乐，帮助产妇缓解紧张情绪，更好地休息。如果产妇感到疼痛难以忍受，可以向医护人员寻求帮助，采取适当的镇痛措施，如呼吸法、按摩等，以减轻疼痛，保存体力。

（三）监测胎心

胎心监测是分娩期的重要环节，能够及时发现胎儿宫内窘迫等异常情况。医护人员应定时进行胎心监测，一般每15 min进行一次评估。正常情况下，胎心率应在110～160次/分钟，160次/分钟持续10 min以上为心动过速，胎心率低于110次/分钟持续超过10 min时为心动过缓。如果发现胎心异常，应立即采取措施。例如，当胎心过缓时，可能是由于胎儿缺氧引起的，此时应给予孕妇吸氧，改变体位，如左侧卧位，以增加胎儿的氧气供应。如果胎心异常情况持续不改善，应及时通过剖宫产的方法终止妊娠，防止出现胎儿宫内窘迫的严重后果。

（四）配合助产士用力

分娩期间，配合助产士用力可以有效减短产程。在第一产程，产妇要保存体力，避免过早用力。当宫口开全进入第二产程后，产妇应在助产士的指导下用力。用力的方法是宫缩开始时孕妇深吸一口气，然后屏住气向下使劲，像解大便一样用力。用力时要注意用长劲，不要大喊大叫，以免消耗过多体力。在宫缩间歇期，产妇要全身放松安静休息，为下一次用力做好准备。助产士会根据产程进展不断给予产妇鼓励和指导，确保用力恰当。例如，助产士可以通过示范和讲解，让产妇更好地掌握用力的技巧，提高分娩的效率。同时，产妇也要积极配合助产士的指令，保持良好的心态，相信自己能够顺利分娩。

七、孕妇分娩期的注意事项

（一）调整心态

孕妇在分娩期保持良好的心态至关重要。分娩是一个自然的生理过程，但对于许多孕妇来说，往往伴随着紧张和恐惧。研究表明，约有80%的孕妇在分娩前会出现不同程度的紧张情绪。这种紧张状态会影响体内激素的分泌，进而影响生产过程及子宫收缩。

当孕妇处于紧张状态时，身体会分泌肾上腺素等应激激素，这些激素可能会导致子宫收缩不协调，延长产程，增加分娩的难度和风险。相反，良好的精神状态能够促进身体分泌内啡肽等有益激素，有利于顺产的分娩。内啡肽具有镇痛和放松的作用，能够帮助孕妇更好地应对分娩的疼痛。

为了调整心态，孕妇可以采取一些有效的方法。首先，要正确认识分娩，了解分娩的过程和可能出现的情况，减少对未知的恐惧。可以通过参加产前培训课程、阅读相关书籍和资料等方式，增加对分娩的了解。其次，要积极与家人和朋友沟通交流，分享自己的感受和担忧，获得他们的支持和鼓励。家人的陪伴和关心能够让孕妇感到安心和温暖，有助于缓解紧张情绪。此外，孕妇还可以通过冥想、深呼吸、听音乐等方式放松自己，保持良好的心态。

（二）调整呼吸

在分娩期，正确的呼吸方法能够帮助孕妇缓解疼痛，节省体力，促进分娩的顺利进行。助产士通常会根据孕妇的具体情况，给予专业的呼吸指导。

当出现子宫宫缩时，孕妇应保持深呼吸。深呼吸可以增加氧气的摄入量，放松身体肌肉，减轻疼痛。具体方法是：用鼻子慢慢吸气，使腹部膨胀，然后用嘴巴慢慢呼气，感受腹部收缩。在宫缩间歇期，孕妇可以恢复正常呼吸，放松身体，为下一次宫缩做好准备。

大喊大叫不仅会浪费体力，还可能导致呼吸紊乱，影响氧气供应，增加分娩的难度。据统计，在分娩过程中，约有30%的孕妇会因为大喊大叫而浪费大量体力，延长产程。因此，孕妇要听从助产士的建议，保持安静，用正确的呼吸方法应对宫缩。

（三）及时排大小便

进入分娩期，孕妇要及时排大小便，这对于分娩的顺利进行至关重要。膀胱充盈会影响子宫收缩和胎头下降，延长产程，增加分娩的难度。同时，还可能导致产后尿潴留、膀胱破裂等并发症。

一般来说，孕妇在分娩过程中应每2～3h排尿一次。如果孕妇有便意，应及时告知医护人员，在医护人员的指导下进行排便。在排便过程中，孕妇要注意避免用力过度，以免造成会阴撕裂。如果孕妇出现排尿困难，可以通过听流水声、热敷下腹部等方法促进排尿。如果仍然无法排尿，可能需要进行导尿。

（四）补充营养

顺产方式分娩胎儿需要消耗较大的能量，因此孕妇需要及时补充营养，保持体力。巧克力、红牛、汤汁类食物都是不错的选择。

巧克力含有大量的碳水化合物，能在短时间内被人体吸收，为孕妇提供能量。据研究，一块50g的巧克力可以提供约250千卡的能量，相当于一个成年人步行半小时所消耗的能量。红牛等功能性饮料中含有咖啡因和牛磺酸等物质，可以提神醒脑，增强体力和耐力。汤汁类食物如鸡汤、鱼汤等富含蛋白质、维生素和矿物质，易于消化吸收，能够为孕妇提供丰富的营养。

在补充营养时，孕妇要注意适量，避免食用过多油腻或刺激性食物，以免引起肠胃不适。同时，要根据自己的口味和身体状况选择合适的食物，确保营养均衡。如果孕妇在分娩过程中出现呕吐等情况，应及时告知医护人员，采取相应的处理措施。

八、临产的准备及护理

（一）认识分娩

分娩是一种自然的生理现象，孕妇对其应有正确的认识。许多孕妇在临近分娩时会感到恐惧和疑虑，这是正常的反应，但过度的恐惧和疑虑可能会对分娩过程产生不良影响。了解分娩的过程和可能出现的情况，可以帮助孕妇减轻恐惧和疑虑。

孕妇可以通过参加产前培训课程、阅读相关书籍和资料、与医生和其他孕妇交流等方式，了解分娩的过程和注意事项。在这些活动中，孕妇可以学习到如何应对分娩时的疼痛、如何配合医生和助产士、如何照顾新生儿等知识。

此外，家人的支持和理解也非常重要。家人可以陪伴孕妇参加产前培训课程，与孕妇一起阅读相关书籍和资料，与孕妇交流自己的经验和感受，给予孕妇精神上的支持和鼓励。

（二）产室要求

产室的环境对分娩的顺利进行至关重要。产室应该安静、整洁，没有喧哗和吵闹声。这样的环境可以让孕妇感到放松和安心，有利于分娩的顺利进行。

为了保持产室的安静和整洁，医院可以采取一些措施。例如，限制探视人数和时间，避免过多的人员在产室内走动和交谈；保持产室的清洁卫生，定期进行消毒和清洁；提供舒适的座椅和床铺，让孕妇和家属在等待分娩时感到舒适。

此外，医院还可以为孕妇提供一些必要的设施和用品，如卫生间、洗手池、卫生纸、毛巾等。这些设施和用品可以让孕妇在分娩过程中感到方便和舒适。

（三）养息精力

在临产征兆出现时，孕妇要学会忍痛，不要大喊大叫。大喊大叫不仅会消耗体力，还可能会影响其他孕妇的情绪和分娩过程。

孕妇可以通过深呼吸、放松肌肉、听音乐等方式来缓解疼痛。深呼吸可以帮助孕妇放松身体，减轻疼痛；放松肌肉可以减少肌肉紧张，缓解疼痛；听音乐可以分散孕妇的注意力，减轻疼痛。

此外，孕妇还要注意养息精力，不要用力过早。用力过早可能会导致体力消耗过快，影响分娩的顺利进行。孕妇可以在医生和助产士的指导下，合理安排用力的时间和方式。

（四）清洁阴部

清洁阴部是临产准备的重要环节之一。及时清洁外阴或灌肠可以防止邪毒感染，并促进宫缩，对分娩有利进行。

孕妇可以在医生的指导下，使用温水或肥皂水清洗外阴。清洗时要注意从前往后清洗，避免将肛门处的细菌带入阴道。如果医生认为需要灌肠，孕妇应该配合医生的操作。灌肠可以清除肠道内的粪便，减少肠道对子宫的压迫，同时也可以促进宫缩。

在清洁阴部后，孕妇要注意保持阴部的清洁和干燥。可以使用干净的毛巾轻轻擦拭阴部，避免使用卫生纸等容易滋生细菌的物品。如果阴部出现瘙痒、疼痛等不适症状，孕妇应该及时告知医生，以便及时处理。

第十章　高危妊娠

高危妊娠是一个涵盖多种类型的复杂概念，其成因多样，风险各异。首先，年龄是判定高危妊娠的重要因素之一。年龄过小，通常指未满18岁的女孩受孕，以及年龄过大，即35岁以上的产妇，都属于高危妊娠的范畴。统计数据显示，高龄产妇在妊娠期间发生并发症的风险显著增加，如妊娠期高血压疾病、妊娠糖尿病等，对母婴健康构成严重威胁。除了年龄因素，产妇的身体状况也是决定妊娠是否高危的关键因素。身材矮小（身高低于145 cm）、体重过轻（体重低于40 kg）或过重（体重超过85 kg）的产妇，在妊娠期间都可能面临更多的健康挑战。这些身体状况不佳的产妇，其妊娠过程往往更加艰难，需要特别的医疗关注和护理。此外，不良产科病史也是导致高危妊娠的重要原因。围生儿死亡、流产、早产、先天畸形、多次剖宫产史以及其他妇科手术史等，都可能使当前的妊娠处于高危状态。这些病史的存在，意味着产妇在妊娠期间可能面临更高的风险，需要更加密切地监测和管理。内科并发症也是高危妊娠不可忽视的一部分。肾脏病、糖尿病、高血压、心脏病、内分泌病、血液病等内科疾病，都会增加孕妇和胎儿的风险。这些疾病的存在，可能使妊娠过程变得更加复杂和艰难，需要多学科的合作和综合治疗。同时，本次妊娠出现的特殊情况也可能导致高危妊娠。如妊高征、多胎妊娠、胎位不正、早期妊娠出血、晚期妊娠出血、过期妊娠、胎儿生长发育迟缓等，都是需要特别关注的妊娠并发症或异常情况。

一、病因及发病机制

高危妊娠的发病原因复杂多样，其中部分慢性疾病是主要的诱因之一。糖尿病、系统性红斑狼疮、肾病、高血压等这些长期存在的疾病状态，都会对孕妇和胎儿的健康构成严重威胁，增加妊娠的风险。除了疾病因素，孕妇的身体条件也是决定妊娠是否高危的重要因素。如果孕妇的身高在1.45米以下，体重在40千克以下或85千克以上，都会增加妊娠期间的风险。身高和体重的不达标，可能会影响到孕妇的身体机能和代谢水平，进而对胎儿的发育产生不利影响。孕期营养摄入不足也是导致高危妊娠的一个重要原因。营养是孕妇和胎儿健康的基础，如果孕期营养摄入不足，就容易引起一系列并发症，如妊娠期高血压、子痫前期等。这些并发症不仅会影响孕妇的身体健康，还可能对胎儿的生长发育造成严重影响。此外，孕妇子宫有瘢痕、胎儿生长受限、双胎以及胎盘异常等情况也会导致高危妊娠。子宫瘢痕可能会增加子宫破裂的风险，胎儿生长受限可能会影响胎儿的智力和身体发育，双胎妊娠则可能增加早产和并发症的风险，而胎盘异常如前置胎盘、植入胎盘、胎盘早剥等更是可能危及母婴生命。同时，妊娠期间暴露在一些有害物质和环境中也可能造成高危妊娠。胎儿宫内感染、空气污染、化学物质等都会对胎儿的健康产生不良影响，增加妊娠的风险。因此，全面防范高危妊娠的发生至关重要。孕妇应该在孕前就进行全面的身体检查，了解自己的身体状况和风险因素，并在孕期加强营养摄入、定期产检、避免接触有害物质和环境，以确保母婴的安全和健康。

二、临床表现

高危妊娠的临床表现因其类型和危险因素的不同而各异，给孕妇和胎儿的健康带来了诸多挑战。例如，在孕早期，一些孕妇可能出现严重呕吐，难以进食，甚至过度脱水，这对孕妇的身体和胎儿的发育都构成了严重威胁。而随着妊娠的进展，部分孕妇可能会出现妊娠期血压增高的情况，伴随着头晕、水肿等症状，这不仅影响了孕妇的日常生活，也可能对胎儿的成长环境造成不利影响。妊娠期糖尿病是高危妊娠中常见的一种类型，孕妇可能会出现空腹血糖、餐后血糖异常，体重增加较大，以及多饮、多尿、视力模糊等症状。这些症状不仅影响了孕妇的生活质量，也可能对胎儿的生长发育造成长远的影响。在胎儿发育方面，高危妊娠可能导致胎儿发育受限，长期大范围胎位不正等问题。这些情况都可能增加分娩的难度和风险，甚至可能导致早产、难产或死胎等严重后果。此外，孕妇在妊娠期还可能出现倒置子宫、胎儿病变、胎盘早剥等异常情况，这些都对胎儿的安全构成了严重威胁。孕晚期，羊水过少或过多也是高危妊娠中常见的问题之一。羊水量的异常不仅可能影响胎儿的正常发育，还可能增加早期分娩的难度和风险。同时，多胎妊娠也是高危妊娠的一种类型，它会增加孕妇的心脏和肺部负担，对孕妇的身体健康构成挑战。对于高危妊娠的诊断，医生需要综合考虑孕妇的病史，如年龄、既往病史、不良产科病史等；临床表现，如血压、血糖、胎位等；以及体格检查和相关实验室检查的结果，如血常规、尿常规、肝肾功能、血糖、血压监测等。

三、诊断要点

（一）产前检查的特殊项目

针对高危妊娠妇女，产前检查除了常规项目外，还需增加一些特殊项目。例如，对于有妊娠糖尿病风险的孕妇，需要进行口服葡萄糖耐量试验，以检测血糖水平。具体方法是孕妇在空腹状态下口服一定量的葡萄糖溶液，然后在特定时间点测量血糖值。据统计，有10%～20%的孕妇会在孕期出现妊娠糖尿病，通过及时的检测和干预，可以有效降低母婴并发症的风险。

对于有高血压风险的孕妇，需要密切监测血压变化。可以采用家庭血压监测和医院定期测量相结合的方式，确保及时发现血压异常。家庭血压监测时，孕妇应使用经过校准的电子血压计，按照正确的测量方法进行操作。有研究表明，高危妊娠妇女中高血压的发生率为15%至25%，持续的高血压可能导致子痫前期等严重并发症，对母婴生命造成威胁。

对于有不良孕产史或家族遗传病史的孕妇，可能需要进行羊水穿刺或绒毛活检等检查，以确定胎儿是否存在染色体异常或遗传疾病。羊水穿刺是在超声引导下，用细针经孕妇腹部刺入子宫，抽取羊水进行检测。绒毛活检则是在受孕早期，通过经宫颈或经腹的方式，取出少量绒毛组织进行检查。虽然这些检查有一定的风险，但对于高危妊娠妇女来说，能够准确地诊断胎儿的健康状况，为后续的治疗和决策提供重要依据。

（二）胎儿监护技术

电子胎儿监护是高危妊娠监护的重要手段之一。它可以连续观察胎心与胎动、宫缩间的关系，评估胎儿宫内安危与储备能力。正常胎心率为110～160次/分钟，当胎心率＜110次/分钟或＞160次/分钟，提示胎儿缺氧。例如，在临床实践中，如果胎心率持续异常，医生会进一步评估胎儿的状况，可能会采取吸氧、改变体位等措施来改善胎儿的缺氧状态。

胎动监护也非常重要。孕妇可以每天早、中、晚各数一次胎动，每次一小时。正常胎动每小时3～5次，12h胎动计数＜10次或逐日下降超过50%者，或者胎动计数明显增加后出现胎动消失，均提示胎儿有宫内窘迫。孕妇应密切关注胎动的变化，一旦发现异常，应及时就医。

超声检查可以了解胎儿发育情况，包括胎儿大小、胎位、胎盘位置、羊水情况等。在妊娠早期用于确诊，妊娠中、晚期可以评估胎儿、胎盘、羊水、脐带等。超声检查是一种无创的检查方法，可以为医生提供直观的图像信息，帮助判断胎儿的健康状况。

（三）实验室检查

对于高危妊娠妇女，实验室检查可以帮助医生了解孕妇的身体状况和胎儿的发育情况。常见的实验室检查项目包括血常规、尿常规、肝功能、肾功能、凝血功能、血糖、甲状腺功能等。这些检查可以及时发现孕妇身体的异常情况，为治疗提供依据。

对于有妊娠糖尿病风险的孕妇，需要定期检测血糖水平，包括空腹血糖、餐后血糖等。据统计，有3%～5%的孕妇会在孕期发展为妊娠糖尿病，通过严格的血糖控制，可以减少母婴并发症的发生。

对于有高血压风险的孕妇，需要检测尿常规，观察是否有蛋白尿等异常情况。蛋白尿是高血压孕妇常见的并发症之一，提示肾脏功能可能受损。医生会根据尿常规的结果，调整治疗方案，保护孕妇的肾脏功能。

对于有贫血风险的孕妇，需要检测血常规，了解血红蛋白、红细胞计数等指标。孕期贫血会影响胎儿的生长发育，增加早产、低体重儿的风险。医生会根据贫血的程度，给予相应的治疗措施，如补充铁剂、维生素等。

对于有感染风险的孕妇，需要检测C反应蛋白、白细胞计数等指标。孕期感染可能导致早产、胎膜早破等并发症，及时发现并治疗感染，可以降低母婴风险。

四、治疗措施

（一）胎儿发育问题的治疗

若B超检测胎儿存在发育落后的情况，可以尝试增加营养供给，如补充维生素C、肝素或打营养针等。临床上称为胎儿宫内生长受限的胎儿发育迟缓，原因众多，包括孕妇营养不足、孕期并发各种疾病、不良生活习惯等。发现胎儿发育迟缓后，首先需要通过相关检查积极查明原因，并排除胎儿畸形。孕妇需注意多休息、左侧卧位，补充营养，并针对病因进行治疗。妊娠期间可采用静脉补充氨基酸、能量合剂、葡萄糖等营养物质。药物治疗上可选用舒张血管、松弛子宫的药物，改善子宫胎盘血流，促进胎儿生长发育；选用丹参维持胎盘血流灌注等。同时，密切监测胎儿健康状况，直至胎儿分娩。若胎儿缺氧，须及时采取相应措施，如根据具体情况考虑提前分娩等。

（二）早产迹象的治疗

若孕妇有早产迹象，如下腹胀痛、见红、破水等，则需住院安胎。孕妇若出现了早产的迹象，需要绝对卧床休息并尽可能左侧躺，可拨打120～医院就诊。可以在医生的指导下使用硫酸镁、硝苯地平等抑制宫缩药物进行治疗，对于妊娠28～35周的孕妇，需要使用糖皮质激素促进胎肺的成熟。若孕妇开始进入分娩，早产无法避免，医生会根据产妇的具体情况选用合适的分娩方式，胎儿娩出后，尤其是出生体重低于2千克者，医生会将其放入保温箱中，并根据其胎龄、出生体重、生后日龄和病情调节保温箱的湿度和温度。

（三）孕期并发症的治疗

对于孕期并发症，如血糖升高，需要降糖治疗。孕妇血糖高首先应咨询专业医师明确病情，针对血糖高可通过调整饮食结构、增加体育锻炼等生活方式干预，监测血糖是否得到有效控制。如果血糖仍超出正常范围，可能要在专业医生指导下启用胰岛素治疗。饮食控制应尽可能选择血糖生成指数不高的食物，实行少量多餐制，每日分5～6餐。鼓励孕期适当运动，包括有氧运动及抗阻运动，如瑜伽、散步等。每次运动时间小于45 min。

若血压升高，要控制体重，养成良好的生活习惯，保持充足睡眠，保持心情舒畅，避免情绪起伏过大而导致血压上升。孕期避免摄入高盐、高脂肪、高胆固醇类的食物，饮食要以清淡、易消化为主。如果孕期高血压数值在140～150 mmHg和（或）舒张压在90～100 mmHg，一般无须药物控制。如果孕期舒张压≥140 mmHg和（或）舒张压≥90 mmHg，同时伴有尿蛋白≥0.3 g/24 h等情况下，说明患者进展到子痫前期，可给予拉贝洛尔、硝苯地平等降压药物治疗。

（四）母胎监护及终止妊娠

妊娠期加强母胎监护，出现母胎严重情况，需要尽早终止受孕。如胎儿状况无改善，胎儿停止生长3周以上；胎盘出现老化，伴有羊水过少等胎盘功能低下表现；胎儿缺氧；妊娠并发症、并发症病情加重，继续妊娠将危害母婴健康或生命者，均应尽快终止妊娠。

五、护理

（一）注重一般护理

对于高危妊娠的孕妇，营养的合理摄入至关重要。如果孕妇患有妊娠期糖尿病，饮食控制就显得尤为关键。专业营养师会根据孕妇的具体情况，制订个性化的饮食方案。一般来说，要控制碳水化合物的摄入，适量增加新鲜蔬菜的摄入，选择优质蛋白。例如，可以增加绿叶蔬菜、豆类、鱼类等食物的比例，减少高糖水果和精细粮食的食用。同时，要遵循少量多餐的原则，避免一次性摄入过多食物导致血糖急剧升高。此外，营养师还会根据孕妇的体重、血糖水平等指标，定期调整饮食方案，确保孕妇既能获得足够的营养，又能有效控制血糖。

（二）注意休息

高危妊娠的孕妇需要充足的休息。通常情况下，主张孕妇采取左侧卧位，这样可以改善子宫对下腔静脉的压迫，改善胎盘血液循环，有利于胎儿生长发育。当孕妇出现严重妊娠高血压疾病时，必要时应绝对卧床休息。绝对卧床休息可以减少孕妇的体力消耗，降低心脏负担，有助于稳定血压。在卧床期间，护理人员要协助孕妇进行翻身、洗漱等日常活动，防止压疮等并发症的发生。同时，要保持病房的安静和整洁，为孕妇创造一个舒适的休息环境。

（三）情绪护理

高危妊娠孕妇的情绪状态对妊娠结局有着重要影响。孕妇应保持情绪稳定，避免过于紧张、焦虑和恐惧。护理人员可以通过与孕妇交流、倾听她们的担忧，给予心理支持和安慰。为孕妇提供有关高危妊娠的知识和信息，帮助她们了解病情和治疗方案，减少不确定性带来的焦虑。例如，可以向孕妇介绍成功的分娩案例，增强她们的信心。同时，鼓励家人陪伴和关心孕妇，给予情感上的支持，共同营造一个积极的氛围。

（四）个性化护理方案

针对不同的高危因素，制订个性化的护理方案。对于妊娠期糖尿病孕妇，指导其控制饮食，选择低糖、高纤维的食物，定期监测血糖，掌握胰岛素注射方法。对于妊娠高血压的孕妇，指导其低盐饮食，保持充足睡眠，定期测量血压，如有异常及时就医。对前置胎盘孕妇，嘱其绝对卧床休息，以左侧卧位为宜，避免剧烈运动和性生活。同时，加强健康教育，向孕妇普及高危妊娠的相关知识，如孕期注意事项、自我监测方法等。教会孕妇自我监测胎动及自我识别胎动异常，增强自我保健意识和技能。例如，指导孕妇每天早、中、晚各计胎动一次，每次1个小时，若发现胎动异常，及时告知医护人员。

第十一章 难产

难产，这一涵盖了诸多复杂情况的分娩并发症，其背后涉及的因素多种多样，既包括产妇自身的身体条件，也涉及胎儿的状况，以及分娩过程中的各种突发因素。从医学专业的角度来看，难产的发生并非单一原因所致，而是多种因素交织的结果。产妇骨盆狭窄，是导致难产的一个常见原因。骨盆作为胎儿通过的产道，其大小和形状直接影响着分娩的顺畅程度。当骨盆狭窄时，胎儿在产道中的通过就会受到限制，从而增加难产的风险。此外，胎儿胎位异常也是导致难产的一个重要因素。正常的胎位应该是胎头朝下，胎体朝向产妇的背部，这样有利于胎儿顺利通过产道。然而，当胎儿出现横位、臀位等异常胎位时，正常的分娩机制就会受到破坏，导致难产的发生。子宫收缩乏力也是导致难产的常见原因之一。在分娩过程中，子宫收缩是推动胎儿通过产道的主要力量。当子宫收缩乏力时，胎儿就无法获得足够的推动力，从而难以顺利通过产道。鉴于难产的复杂性和多样性，深入研究难产的相关问题显得尤为重要。无论是难产的发生机制、诊断要点，还是后续的处理措施与护理要点，都需要医学工作者进行深入的探索和研究。只有这样，我们才能更好地理解和应对难产，为产妇和胎儿的安全提供更有力的保障。

一、难产的定义与分类

（一）产力异常

1.子宫收缩乏力

子宫收缩乏力是产力异常中一种较为普遍的情况，其发生原因多种多样，涉及多个方面。除了已知的羊水过多、巨大胎儿、子宫畸形、子宫肌瘤等导致的头盆不称，以及不恰当使用催产药物、灌肠、人工破膜等医疗操作因素外，产妇自身的身体状况也是影响子宫收缩的重要因素。产妇在分娩过程中，如果过度疲劳、身体虚弱，或者患有慢性疾病，如贫血、高血压等，都可能导致子宫收缩乏力。这些身体状况会削弱产妇的体力，影响子宫肌肉的收缩力量和频率，从而使得分娩过程变得困难。据统计，约有20%的难产是由子宫收缩乏力引起的，这一数据充分说明了子宫收缩乏力在难产中的重要性。因此，在产前检查和分娩过程中，医护人员需要密切关注产妇的身体状况，及时发现并处理可能导致子宫收缩乏力的因素，以确保分娩的顺利进行。同时，产妇自身也应注意保持良好的身体状况，合理安排休息和饮食，为顺利分娩做好充分准备。

2.子宫收缩过强

子宫收缩过强，这一分娩过程中的异常情况，往往导致产程进展异常迅速，总产程甚至不足3h，我们称之为急产。急产虽看似分娩顺利，实则潜藏着对母婴双方的严重伤害风险。对于产妇而言，急产可能导致产道撕裂，这种突发的、快速的分娩过程往往让产道无法逐渐适应胎儿的通过，从而造成损伤。更糟糕的是，急产后产妇还可能面临产后出血的风险，由于子宫收缩过强，产后子宫可能无法有效收缩以止血，导致出血量增加。而对于胎儿来说，急产同样危机四伏。快速的分娩过程可能让胎儿无法适应产道的压力变化，从而出现颅内出血等严重问题。同时，急产还可能导致胎儿缺氧，因为过强的子宫收缩可能影响胎盘的血液循环，进而影响胎儿的氧气供应。此外，子宫收缩过强还可能引发更为严重的并发症——子宫破裂。这一情况一旦发生，将直接危及母婴的生命安全。因此，对于子宫收缩过强的情况，医护人员必须高度重视，密切监测产程进展，及时采取措施以预防急产及其可能带来的严重后果。

（二）产道异常

1.骨产道异常

骨产道狭窄，作为产道异常中最为普遍的情况，对孕妇的分娩过程构成了不小的挑战。先天性骨盆狭窄，是骨产道异常的主要元凶之一，据相关研究表明，约有5%的孕妇遭受着这一问题的困扰。除此之外，佝偻病、骨盆骨折等病症也可能导致骨产道出现异常，进一步增加了分娩的复杂性。骨产道狭窄的存在，无疑给胎儿的娩出设置了障碍。即便是正常大小的胎儿，在狭窄的骨产道中也难以顺利通行。这种情况下，头盆不称的问题便应运而生，成为难产的一个重要诱因。头盆不称不仅增加了分娩的难度，还可能对母婴双方的安全构成威胁。

2.软产道异常

软产道异常，作为分娩过程中的一种常见情况，涵盖了先天性阴道横膈、阴道纵隔、阴道囊肿、阴道肿瘤以及阴道尖锐湿疣等多种异常状况。这些异常不仅可能单独存在，也可能相互交织，共同影响胎儿的下降和娩出过程。以阴道纵隔为例，这一异常结构可能会像一道屏障，阻碍胎儿的顺利通过，导致产程延长甚至停滞，给母婴双方带来不小的风险。而阴道囊肿、肿瘤等占位性病变，同样会占据阴道空间，影响胎儿的娩出。此外，软产道异常还可能由后天因素引起。损伤性刮宫、感染、手术，以及物理治疗等，都可能导致宫颈粘连、瘢痕形成，使得宫颈变得坚韧，缺乏弹性，从而影响胎儿的娩出。高龄初产、精神因素等也可能导致宫颈坚韧，增加分娩难度。而瘢痕子宫、盆腔肿瘤（如子宫肌瘤、卵巢肿瘤）等，更是可能对软产道造成压迫或牵拉，进一步加剧分娩的复杂性。

（三）胎儿因素

1.胎儿过大

胎儿过大，这一难产的常见诱因，往往源于孕妇在妊娠期间的营养过剩。当孕妇摄入的营养超过胎儿正常生长发育所需时，胎儿的体重便会超出正常范围，导致胎儿过大。据统计，约有15%的难产案例是由胎儿过大所引发的。除了营养过剩，胎儿本身的生长发育异常也可能导致其体积过大。在这种情况下，胎儿的头部会异常增大，使得通过生殖道变得困难重重，从而增加了难产的风险。头部过大的胎儿在分娩过程中，更容易遇到产道阻塞的问题，导致产程延长，甚至可能危及母婴安全。

2.胎位不正

胎位不正，是分娩过程中一个不容忽视的问题，它包括持续性枕后位、枕横位、臀位或横位等多种情况。在正常的分娩过程中，胎儿的头部应该先出，即所谓的头位分娩，这是最为理想且顺利的分娩方式。然而，当胎儿出现胎位不正时，分娩的困难和风险就会随之增加。以臀位分娩为例，胎儿的臀部先出，头部后出，这种异常的胎位顺序往往会导致分娩过程不顺畅，容易引发难产。臀位分娩时，胎儿的头部在产道中难以顺利通过，可能需要借助外力或手术干预才能顺利娩出。据相关研究统计，约有10%的难产案例是由胎位不正所引起的。因此，在孕期，孕妇应定期进行产检，及时发现并处理胎位不正的问题。通过适当的体位调整、运动或医疗干预，可以帮助胎儿纠正胎位，降低难产的风险。

3.胎儿发育异常

胎儿发育异常，如胎儿脑积水、联体双胎等，是分娩过程中潜在的难题，它们显著增加了难产的风险。这些异常情况往往导致胎儿的体积异常增大，或者形状变得不规则，给胎儿顺利通过产道带来了极大的挑战。胎儿脑积水，使得胎儿的头部异常膨大，这不仅影响了胎儿的正常发育，更使得在分娩过程中，胎儿的头部难以适应产道的形状和大小，从而增加了分娩的难度。而联体双胎，由于胎儿之间存在连接部分，使得整个胎儿的体积和形状都发生了改变，更加难以通过狭窄的产道。

（四）精神心理因素

产妇在分娩前的情绪状态，对分娩过程有着至关重要的影响。无论是顾虑、喜悦、期盼还是担忧，这些强烈的情绪都可能成为分娩早期宫缩乏力的诱因，进而增加难产的风险。精神心理因素在分娩中的作用，绝对不容忽视。据统计，约有10%的难产案例与精神心理因素密切相关。当产妇处于紧张、焦虑或恐惧的状态时，她的身体可能会释放出一些不利于分娩的激素，影响宫缩的正常进行，使得分娩过程变得困难重重。

二、难产的病因与发病机制

（一）产力异常

产力作为将胎儿及其附属物从子宫内逼出的力量，在分娩过程中起着至关重要的作用。其中，子宫收缩力异常是产力异常的主要表现形式。

1.子宫收缩乏力

子宫收缩乏力是导致难产的重要原因之一，其成因相当复杂。除了羊水过多、巨大胎儿、子宫畸形、子宫肌瘤以及头盆不称等生理因素外，不恰当的医疗操作，如使用催产药物、灌肠和人工破膜等，也可能引发子宫收缩乏力。当羊水过多时，子宫会被过度扩张，子宫肌纤维因此过度伸展，导致子宫收缩力量减弱。同样，巨大胎儿会使子宫承受过大的压力，子宫肌纤维容易疲劳，进而影响子宫收缩的强度和频率。子宫畸形则可能破坏子宫的正常结构，干扰子宫的收缩节律，使子宫收缩乏力。此外，催产药物的使用需要极为谨慎。不恰当地使用可能会干扰子宫的自然收缩规律，导致子宫收缩不协调，甚至完全停止。灌肠和人工破膜是分娩过程中的常见操作，但如果操作不当，也可能对子宫的收缩功能产生负面影响。

2.子宫收缩过强

子宫收缩过强可能是由于不恰当使用催产药物等引起。如果催产药物的剂量过大或使用时机不当，可能会导致子宫收缩过强。这种情况下，子宫收缩的频率和强度会急剧增加，可能会引起急产或严重的并发症。例如，急产可能会导致产道撕裂、产后出血等问题，对母婴的健康造成严重威胁。子宫收缩过强还可能导致胎儿窘迫、颅内出血等问题，甚至会危及胎儿的生命。

（二）产道异常

产道异常是导致难产的重要因素之一。孕妇骨盆狭窄、阴道或者子宫结构异常可导致产道异常。

1.骨产道狭窄

骨产道狭窄常见于孕妇身材矮小、有佝偻病、脊髓灰质炎、脊柱和髋关节结核以及外伤史等情况。身材矮小的孕妇，其骨盆的大小可能不足以容纳胎儿通过，从而导致难产。佝偻病会使骨盆变形，影响骨产道的正常形态。脊髓灰质炎、脊柱和髋关节结核等疾病可能会导致骨盆的结构异常，使骨产道狭窄。外伤史也可能导致骨盆骨折或畸形，影响胎儿的分娩。据研究，约有30%的难产是由骨产道狭窄引起的。

2.软产道异常

软产道异常可能由于会阴裂伤、产道撕裂或产道出血等问题引起。会阴裂伤可能是由于分娩过程中胎儿过大、分娩过快或者助产操作不当等原因导致。产道撕裂可能是由于胎儿的头部或肩部通过产道时对产道造成的过度压力引起。产道出血可能是由于产道损伤、胎盘滞留等原因导致。软产道异常会影响胎儿的下降和娩出，增加难产的风险。

（三）胎儿因素

胎儿过大、胎位不正以及胎儿发育异常均可导致难产。

1.胎儿过大

胎儿过大可能与孕妇孕期营养过剩有关。在孕期，孕妇如果摄入过多的营养物质，可能会导致胎儿体重过度增长。据统计，约有40%的孕妇在孕期存在营养过剩的情况，这是导致胎儿过大的重要原因之一。胎儿过大时，其头部和身体的体积较大，难以通过产道，从而增加了难产的风险。

2.胎位不正

胎位不正可能由于胎儿活动空间受限、子宫畸形等原因引起。如果胎儿在子宫内的活动空间受限，如羊水过少、多胎妊娠等，可能会导致胎位不正。子宫畸形也可能影响胎儿的位置，使胎位不正。胎位不正会使分娩过程变得困难，增加难产的风险。

例如，臀位分娩时，胎儿的臀部先出，头部后出，容易导致难产。据研究，约有20%的难产是由胎位不正引起的。

3.胎儿发育异常

胎儿发育异常如脑积水、联体双胎等则是由于遗传、环境等多种因素导致。遗传因素可能会导致胎儿出现先天性的发育异常。环境因素如孕妇在孕期接触有害物质、感染病毒等也可能影响胎儿的发育。胎儿发育异常会使胎儿的体积增大、形状不规则，从而难以通过产道，增加难产的风险。

（四）社会心理因素

产妇的社会心理因素在分娩过程中扮演着至关重要的角色。当产妇对分娩存在顾虑，或者情绪波动强烈时，很可能会在分娩早期因不良情绪而出现宫缩乏力，进而增加难产的风险。分娩对于产妇来说是一个重大的生理和心理挑战。在分娩前，许多产妇会对分娩过程产生恐惧和焦虑情绪。这种不良情绪会干扰体内的激素水平，对子宫的收缩功能产生负面影响。具体来说，焦虑和恐惧可能会导致体内肾上腺素和皮质醇等应激激素的分泌增加，这些激素会抑制子宫收缩，使分娩过程变得困难。此外，不良情绪还可能影响产妇的食欲和睡眠。产妇在分娩前需要充足的营养和休息来储备能量，应对分娩的挑战。然而，焦虑和恐惧可能导致产妇食欲缺乏、睡眠不佳，使身体处于疲劳状态，进一步削弱子宫收缩力。据统计，约有15%的难产与社会心理因素有关。这一数据充分说明了产妇的社会心理因素在分娩过程中的重要性。因此，产妇在分娩前应努力保持良好的心态，积极面对分娩的挑战。同时，要积极配合医生的指导，相信医疗团队的专业能力，相信自己能够顺利度过分娩。通过调整心态、放松心情、保证充足的睡眠和营养，产妇可以减少难产的发生，为自己和宝宝的健康创造有利条件。

三、难产的临床表现

（一）产妇方面

1.烦躁不安、乏力、进食减少

难产，对于产妇而言，是一场身心俱疲的考验。在长时间的分娩痛苦中，产妇不仅身体承受着巨大的压力，心理也面临着前所未有的挑战。这种情境下，产妇很容易出现烦躁不安的情绪，坐立不安、焦虑、易怒等症状接踵而至，使得原本就紧张的分娩氛围更加压抑。长时间的分娩过程消耗了产妇大量的体力，让她们感到疲惫不堪。

每一次宫缩，每一次用力，都像是在耗尽最后一丝力气。这种体力的透支，不仅让产妇的身体感到极度不适，也严重影响了分娩的进程。同时，疼痛和紧张还使得产妇的食欲大受影响。原本在分娩过程中需要充足的营养来支撑体力，但由于疼痛和焦虑，产妇往往进食减少，甚至无法进食。这不仅进一步削弱了产妇的体力，也可能对分娩的顺利进行造成不利影响。

2.子宫收缩乏力或过强、过频

子宫收缩，作为分娩过程中的重要动力，其状态直接影响着产程的进展和母婴的安全。当子宫收缩乏力时，产程就会面临延长或停滞的风险。产妇可能会感到腹部坠胀感不明显，宫缩间隔时间长且不规律，持续时间短，强度弱，这使得胎儿难以顺利通过产道，增加了分娩的难度和不确定性。然而，子宫收缩并非越强越好。如果子宫收缩过强、过频，同样会对母婴造成严重的伤害。过强的宫缩可能导致急产，使产妇和胎儿都来不及做好充分的准备，从而增加了分娩的风险。急产过程中，由于产程过快，可能会导致产道撕裂、胎儿受伤等不良后果。而过频的宫缩则会使产妇的疼痛加剧，甚至达到难以忍受的程度。长时间的剧烈疼痛不仅会让产妇身心俱疲，还可能引发一系列并发症，如子宫破裂等。子宫破裂是分娩过程中极为严重的并发症，一旦发生，将危及母婴的生命安全。因此，在分娩过程中，我们需要密切关注子宫收缩的状态。医护人员应通过对产妇的细致观察和监测，及时发现并处理子宫收缩异常的情况。同时，产妇也应积极配合医生的指导，保持平静的心态，避免过度紧张和焦虑，以确保分娩的顺利进行。

3.宫颈水肿或宫颈扩张缓慢、停滞

宫颈，作为胎儿通往世界的重要通道，其状态在分娩过程中起着至关重要的作用。当宫颈出现水肿或扩张缓慢、停滞等问题时，分娩的进程就会受到严重阻碍，不仅增加了产妇的痛苦，也可能对胎儿的安全构成威胁。宫颈水肿是分娩过程中常见的一种并发症。它可能由多种原因引起，如产程过长导致宫颈长时间受压，或是胎头位置不当、过大，对宫颈造成过度的压迫。水肿的宫颈变得僵硬、厚重，使得胎儿难以顺利通过，从而延长了分娩时间，增加了分娩的难度。除了水肿，宫颈扩张缓慢或停滞也是分娩过程中常见的问题。这可能是由于子宫收缩乏力，无法提供足够的动力推动宫颈扩张；或者是胎位不正，胎儿的头部没有正确地对准宫颈口，导致宫颈无法有效扩张；还有可能是胎儿过大，超出了宫颈的承受能力，使得宫颈扩张变得困难。面对这些宫颈问题，医生通常会采取一系列措施来助力产程进展。对于宫颈水肿，医生可能会使用局部药物来减轻水肿，改善宫颈的柔软度和弹性，使胎儿能够更顺利地通过。同时，医生也会密切关注产程的进展，及时调整分娩方案，以避免产程过长对产妇和胎儿造成不利影响。对于宫颈扩张缓慢或停滞，医生可能会使用药物来促进宫颈扩张，如催产素等。这些药物能够增强子宫收缩的力量和频率，推动宫颈更快地扩张。

4.产程延长、停滞，疼痛剧烈且难以忍受

分娩，是每一个母亲都要经历的生命历程，它既是新生命的开始，也是对母亲身心的一次巨大考验。在正常情况下，产程会在几个小时到十几个小时之间顺利推进，迎接新生命的到来。然而，当难产降临时，这一过程却变得异常艰难，产程的延长或停滞，将产妇推入了一场漫长而痛苦的挑战。难产，意味着分娩的过程并不如预期那般顺利。产程的延长，可能从原本的几个小时、十几个小时，延长到几十个小时，甚至更长。这段时间里，产妇要承受的是持续不断的疼痛，这种疼痛不仅仅是身体上的折磨，更是心灵上的煎熬。每一分每一秒，都像是在无尽的黑暗中徘徊，等待着那遥不可及的曙光。长时间的疼痛，对产妇的身体来说，是一次极大的挑战。它不仅仅让产妇感到疲惫不堪，更会引起一系列生理反应。血压升高、心率加快，这些都是身体在疼痛刺激下的应激反应。这些生理变化，无疑增加了分娩的风险，使得原本就艰难的分娩过程变得更加复杂和危险。

（二）胎儿方面

1.胎先露部下降延缓或胎先露部不下降

在分娩的奇妙旅程中，胎先露部扮演着至关重要的角色。它通常是胎儿的头部，作为最先进入骨盆入口的部分，引领着胎儿一步步走向新世界。在正常分娩的过程中，胎先露部会随着产程的稳步推进，逐渐下降，最终通过骨盆出口，顺利娩出，迎来生命的曙光。然而，并非所有的分娩之路都是一帆风顺的。在难产的情况下，胎先露部的下降之路可能会变得坎坷不平。它可能不再像正常情况下那样顺利下降，而是出现延缓甚至停滞不前的现象。这种异常，往往是由多种因素交织而成的。胎位不正，是其中的一个重要原因。当胎儿在子宫内的位置不当时，如臀位、横位等，胎先露部就无法正常地进入骨盆入口，更无法顺利地下降。胎儿过大，也是导致胎先露部下降困难的一个常见因素。当胎儿的体型超出了骨盆的承受能力时，胎先露部就会受到阻碍，无法继续前行。此外，产道狭窄也是难产的一个重要原因。无论是骨盆入口的狭窄，还是骨盆出口的狭小，都会给胎先露部的下降带来极大的困难。在这些情况下，胎先露部就像被卡在了一个狭窄的通道中，无法继续前进。面对胎先露部不下降的挑战，医生必须迅速做出判断，并采取相应的措施。如果胎先露部长时间无法下降，不仅会增加产妇的痛苦，还可能对胎儿的安全构成威胁。因此，医生可能会考虑采取剖宫产等手术措施，以确保母婴的平安。剖宫产，虽然是一种手术干预的方式，但在难产的情况下，它却是保障母婴安全的有效手段。通过剖宫产，医生可以直接将胎儿从子宫中取出，避免了胎先露部下降困难所带来的风险。

2.胎儿窘迫，表现为心率加速、心跳节律异常或胎儿宫内发育迟缓等

在分娩这一生命诞生的奇妙过程中，胎儿窘迫如同一道突如其来的紧急警报，时刻提醒着医护人员和家属需保持高度警惕。胎儿窘迫，作为难产过程中常见的并发症之一，其背后往往隐藏着产程延长、子宫收缩乏力、胎盘早剥等一系列潜在风险。这些因素如同隐形的手，悄然影响着胎儿在子宫内的安危。当胎儿因产程的拖延、子宫收缩的不足或胎盘的异常剥离而陷入窘迫境地时，其生命体征会发生显著变化。心率加速，如同胎儿在无声地呼救，心跳节律的异常更是敲响了警钟，提示着胎儿可能正处于缺氧的危机之中。同时，胎动减少或消失，那是胎儿生命力逐渐衰弱的信号，让人心痛不已。胎儿窘迫的严重后果不容忽视。如果不及时处理，胎儿可能会因持续缺氧而窒息，甚至面临死亡的风险。这样的结局，对于任何一个家庭来说都是无法承受的痛楚。因此，医生在分娩过程中扮演着至关重要的角色。他们通过胎心监护等先进手段，如同胎儿的守护者，时刻监测着胎儿的生命体征。一旦发现胎儿窘迫的迹象，医生会迅速行动，采取一系列有效的应对措施。吸氧，是为胎儿提供必要氧气的直接方法；改变体位，有时能改善胎儿在子宫内的位置，缓解窘迫状况；而尽快结束分娩，则是从根本上解决胎儿窘迫问题的关键。医生会根据具体情况，综合考虑产妇和胎儿的安全，选择最合适的分娩方式，确保胎儿能够顺利降生。

3.胎膜早破、胎头水肿或血肿

胎膜早破，这一突如其来的状况，指的是在分娩尚未正式开始之前，胎膜就提前破裂，羊水随之流出。羊水，作为胎儿在子宫内的保护层，一旦流失，不仅减少了胎儿在宫内的活动空间，更增加了感染的风险。细菌可能趁机侵入，威胁到胎儿和产妇的健康。同时，胎膜早破还可能打乱分娩的正常节奏，影响分娩的进程，使得原本顺

畅的分娩之路变得曲折多变。而胎头异常，则是胎儿在通过产道时可能遭遇的另一大挑战。当胎儿头部受到产道的挤压时，可能会出现水肿或血肿的情况。胎头水肿，相对而言较为常见，也较为轻微，一般在产后几天内就能自行消退，对胎儿的影响相对较小。然而，胎头血肿则可能较为严重，它需要较长的时间才能被身体吸收。更为担忧的是，如果血肿较大，不仅会影响胎儿的头部形状，使其看起来与正常新生儿有所不同，还可能对胎儿的神经系统发育造成潜在的影响。神经系统的健康关乎胎儿未来的成长与智力发展，因此，对于胎头血肿，医护人员必须给予足够的重视和妥善地处理。面对胎膜早破与胎头异常这双重挑战，医护人员需要展现出高度的专业素养和责任心。对于胎膜早破，应迅速采取措施，防止感染的发生，同时密切监测分娩的进程，确保胎儿和产妇的安全。对于胎头异常，应根据具体情况，制订个性化的分娩方案，必要时采取助产措施或剖宫产手术，以减轻胎儿头部的压力，促进胎儿的顺利娩出。

（三）其他表现

1.先兆子宫破裂或子宫破裂

先兆子宫破裂，是子宫破裂的前兆，其表现不容忽视。当子宫收缩过强，超出子宫肌纤维的承受范围时，产妇往往会感到下腹部剧烈的疼痛，这种疼痛不同于正常的分娩阵痛，它更加尖锐、难以忍受。同时，部分产妇还可能出现血尿的症状，这是子宫壁受压、血管破裂的信号。这些症状的出现，如同警钟长鸣，提示着医护人员必须立即采取措施，防止病情进一步恶化。然而，如果先兆子宫破裂未能得到及时处理，那么它很可能发展为子宫破裂。子宫破裂的那一刻，产妇会突然感到一股剧烈的腹痛，如同撕裂般难以言喻。这种疼痛伴随着休克症状的出现，产妇的面色苍白、四肢厥冷、血压下降，生命体征岌岌可危。子宫破裂的后果不堪设想。它可能导致大出血，血液如泉涌般流出，迅速消耗着产妇的生命力。同时，胎儿的生命也悬于一线，子宫破裂可能导致胎儿死亡或严重缺氧。在这样的紧急关头，每一分每一秒都显得至关重要。面对先兆子宫破裂和子宫破裂的严峻挑战，医护人员必须迅速而果断地采取行动。对于先兆子宫破裂，应立即停止一切可能加重子宫负担的操作，如过度用力地按压、不适当的助产等，同时给予产妇充分的镇痛和镇静治疗，以减轻疼痛、稳定病情。而一旦确诊为子宫破裂，则必须立即进行手术治疗。手术的目标是迅速修补破裂的子宫，止住出血，同时尽量保全胎儿的生命。在手术过程中，医护人员需要展现出高超的医术和冷静的头脑，与时间赛跑，为母婴争取一线生机。

2.软产道损伤，如会阴裂伤、产道撕裂或产道出血等

在难产过程中，由于胎儿过大、产程过长、助产操作不当等原因，软产道容易受到损伤。会阴裂伤是最常见的软产道损伤，分为一度、二度、三度裂伤。一度裂伤比较轻微，只伤及会阴皮肤和黏膜；二度裂伤会伤及会阴肌肉，但未累及肛门括约肌；三度裂伤则会累及肛门括约肌。产道撕裂和产道出血也可能会对产妇的健康造成严重影响，需要及时进行缝合和止血处理。

3.胎盘早剥，导致严重出血和胎儿窒息等并发症

胎盘早剥的表现通常十分明显，阴道出血是其中最直观的症状。产妇可能会突然发现内裤上有血迹，或者在上厕所时发现有阴道出血。同时，腹痛也是胎盘早剥的常见症状，产妇可能会感到下腹部持续的疼痛或阵痛。更为严重的是，当胎盘早剥程度较重时，子宫可能会变得硬如板状，这是子宫肌层紧张、收缩的表现，也是胎盘早剥的严重信号。面对胎盘早剥这一紧急状况，医生必须迅速而准确地做出判断，并采取相应的治疗措施。治疗措施的选择通常取决于胎盘早剥的程度和母婴的具体情况。如果胎盘早剥程度较轻，且胎儿情况良好，医生可能会选择保胎治疗，通过药物等手段尽量延长孕周，给胎儿更多的发育时间。然而，如果胎盘早剥程度较重，或者胎儿已经出现窒息等危急情况，医生则会果断选择剖宫产手术，迅速将胎儿娩出，以确保母婴的生命安全。在胎盘早剥的治疗过程中，输血也是一项重要的治疗措施。由于胎盘早剥可能导致严重出血，产妇可能会出现失血性休克等危急情况。因此，及时输血对于挽救产妇的生命至关重要。

四、诊断要点

（一）询问病史

详细询问孕妇幼年有无佝偻病、脊髓灰质炎、脊柱和髋关节结核，以及外伤史至关重要。这些因素可能导致骨产道异常，增加难产的风险。若为经产妇，了解既往有无难产史及其发生原因、新生儿有无产伤等情况，有助于判断本次分娩是否可能再次出现难产。例如，若孕妇曾有因骨盆狭窄导致的难产史，本次分娩前就应更加关注骨盆情况，提前做好应对措施。

（二）一般检查

测量孕妇身高，若孕妇身高在145 cm以下，应警惕小骨盆。观察孕妇的体型、步

态有无跛足、有无脊柱及髋关节畸形、米氏菱形窝是否对称、有无尖腹及悬垂腹等。据统计，约有10%身高在145cm以下的孕妇可能存在骨盆异常。比如，脊柱畸形可能会影响骨产道的形态，增加难产的风险。

（三）腹部检查

1.腹部形态

观察腹型，是孕期检查中最直观的一环。医生通过肉眼观察孕妇的腹部形态，可以初步判断胎儿的大小、位置以及胎位是否正常。腹型过大或过小，都可能暗示着胎儿发育异常或胎位不正，从而增加难产的风险。尺测耻上子宫长度及腹围，则是通过具体的数值来量化胎儿的生长情况。耻上子宫长度反映了子宫底部到耻骨联合上缘的距离，而腹围则反映了孕妇腹部的周长。这两个指标的测量，有助于医生更准确地评估胎儿的大小和发育状况，为分娩方式的选择提供依据。然而，真正能够清晰地揭示胎儿与骨盆相对关系的，还是B超检查。超声如同一扇窗，让医生能够"透视"孕妇的腹部，清晰地看到胎儿的位置、大小以及胎先露与骨盆的关系。通过超声，医生可以测量胎头的双顶径、胸径、腹径以及股骨长度，这些数据对于预测胎儿体重、判断胎儿能否顺利通过骨产道至关重要。如果胎儿过大，或者胎头双顶径与骨盆径线不匹配，那么这可能是一个警示信号，提示难产风险增加。在这种情况下，医生需要更加谨慎地评估分娩方式，可能会建议孕妇选择剖宫产等更为安全的分娩方式，以避免分娩过程中可能出现的并发症。超声检查不仅为医生提供了准确的胎儿数据，还为孕妇和家属提供了宝贵的胎儿影像。这些影像如同胎儿的"第一张照片"，让孕妇和家属能够更直观地感受到新生命的存在和成长。

2.胎位异常

骨盆狭窄常致胎位异常，增加分娩难度与风险。骨盆入口狭窄时，头盆不称使得胎头难以顺利入盆，进而可能导致臀先露、肩先露等胎位异常。而中骨盆狭窄则会影响已入盆胎头的内旋转过程，使得胎头持续处于枕横位、枕后位等不利位置。医生在检查中，通过细致的触诊结合超声检查，能够准确判断胎位情况。

3.估计头盆关系

正常情况下，初孕妇在预产期前两周左右，经产妇则多在临产时，胎头会自然下降入盆。若孕妇已临产，胎头却仍未入盆，此时须仔细评估头盆关系。评估头盆是否相称，有一套标准的检查方法：孕妇须先排空膀胱，然后仰卧，双腿伸直。检查者轻轻将手置于耻骨联合上方，尝试将浮动的胎头向骨盆腔方向推压。若胎头能够低于耻骨联合平面，说明胎头能够顺利入盆，头盆相称，这被称为跨耻征阴性；若胎头与耻骨联合大致在同一平面，则头盆关系可疑，称为跨耻征可疑阳性；若胎头明显高于耻骨联合平面，则表明头盆明显不称，称为跨耻征阳性。对于跨耻征阳性的孕妇，可让其改为两腿屈曲半卧位，再次检查胎头跨耻征。若此时跨耻征转为阴性，那么可能提示是骨盆倾斜度异常导致了先前的阳性结果，而非真正的骨盆不称。准确评估头盆关系，对于选择合适的分娩方式具有至关重要的意义。

（四）骨盆测量

1.骨盆外测量

骨盆外测量中，若各径线均小于正常值2cm或2cm以上，则判定为均小骨盆；当骶耻外径小于18cm时，称为扁平骨盆。若坐骨结节间径＜8cm，且耻骨弓角度＜90°，则定义为漏斗形骨盆。此外，测量骨盆两侧斜径（即一侧髂前上棘至对侧髂后上棘的距离）与同侧直径（髂前上棘至同侧髂后上棘的距离），若两者相差＞1cm，则判定为偏斜骨盆。通过进行骨盆外测量，医生可以初步了解骨盆的形态和大小特征，为后续的诊断和治疗提供重要依据。

骨盆外测量出现异常时，须进一步进行骨盆内测量以精确评估。若对角径＜11.5cm，且骶岬突出，则表明骨盆入口平面狭窄，属于扁平骨盆的范畴。中骨盆平面狭窄与骨盆出口平面狭窄常常并存，因此须细致测量。具体应测量骶骨前面的弯度、坐骨棘间径，以及坐骨切迹宽度（也即骶棘韧带的宽度）。当坐骨棘间径＜10cm，且坐骨切迹宽度＜2横指时，可判定为中骨盆平面狭窄。若坐骨结节间径＜8cm，则须进一步测量出口后矢状径，并检查骶尾关节的活动度，以综合估计骨盆出口平面的狭窄程度。当坐骨结节间径与出口后矢状径之和＜15cm时，即可确定为骨盆出口平面狭窄。骨盆内测量提供了更为准确的骨盆狭窄评估，对于确定合适的分娩方式具有至关重要的参考价值。

五、治疗措施

（一）调整分娩体位

在分娩进程中，调整产妇的体位是一种简便而有效的辅助手段。当产妇保持仰卧姿势时，胎儿可能会因重力和子宫的压迫而难以顺畅地通过产道。然而，若将体位转换为侧卧位或站位（或坐位，视具体情况而定，此处为保持多样性选择站位作为示例），则能有效地改变胎儿与产道之间的相对角度，协助胎儿调整至更有利的分娩姿势。侧卧位可使子宫向一侧倾斜，从而减轻对下腔静脉的压迫，增强胎盘的血液灌注，同时促进胎儿旋转至更佳的分娩位置。而站位则能充分利用重力作用，使胎儿的头部更有效地压迫子宫颈，进而激发并加强子宫收缩。有数据显示，大约30%的难产产妇在调整体位后，产程取得了显著的进展和改善。

（二）使用催产素

催产素是一种广泛应用于临床的促进子宫收缩的有效药物。在遭遇难产状况时，医生会依据产妇的个体状况，审慎地决定使用催产素来增强子宫的收缩力量。在使用催产素时，确保其剂量和给药时机恰到好处至关重要。通常，医生会从小剂量开始施用，随后根据反应逐步调整增加，以防子宫收缩过于强烈而引发不必要的并发症。譬如，若催产素使用过量，可能会导致子宫收缩过于频繁或剧烈，进而造成胎儿缺氧、子宫破裂等严重风险。因此，在使用催产素的全过程中，医生会严密监控产妇的子宫收缩状况、胎儿的心率变化等关键指标，并据此及时对剂量进行精细调整。研究表明，合理且正确地使用催产素，能够帮助大约40%的难产产妇顺利完成分娩过程。

（三）进行会阴侧切

会阴侧切是在会阴部做一个小切口，以扩大产道，帮助胎儿顺利娩出。在一些情况下，如胎儿较大、产程进展缓慢、会阴弹性较差等，会阴侧切是必要的。然而，会阴侧切也存在一定的风险，如出血、感染等。为了降低这些风险，医生会在严格的无菌操作下进行侧切，并在产后及时进行缝合和护理。据统计，会阴侧切的出血发生率约为5%，感染发生率约为3%。如果产妇的会阴条件较好，医生也会尽量避免进行会阴侧切，以减少对产妇的创伤。

（四）进行剖宫产

如果自然分娩不可行，医生可能会建议采取剖宫产手术，以确保母婴的平安。剖宫产作为一种外科手术分娩方式，其实施必须严格遵循医学适应证。比如，当产妇出现骨盆狭窄无法顺利分娩、胎儿胎位异常且无法调整，或是胎儿在宫内出现窘迫等紧急情况时，剖宫产便成了首选的安全分娩方式。然而，剖宫产手术也伴随着一系列的风险和可能的并发症，包括术后出血、伤口感染以及子宫切口愈合不佳等。因此，在决定进行剖宫产之前，医生会对产妇进行全面的身体检查和评估，制订出周密的手术计划。手术后，医生还会加强产妇的护理和监测，采取一系列措施来降低并发症的发生风险。据统计，剖宫产手术的出血发生率为10%左右，感染发生率则约为5%。

（五）对于胎位异常的处理

如果胎位不正导致了难产情况，医生可能会考虑采用胎吸术或产钳助产来帮助胎儿顺利娩出。胎吸术是利用负压吸引的原理，通过特制的胎吸装置将胎儿的头部温和地吸引出产道。而产钳助产则是医生使用产钳这一医疗器械，精准地夹住胎儿的头部，协助胎儿克服娩出过程中的障碍。在执行这些助产操作时，医生不仅需要具备丰富的临床经验和娴熟的技巧，还必须准确判断操作的时机，以确保对胎儿的伤害降到最低。因为一旦操作不当，就可能会引发胎儿头皮血肿，甚至颅骨骨折等并发症。如果胎位无法纠正，或者存在明显的头盆不称等严重情况，剖宫产则可能成为更安全的选择。据统计，胎吸术和产钳助产的成功率大约在70%，但与之相伴的并发症发生率也维持在10%左右，因此医生在选择助产方式时会格外谨慎。

（六）对于产力异常的处理

如果是子宫收缩乏力引发的难产，医生可能会采取催产素来增强宫缩的措施，同时着重为产妇补充能量。分娩是一场对体力的极大消耗，产妇若不能及时补充所需能量，很可能会加重宫缩乏力的状况。为此，可以给产妇提供一些富含热量且易于消化的食物，比如巧克力、能量棒或是温热的果汁，也可以通过静脉输液的方式，快速补充葡萄糖、电解质等必需的营养成分，以确保产妇有足够的体力应对分娩。若产妇因各种原因无法有效进食，静脉补液便成为纠正产程中能量不足、改善宫缩乏力的重要手段。相反，如果是子宫收缩过强导致了难产，医生则需立即停止使用任何可能增强宫缩的药物，并给予产妇镇静剂或其他药物以缓解过强的宫缩，防止子宫破裂等严重并发症的发生。

（七）对于产道异常的处理

如果是骨产道狭窄造成了难产的情况，医生会根据狭窄的具体程度、胎儿的大小以及胎位等多方面因素，来综合判断是否应该选择剖宫产或是尝试自然分娩（试产）。倘若狭窄程度相对较轻，胎儿体型较小，且胎位正常，那么医生可能会建议产妇进行试产，并在整个分娩过程中密切监控产程的进展以及胎儿的状况，确保分娩安全顺利进行。然而，如果骨产道狭窄程度较为严重，或者胎儿体型较大、胎位存在异常，那么剖宫产往往会成为更为安全稳妥的选择。另一方面，如果是软产道异常导致了难产，医生则需要迅速采取会阴切开、修补等必要的手术措施，以有效预防出血和感染等并发症的发生。比如，在会阴裂伤较为严重的情况下，医生会及时进行缝合处理，旨在恢复会阴的正常结构和功能，保障产妇的身体健康。

（八）对于胎儿因素的处理

如果是胎儿过大引发了难产的状况，医生会综合考量孕妇的骨盆条件与胎儿的具体状况，来谨慎决定是采取剖宫产还是尝试自然分娩（试产）。倘若孕妇的骨盆较为宽敞，而胎儿相对并不算过大，医生可能会倾向于建议产妇进行试产，并在分娩的全过程中严密观察产程的推进以及胎儿的状态，确保分娩过程安全无虞。然而，如果孕妇的骨盆狭窄，胎儿体积又较大，那么剖宫产往往会成为医生推荐的更为安全合理的选择。另外，如果是胎儿发育异常导致了难产，医生则会依据异常的类型及其严重程度，来慎重判断是否应该进行剖宫产或是终止妊娠。比如，若胎儿患有极为严重的先天性疾病，预后极差，无法存活，或者即便出生后也会给家庭和社会带来难以承受的负担，医生可能会建议产妇终止妊娠。

（九）对于精神心理因素的处理

要给予产妇充分的心理支持与安慰，以缓解她内心的紧张和恐惧情绪，增强她面对分娩的信心。医生、护士可以与产妇进行亲切的交谈，耐心倾听她的感受和需求，给予她温暖的鼓励和坚定的支持，让她感受到关怀与陪伴。同时，播放一些轻松愉悦的音乐，能够为产妇营造一个舒缓的环境，帮助她放松心情，减轻分娩过程中的疼痛感。此外，适当的按摩也能有效促进血液循环，缓解产妇肌肉的紧张状态，让她身体更加放松。为了让产妇更好地应对分娩，还应让她全面了解分娩的过程，以及可能遇到的各种情况，做好充分的心理准备。可以通过产前教育课程、发放宣传资料等多种方式，向产妇普及分娩的相关知识和技巧，让她知道在分娩过程中应该如何应对各种状况。据统计，给予产妇这样的心理支持和安慰，能够帮助约20%的难产产妇顺利度过分娩难关。

第十二章　产后出血

产后出血是妇产科领域中一种严重的并发症，它通常在分娩后的不同阶段发生，给产妇带来巨大的风险。据统计，产后出血是导致孕产妇死亡的四大原因之一。因此，对于妇产科医护人员来说，准确识别、及时诊断和有效治疗产后出血至关重要。总之，产后出血是一种严重的妇产科并发症，需要医护人员高度重视。通过深入了解其病因、临床表现、检查诊断及治疗措施，可以提高对产后出血的防治水平，保障产妇的生命健康。

一、病因与发病机制

产后出血的发生可能由多种因素引起，包括子宫收缩乏力、胎盘因素、软产道裂伤和凝血功能障碍等。这些因素相互作用，可能导致不同程度的出血情况。了解这些病因对于采取针对性的预防和治疗措施至关重要。

（一）子宫收缩乏力

产后出血最常见的缘由是子宫收缩乏力，其成因可归结为全身性、子宫相关性、产科特定性及药物影响性等多方面因素。全身性因素方面，产妇若精神高度紧张，会干扰神经系统对子宫的调控机制，削弱子宫收缩力。慢性全身疾病，诸如重度贫血、心脏疾患等，会使产妇体质虚弱，导致子宫肌层收缩功能减退。高龄产妇因身体机能衰退，子宫弹性减弱，亦易发生子宫收缩乏力现象。子宫相关性因素中，多胎妊娠、羊水过多等情况会使子宫过度扩张，子宫肌纤维过度拉伸，产后难以迅速恢复有效收缩。子宫肌瘤、子宫畸形等结构异常也可能妨碍子宫的正常收缩功能。产科特定性因素包括前置胎盘、胎盘早剥等，这些情况可引起子宫肌层局部血供不足、水肿，进而影响子宫收缩。产程延长、滞产等则会使子宫肌纤维因长时间工作而疲劳，导致收缩力下降。药物影响性因素方面，过量使用镇静药物、麻醉药等可抑制子宫收缩，增加产后出血的风险。

（二）胎盘因素

子宫收缩乏力乃产后出血之首要缘由，其成因涵盖全身、子宫、产科及药物等多方面因素。而胎盘相关因素，如胎盘残留、胎盘植入及胎盘滞留，亦是导致产后出血的重要诱因。胎盘滞留情形，指胎儿娩出后30min，胎盘未能自然娩出，致胎盘剥离面血窦难以闭合，引发产后出血。此现象或因子宫收缩欠佳、胎盘与子宫壁紧密粘连所致。胎盘植入，为并发症中最为严重者，胎盘附着于子宫肌层深处，须行人工剥离。剥离后，因肌层残余薄弱，出血点难以封闭，可致严重产后出血。此症多与多次人工流产、多胎妊娠史、子宫内膜炎症等因素相关。胎盘部分残留，即胎盘组织或胎膜部分留存于宫腔，影响子宫收缩，进而引发产后出血。此情况须及时处理，以防产后并发症之发生。

（三）软产道裂伤

软产道损伤涵盖会阴、阴道及宫颈的裂伤，其发生常与阴道手术辅助分娩、巨大胎儿娩出以及急产伴外阴水肿等因素有关。阴道手术辅助分娩，例如采用产钳或胎头吸引术，若操作不慎，极有可能损伤软产道组织。器械对软产道的不当牵拉或压迫，是导致会阴、阴道及宫颈裂伤的常见原因。巨大胎儿娩出时，由于胎儿体积过大，通过软产道时施加的压力显著增加，从而易于引发软产道的撕裂。通常，巨大胎儿的双顶径超过10cm，胎头在经阴道娩出过程中，可能造成软产道的损伤。急产情况下，产程进展迅速，软产道未能充分扩张，加之子宫收缩力强烈，胎儿快速通过软产道，增加了软产道裂伤的风险。同时，急产往往伴有外阴水肿，使得软产道组织的弹性减弱，进一步加剧了裂伤的发生可能性。

（四）凝血功能障碍

后出血可由任何原发性或继发性凝血功能障碍所诱发。原发性血小板减少症：当血小板计数降低时，血液的凝固机制会受损。在生理状态下，血小板对于止血过程至关重要，血小板减少则导致血液无法有效形成血栓以控制出血。肝脏疾患：重度肝脏疾病会削弱凝血因子的合成能力。凝血因子是血液凝固过程中的关键成分，其缺乏会降低血液的凝固效能，进而增加产后出血的风险。再生障碍性贫血：此病症会损害骨髓的造血机能，致使血小板、红细胞及白细胞等血液成分生成减少。血小板的减少会损害凝血功能，而红细胞的减少则引发贫血，使产妇体质虚弱，进一步加剧产后出血的危险性。

二、临床表现

产后出血的典型症状为阴道大量流血，并可能伴随眩晕、心悸、面色苍白等体征。症状的严重程度与出血量及出血速度密切相关。具体而言，短期内迅速大量出血可引发休克征象，包括头晕、面色苍白、脉搏微弱而快速、血压显著降低等。而长期持续的少量出血，则可能导致继发性贫血，其特征为血液中红细胞数量减少及血红蛋白浓度下降。

（一）阴道大量出血

产后出血时，阴道出血展现以下特性。

出血时机：通常出现在胎儿娩出后的2h之内，可能在胎盘娩出前、娩出后或两者均有。

出血量度：出血量因个体而异，有的为短期大量出血，有的则是持续性的少量出血。一般而言，自然分娩后24h内阴道出血量若超过500mL，剖宫产术后24h内出血量若超过1000mL，即定义为产后出血。

出血色泽：若因产道裂伤所致，出血呈鲜红色，能自行凝固；若裂伤涉及小动脉，血色更为鲜红。若为胎盘因素引起，胎儿娩出后数分钟内开始出血，颜色较暗。子宫收缩乏力时，则在胎盘娩出后出现出血。

不同病因所致的阴道出血存在显著差异：子宫收缩乏力：胎盘剥离后，因子宫收缩力不足导致子宫出血不止，流出之血液能凝固。

胎盘相关因素：胎盘滞留可致胎盘剥离面血窦无法闭合而出血；胎盘植入剥离后，因剩余肌层薄弱，出血点难以闭合，可引发严重产后出血；胎盘部分残留则因残留物干扰子宫收缩而出血。

软产道损伤：出血发生于胎儿娩出之后，血液能自行凝固；若损伤涉及小动脉，血色较为鲜红。

凝血功能异常：表现为血液不易凝固，止血困难。

（二）伴随症状

产妇因大量出血而引发贫血及全身供血不足，常伴随有头晕、心悸、面色苍白等典型症状。当出血量大且速度快时，血液中红细胞数量骤减，血红蛋白浓度降低，携氧能力随之下降，致使大脑、心脏等关键器官供血不足，进而表现出头晕、心悸等症状。面色苍白则是因红细胞减少导致血液稀释，皮肤血色减退所致。举例来说，若产后出血在短时间内大量发生，产妇会迅速呈现出休克征象，包括头晕、面色苍白、脉搏细弱且快速、血压下降等。而长期持续的少量出血，则可能逐渐演变为继发性贫血，伴有头晕、疲乏无力、面色苍白等症状，但这些症状相对较为轻微，且发展进程较为缓慢。

（三）严重程度评估

产后出血的严重程度可通过出血量、出血速率及产妇生命体征等参数来评估，具体如下：轻度产后出血：通常指出血量少的情况，自然分娩后24h内阴道出血约为500mL，而剖宫产术后24h内出血约为1000mL。产妇生命体征大致稳定，可能仅表现出轻微的眩晕和虚弱感。中度产后出血：出血量相对增加，自然分娩24h内阴道出血在500～1000mL之间，剖宫产则为1000～1500mL。产妇可能出现面色苍白、心悸、脉搏增速等症状，血压可能有所下降。重度产后出血：出血量极大，自然分娩后24h内阴道出血超过1500mL，剖宫产则超过2000mL。产妇会展现出严重的休克征象，包括眩晕、面色极度苍白或发绀、脉搏微弱且快速、血压急剧降低。特别是凶险性前置胎盘，每分钟出血可达200mL，短短数分钟内即可达到1000mL，属于重度出血，情势极为危急。产后出血的不同程度对产妇的影响各异：轻度出血若及时处理，一般预后良好，无严重后遗症；中度出血若处理不当，可能导致贫血加剧、身体抵抗力减弱，增加产褥感染的风险；重度出血则可能威胁产妇生命，导致失血性休克、凝血功能异常乃至死亡，还可能诱发希恩综合征等严重并发症。

三、检查及诊断

有效的产后出血治疗依赖于准确的检查与诊断。医护人员应综合考虑出血量、出血速率及产妇的生命体征等因素进行全面评估。检查手段主要包括体格检查和辅助检测两类。通过体格检查，可观察到子宫收缩乏力、宫颈损伤、阴道撕裂等体征。而在辅助检测中，如血液分析，可发现血红蛋白及红细胞计数降低。此外，还可采用称重法、容量测量法、面积估算法、休克指数评估以及血红蛋白直接测定等多种方法，以准确估算出血量，为治疗提供可靠依据。

（一）出血量评估

产后出血的及时准确评估对于采取有效治疗措施极为关键。评估出血量的常用方法涵盖称量法、容量测定法及面积估测法等。称量法通过计算胎儿娩出后接血敷料的重量减去接血前的干重来确定失血量。此法精确度较高，能直接获取出血量数据。然而，操作过程相对复杂，需精确称量敷料，并考虑敷料吸水性的潜在差异。通常适用于具备精确称量条件且出血量较大、需准确评估的场合。容量测定法则是利用产后接血容器收集血液，随后用量杯进行测量。此方法直观易懂，能迅速获得出血量的近似值。但需注意血液残留问题和容器准确性的要求。适用于出血量较多且需快速初步评估的情形。面积估测法依据接血纱布的血湿面积来大致估算失血量。其优点在于操作简单，能在紧急情况下迅速进行初步判断。但准确性有限，仅能提供出血量的大致范围。此方法更适用于紧急状况下的初步估算。

（二）出血速度判断

判断出血速度对于评估产妇病情的严重程度具有至关重要的作用。出血速度可通过临床表现及监测指标来综合判定。在临床表现上，若阴道出血持续且流速快，或短时间内有大量血液流出，均提示出血速度迅猛。同时，产妇头晕、心悸、面色苍白等症状的加剧，以及血压降低、脉搏增速等体征，也可能预示着出血速度的加快。在监测指标方面，可通过定时测量出血量并记录时间，进而计算出出血速度。若在一定时间段内出血量显著增多，即表明出血速度在加快。出血速度对产妇的病情影响极大。迅速地出血可能导致产妇快速出现休克症状，严重威胁其生命安全。因此，紧急处理至关重要，需及时采取如增强子宫收缩、处理胎盘异常、缝合软产道等止血措施，并同时补充血容量，以有效预防休克的发生。

（三）产妇生命体征监测

产妇生命体征的监测在产后出血的诊断与治疗中占据核心地位。血压方面，其下降是产后出血的一个显著标志。大量出血会导致血容量减少，进而引发血压降低。通过持续监测血压，能够及时发现血压的波动，并据此调整治疗策略。若血压持续走低，则表明出血状况严峻，需立即启动紧急应对措施。脉搏方面，脉搏加速通常与出血量和出血速率紧密相关。出血时，机体会通过加快心跳来试图维持血液循环。脉搏细速可能是大量出血的警示信号。密切监控脉搏的变化，有助于评估病情的严重程度。呼吸方面，呼吸急促可能是由于失血导致机体缺氧所致。监测呼吸频率可以掌握产妇的呼吸状况，及时发现并处理缺氧问题。体温方面，产后出血通常不会直接导致体温显著变化。然而，若出现感染等并发症，体温可能会升高。监测体温有助于早期识别感染等潜在问题。生命体征的变化与产后出血紧密相关。当生命体征出现异常，如血压降低、脉搏加速、呼吸急促等，这往往意味着产后出血可能较为严重，须及时调整治疗方案。例如，根据血压和脉搏的情况来调整输液速度和输血量，并采取紧急止血措施等，以确保产妇的安全。

（四）辅助检查

血常规、凝血功能检查、彩超检查等辅助检查在产后出血诊断中具有重要作用。

血常规：通过检查红细胞计数、血红蛋白水平、血小板计数等指标，可以了解产妇的贫血程度和凝血功能。红细胞计数和血红蛋白水平下降提示贫血，可能是由于产后出血引起的。血小板计数减少可能影响凝血功能，增加出血风险。

凝血功能检查：包括凝血酶原时间、部分凝血活酶时间、纤维蛋白原等指标。凝血功能障碍是产后出血的原因之一，通过这些检查可以判断产妇的凝血功能是否正常。如果凝血功能异常，需要及时采取纠正凝血功能的治疗措施。

彩超检查：彩超可以帮助医生全面了解子宫和相关器官的情况，排查异位妊娠、宫腔肿瘤等潜在问题。对于产后出血，彩超可以观察子宫的大小、形态、宫腔内是否有残留组织等，有助于确定出血原因。

在综合判断时，医生需要结合临床症状和各项检查指标。例如，如果产妇出现阴道大量出血、血压下降、脉搏加快等症状，同时血常规显示贫血严重，凝血功能检查异常，彩超发现宫腔内有残留组织，那么可能是由于胎盘残留导致的产后出血，需要及时进行清宫处理。

四、治疗措施

（一）加强宫缩

子宫收缩乏力是产后出血最常见的原因之一，因此加强宫缩是治疗此类产后出血的关键措施。

1.药物治疗

缩宫素：缩宫素是预防和治疗产后出血的优选药物，它通过与子宫平滑肌上的特定受体相结合，激发子宫平滑肌的收缩。该药物的给药方式灵活多样，可采取肌内注射、子宫肌层直接注射、宫颈注射或将其稀释后通过静脉滴注给予。一般情况下，会将10～20单位的缩宫素溶解在250～500 mL的5%葡萄糖液中，然后通过静脉滴注的方式给药。缩宫素起效迅速，但其作用时间相对较短。

前列腺素类药物：包括卡贝缩宫素、麦角新碱、欣母沛以及米索前列醇等，这些药物也是增强子宫收缩的常用选择。卡贝缩宫素具有持久的作用效果，能够迅速且长时间地促进子宫收缩。欣母沛对子宫平滑肌具有强大的收缩作用，特别适用于那些对常规宫缩剂治疗无反应的情况。米索前列醇则可以通过口服或直肠途径给药，使用非常方便，特别适合在基层医疗机构中推广使用。

2.物理方法

子宫按摩：实施时，需将双手置于产妇腹部宫底位置，拇指位于宫底前壁，其余四指则均匀分布于后壁，以有节奏的方式按摩宫底，旨在激发子宫收缩。按摩过程中，应确保力度恰当，避免施力过猛而损伤子宫组织。通常，按摩需持续15～20min，直至子宫收缩达到理想状态。在此过程中，需密切留意产妇的反应，一旦出现疼痛加剧或出血量增加等异常，应立即终止按摩，并及时告知医生。

宫腔填塞术：当药物治疗效果不佳时，可考虑采用宫腔纱条填塞或球囊填塞方法。进行宫腔纱条填塞时，需使用长纱布条将子宫腔完全填充，确保无空隙遗留，24h后应及时取出纱布条。操作过程中，必须严格遵守无菌原则，以防感染。而球囊填塞则是将特制球囊置入宫腔，注入适量生理盐水使球囊膨胀，从而压迫子宫壁达到止血效果。在此过程中，需密切观察球囊的位置及压力，确保球囊不移位，且压力适中，以避免子宫破裂的风险。

（二）处理胎盘

胎盘因素引起的产后出血需要及时正确地处理胎盘问题。

1.胎盘徒手剥离

通常，在胎儿娩出之后，若怀疑存在胎盘滞留的情况，应及时进行宫腔探查。若发现胎盘已经剥离，则应立即将胎盘取出；若胎盘发生粘连，可尝试手动剥离后取出。具体操作时，医生需将一只手缓缓伸入宫腔，沿着胎盘的边缘轻柔地进行剥离，动作务必温和，以免损伤子宫壁。如若剥离过程中遇到困难，或怀疑有胎盘植入的情况，应立即停止剥离操作。

2.胎盘植入的处理

保守治疗策略适用于那些整体状况稳定、未出现活动性流血、胎盘嵌入范围较小、子宫收缩功能良好且出血量较少的孕产妇。治疗方法可选取局部胎盘组织剔除、导管介入下的动脉栓塞疗法、米非司酮药物治疗及氨甲蝶呤药物应用等。在力求保全子宫的前提下，局部胎盘组织剔除术旨在移除嵌入的胎盘部分。导管介入动脉栓塞则是通过介入手段封闭胎盘嵌入区域的血管，以控制出血。而米非司酮与甲胺蝶呤则能遏制胎盘组织的增生，加速其坏死及自然脱落。至于子宫全切术，则在出现持续性出血、病情进展或恶化，以及穿透性胎盘植入的情况下被考虑实施。决定是否执行子宫全切，需全面权衡产妇年龄、生育需求、出血程度及病情危重程度等多方面因素。此外，胎盘因素诱发的产后出血，往往伴随子宫收缩力不足，故需根据实际情况酌情使用药物以增强子宫收缩功能。

（三）缝合软产道

软产道裂伤也是产后出血的常见原因之一，及时准确地缝合软产道是治疗的关键。

1.缝合方法和技巧

首先，于阴道内置入一尾纱布卷，以预防子宫内出血干扰裂伤的缝合过程。对于断裂并回缩的血管，需确保逐一扎紧，防止因遗漏而导致血肿形成。在处理时，应特别关注黏膜下层深部组织的止血工作，同时需谨慎操作，避免穿透直肠壁。对于较为简单的裂伤，可采用连续缝合方式；而面对较为复杂的裂伤，则建议采用间断缝合方法。在处理会阴裂伤时，应依据裂伤的具体程度，实施分层缝合：先缝合阴道黏膜层，继而缝合会阴肌肉及皮下组织层，最后完成皮肤层的缝合。针对宫颈裂伤，需细致检查其深度及范围，并使用可吸收缝合线进行缝合，在此过程中，务必注意避免误缝扎到输尿管等周边重要器官。

2.术后预防感染措施

术后需施用抗生素以预防感染发生，通常可选用如头孢菌素类、青霉素类等广谱抗菌药物。此外，应重视外阴部的清洁卫生，勤换卫生护垫，确保外阴部保持清洁干爽。应叮嘱产妇充分休息，避免进行剧烈活动及长时间站立，以减轻局部负担，加速伤口愈合进程。产后应安排定期复查，密切监测伤口愈合状况，一旦发现红肿、疼痛、渗液等异常症状，须立即采取相应处理措施。

（四）纠正凝血功能障碍

凝血功能障碍导致的产后出血需要紧急处理，以纠正凝血功能异常。

1.治疗方法

积极实施新鲜全血的输注，以补充血小板、纤维蛋白原及凝血酶原复合物等成分。若并发弥散性血管内凝血（DIC），则按DIC的标准治疗方案进行处理。对于低血容量型休克，需在针对原发病因治疗的同时，积极进行血容量补充，以纠正休克状态。应精确评估出血量，判定休克严重程度，并迅速建立有效的静脉通路。遵循先输注晶体液后胶体液，先快速后缓慢的原则，补充血液、晶体液及新鲜冷冻血浆等。同时，给予氧气吸入以纠正酸中毒，应用糖皮质激素类药物，改善心脏功能，并采取措施预防肾衰竭。

2.凝血功能检测的重要性

凝血功能的监测在整个治疗过程中占据核心地位。通过定期对凝血酶原时间、活化部分凝血活酶时间以及纤维蛋白原水平等指标进行检测，可准确评估产妇的凝血功能状况，并据此适时调整治疗策略。倘若凝血功能呈现持续下降趋势，则需考虑增加凝血因子的输注量或调整治疗路径。此外，凝血功能的密切监测还有助于早期识别弥散性血管内凝血（DIC）等严重并发症，从而能够迅速采取有效的治疗干预措施。

五、护理

（一）病情监测

1.出血量监测

1）休克指数法

在产后出血的评估中，休克指数法凭借其简便、实用的特点，成为医护人员不可或缺的重要辅助手段。休克指数，简而言之，就是心率除以收缩压所得的比值。这一简单的计算，却能为我们揭示产妇血容量的重要信息。当休克指数为0.5h，意味着产妇的血容量处于正常状态，这是产后恢复的良好迹象。然而，当休克指数上升至1.0h，就需要引起医护人员的警惕了，因为这通常意味着产妇的失血量已经在500～1500mL之间，需要及时采取措施防止情况恶化。当休克指数达到1.5h，产妇的失血量已经相当可观，估计在1500～2500mL之间。这时，产妇的生命体征可能已经出现明显波动，医护人员必须迅速行动，确保产妇得到及时有效的治疗。而当休克指数超过2h，产妇的失血量已经超过了2500mL，这是极其危险的情况。在这种紧急时刻，每一分每一秒都至关重要，医护人员必须争分夺秒，采取一切必要措施来挽救产妇的生命。特别是在一些特殊情况下，如产妇的出血情况较为隐蔽，或者测量工具受限时，休克指数法就显得尤为重要。医护人员可以通过密切监测产妇的心率和收缩压，迅速计算出休克指数，从而及时发现潜在的大量失血情况。这为采取紧急治疗措施提供了重要依据，也为产妇的生命安全筑起了一道坚实的防线。

2）血红蛋白测定法

在产后出血的评估体系中，血红蛋白测定扮演着重要的辅助角色。这一方法基于血红蛋白浓度与失血量的关系，通常认为血红蛋白每下降10g/L，相当于失血400～500mL。这样的量化关系为医护人员提供了一个相对直观的失血评估指标。然而，值得注意的是，血红蛋白测定并非万能。在出血发生的早期阶段，由于机体的代偿机制，血液会出现浓缩现象。这时，血红蛋白的测定结果可能会高于实际失血情况所对应的水平，从而无法准确反映产妇的实际出血量。因此，单纯依赖血红蛋白测定来评估产后出血量是存在风险的。为了提高出血量评估的准确性，医护人员需要采取综合判断的方法。除了血红蛋白测定外，还可以同时采用称重法、容积法等其他评估手段。称重法通过测量出血前后物品（如纱布、棉垫等）的重量差来估算失血量，而容积法则是通过收集并测量出血的液体体积来直接得出失血量。这些方法各有优势，相互补充，能够更全面地反映产妇的失血情况。

2.生命体征观察

产后出血，这一产后并发症，其潜在后果极为严重，因此，对产妇生命体征的密切观察显得尤为关键。在产后出血发生时，产妇的血压、心率、呼吸等生命体征会出现显著的波动，这是身体对失血做出的应激反应。正常情况下，产妇的生命体征应保持稳定。但一旦产后出血发生，随着血容量的逐渐减少，身体的代偿机制会迅速启动。血压可能会悄然下滑，心率则会不自觉地加快，呼吸也可能变得更为急促，这些都是身体为了尽力维持重要器官血液灌注而做出的努力。同时，体温的变化也不容忽视。产后出血可能增加产妇感染的风险，导致体温异常升高。一旦发现产妇出现发热，医护人员须立即警惕，进一步检查是否存在感染的迹象，并迅速采取相应的治疗措施，以防感染进一步恶化。当产妇出现脸色苍白、烦躁不安、出冷汗、头晕、恶心、呕吐、呼吸急促等明显症状时，这已经是身体发出的紧急信号，必须立即采取急救措施。给予氧气吸入，可以迅速提高产妇血液中的氧气含量，缓解组织缺氧的紧迫状况。让产妇取平卧位，有助于增加回心血量，改善心脏的灌注情况。同时，采取保暖措施，可以防止产妇因失血过多而出现低体温，进一步减轻身体的应激反应。测量血压、脉搏，是了解产妇循环状况的直接手段。如果血压明显下降，心率显著增快，这通常提示可能存在大量失血，医护人员需要迅速估计出血量，并采取进一步的治疗措施。抽血进行血交叉配型，是为可能需要的输血做好准备。而确定出血原因，则是采取针对性治疗的关键所在。举例来说，有一位产妇在产后不久，阴道出现了较多的流血，同时伴有脸色苍白、呼吸急促的症状。医护人员迅速反应，立即给予吸氧、取平卧位、保暖，并测量了血压和脉搏。结果发现血压明显下降，心率增快，估计出血量已经达到了一个相当可观的程度。随后，医护人员迅速抽血进行血交叉配型，并全力寻找出血的原因。经过细致的检查，发现是胎盘滞留导致的产后出血。医护人员立即采取了相应的治疗措施，促进胎盘排出，并密切观察产妇的生命体征变化。经过及时有效的治疗，产妇的出血得到了有效控制，生命体征也逐渐恢复了正常。

（二）输血护理

若产妇产后出血严重，需要输血治疗。输血前，要做好充分的准备工作，包括核对血型、交叉配血、准备输血设备等。首先，仔细核对产妇的血型信息，确保准确无误。进行交叉配血试验，以确保输入的血液与产妇的血液相容，避免发生严重的输血反应。同时，准备好输血所需的设备，如输血器、输液架等，并确保其处于良好的工作状态。输血过程中，要密切观察产妇的生命体征变化，如血压、心率、呼吸等，以及有无输血反应，如发热、寒战、皮疹等。每15～30 min测量一次产妇的血压、心率和呼吸，观察其是否稳定。若出现血压下降、心率加快或呼吸急促等异常情况，应立即停止输血，并通知医生进行处理。同时，密切观察产妇是否出现输血反应。发热是常见的输血反应之一，若产妇体温升高超过1℃，应考虑输血反应的可能，及时采取降温等措施。寒战和皮疹也可能提示输血反应，一旦出现，需立即停止输血，并给予相应的治疗。输血后，要继续观察产妇的生命体征变化，确保输血安全。在输血后的24 h内，持续监测产妇的血压、心率、呼吸和体温等生命体征。观察产妇的面色、精神状态和尿量等，以判断输血效果。若产妇的生命体征逐渐稳定，面色好转，尿量正常，说明输血起到了一定的效果。同时，要做好输血记录，包括输血时间、血型、输血量、输血反应等。详细记录输血的开始时间和结束时间，准确记录输入的血液血型和输血量。若发生输血反应，要详细记录反应的类型、出现时间和处理措施，为后续的治疗和护理提供参考依据。

例如，在实际临床工作中，一位产后出血严重的产妇需要输血治疗。输血前，医护人员认真核对了血型信息，进行了交叉配血试验，并准备好了输血设备。输血过程中，密切观察产妇的生命体征变化，每隔20 min测量一次血压、心率和呼吸。在输血约30 min时，产妇出现了轻微的发热症状，体温升高到37.8℃。医护人员立即停止输血，并通知医生。医生经过检查，判断为轻度输血反应，给予了降温等处理措施。

输血后，继续观察产妇的生命体征变化，发现产妇的血压逐渐稳定，心率也恢复正常。同时，做好了输血记录，详细记录了输血的全过程，为后续的治疗提供了重要的参考。

（三）生活护理

产后出血的产妇在生活护理方面至关重要，这直接关系到产妇的身体恢复和预防再次出血。

1.及时排空膀胱

膀胱过度充盈会对子宫产生压迫，影响子宫收缩，从而增加产后出血的风险。因此，嘱咐产妇及时排空膀胱是非常重要的护理措施。产妇在产后可能因为身体虚弱、疼痛等原因而不愿意起身排尿，但长时间憋尿会带来严重后果。医护人员应向产妇耐心解释及时排尿的重要性，鼓励产妇克服困难，尽早排尿。例如，可以为产妇提供舒适的排尿环境，如温暖、安静的卫生间，必要时可以协助产妇起身排尿。如果产妇出现排尿困难，可以采取诱导排尿的方法，如听流水声、热敷下腹部等。若诱导排尿无效，可能需要进行导尿。

2.缓慢变动体位

产妇在产后身体较为虚弱，血压调节功能可能受到影响。如果变动体位过快，容易发生直立性低血压，导致头晕、眼前发黑甚至晕厥等情况。这不仅会给产妇带来不适，还可能因摔倒等意外情况而加重出血。医护人员应嘱咐产妇在变动体位时要缓慢进行，如从卧位变为坐位或站立位时，应先在床上坐一会儿，然后再慢慢起身。同时，要提醒产妇在起身时可以扶着身边的支撑物，以增加稳定性。例如，一位产妇在产后急于下床活动，起身过快导致头晕摔倒，幸好被及时发现，没有造成严重后果。此后，医护人员加强了对产妇的体位指导，避免了类似情况的再次发生。

3.合理饮食

摄入足量的维生素、铁质和营养物质对于产后出血的产妇来说至关重要。维生素可以提高机体的免疫力，促进伤口愈合；铁质可以补充因出血而损失的铁元素，预防贫血；营养物质则可以为身体提供能量，促进身体恢复。产妇可以多吃新鲜的蔬菜水果，如橙子、苹果、菠菜等，以获取丰富的维生素。富含铁质的食物有动物肝脏、瘦肉、豆类等。同时，要保证摄入足够的蛋白质，如鸡蛋、牛奶、鱼肉等。然而，必须避免进食冷饮、刺激性食物以及过多饮酒。冷饮会使子宫收缩不良，增加出血风险；

刺激性食物可能引起胃肠道不适，影响身体恢复；过多饮酒则会对肝脏等器官造成损害，影响身体的代谢功能。例如，一位产妇在产后不注意饮食，吃了辛辣食物和冷饮，结果出现了腹痛和阴道流血增多的情况。医护人员及时给予了饮食指导，让产妇调整饮食结构，避免了出血加重。

4.定期观察与限制活动

定期观察产妇的情况是预防再次出血的重要措施。医护人员应密切观察产妇的生命体征、阴道流血情况、子宫收缩情况等。同时，要注意固定产妇，避免她翻身或起床过早。在产后初期，产妇的身体需要充分休息，以促进子宫复旧和伤口愈合。如果产妇翻身或起床过早，可能会使身体疲劳，影响子宫收缩，增加再次出血的风险。一般来说，产后24h内，产妇应尽量保持卧床休息，避免过多活动。随着身体的恢复，可以逐渐增加活动量，但仍要避免过度劳累。例如，医护人员可以为产妇制定个性化的活动计划，根据产妇的身体状况和恢复情况，逐步指导产妇进行适当的活动。同时，要向产妇和家属解释限制活动的重要性，取得他们的配合。

第十三章　羊水栓塞

羊水栓塞作为一种罕见且极为凶险的产科并发症，对孕产妇的生命安全构成了严重威胁。尽管其发病率相对较低，约在每10万例中发生2～8例，但一旦发病，病情通常极为危急。该病症的具体发病机制尚不完全清晰，难以预测，给临床治疗带来了巨大挑战。目前，羊膜腔内压力异常增高、子宫存在开放的血管通道、胎膜破裂等因素被认为可能与羊水栓塞的发生存在关联。在分娩进程中，特别是第二产程期间，随着子宫收缩，羊膜腔内的压力会显著上升。当这一压力超过静脉血压时，羊水有可能被挤入母体血液循环中。另外，宫颈或子宫体的损伤造成的血窦开放，以及胎膜破裂后，羊水亦可经由损伤的血管进入母体循环。高龄产妇、有分娩史的产妇、羊水过多、多胎妊娠、子宫收缩过强以及急产等情况下的产妇，发生羊水栓塞的风险相对较高。

一、病因与发病机制

深入理解羊水栓塞的发病机制，对于把握其临床表现及采取有效治疗措施至关重要。羊水栓塞的发生，是胎盘、孕妇及胎儿三方面因素相互交织的结果。胎盘所分泌的凝血酶抑制剂，可削弱孕妇的凝血系统功能；孕妇本身存在的凝血机制异常、血小板数量减少、血管通透性增高等病理状况，加之胎儿在分娩时肺动脉与静脉的开放状况，以及羊水中胎儿来源的噬菌细胞所触发的母体免疫反应等，均可能成为增加羊水栓塞风险的潜在因素。

（一）羊膜腔内压力过高

临产后，子宫收缩成为羊膜腔内压力上升的主要因素，尤其在第二产程中，这种压力变化更为显著。数据显示，正常分娩过程中羊膜腔内压力可攀升至100～175 mmHg。一旦此压力超越静脉血压，便为羊水渗入母体血液循环提供了可能。以急产为例，子宫收缩剧烈且迅猛，导致羊膜腔内压力急剧上升。急产时，产程可能缩短至数小时甚至更短，子宫收缩的强度和频率远超正常分娩水平。这种强烈的子宫收缩促使羊膜腔内压力在短时间内飙升，从而显著增加了羊水栓塞的风险。类似地，子宫收缩过度强烈也会引起羊膜腔内压力异常增高。此情况可能由多种因素诱发，如催产素使用不当、孕妇对分娩刺激反应过度等。当子宫收缩过强时，羊膜腔内压力可能数倍于正常范围，极大提升了羊水被挤入母体血液循环的概率。

（二）子宫有开放血管

宫颈及宫体的损伤是血窦开放的关键诱因。在分娩进程中，多种情形易导致此类损伤的发生。前置胎盘便是其中之一，当胎盘附着于子宫下段，乃至遮蔽宫颈内口时，分娩过程中极易造成宫颈或宫体的损伤。研究数据显示，前置胎盘孕妇发生羊水栓塞的风险较正常孕妇高约30%。胎盘边缘血窦的破裂亦属常见情况。分娩时，因子宫收缩、胎儿下行等因素，胎盘边缘的血窦可能发生破裂。此时，若叠加子宫收缩的压力，羊水便有可能经由破损的血管渗入母体血液循环。此外，某些产科手术亦可能导致子宫血管开放。以剖宫产手术为例，尽管在某些情况下剖宫产是必需的分娩方式，但其亦增加了羊水栓塞的风险。剖宫产手术中，子宫切口会使子宫血管暴露，羊水一旦进入这些开放的血管，即可能诱发羊水栓塞。

（三）胎膜破裂

当前众多研究表明，羊水栓塞事件多发生在胎膜破裂之后。羊水可通过子宫蜕膜及宫颈管处破损的微小血管，经多种路径进入母体血液循环系统。胎膜的破裂既可能是自然过程，也可能由人工操作如人工破膜等诱发。在自然分娩进程中，胎膜可能在不同阶段发生破裂。一旦胎膜破裂，若子宫蜕膜或宫颈管存在破损，羊水便有机会渗入母体血液循环。此外，剖宫产手术亦可能导致胎膜破裂，进而提升羊水栓塞的风险。在剖宫产手术中，子宫被切开的同时胎膜也会受损，这增加了羊水与母体血液循环直接接触的风险。统计数据显示，剖宫产发生羊水栓塞的概率约为自然分娩的2～3倍。

二、临床表现

（一）呼吸系统症状

羊水栓塞时，突发性的呼吸困难是一个典型症状。孕产妇会经历呼吸急促、费力，甚至有窒息感。病情发展后，可观察到发绀现象，即口唇、指甲等区域呈现青紫色，这是缺氧的直接表现。呼吸困难往往在短时间内急剧加剧，给孕产妇造成极大困扰。临床观察显示，众多羊水栓塞患者在出现呼吸困难后，病情会在数分钟内迅速恶化。同时，随着缺氧程度的加深，发绀症状也会愈发明显，严重威胁患者的生命安全。

（二）神经系统症状

羊水栓塞时，抽搐与昏迷亦是其显著的临床表现。羊水一旦进入母体血液循环，将引发一系列病理生理改变，进而对神经系统功能造成影响。孕产妇可能会突发抽搐，严重时甚至会陷入昏迷。抽搐的发作往往猝不及防，可能无任何先兆即出现。其程度和频率因个体差异而异，部分患者仅表现为轻微的肢体抽动，而严重者则可出现全身性剧烈抽搐。昏迷则是病情恶化的重要标志，表明神经系统已遭受严重损伤。孕产妇一旦陷入昏迷状态，救治工作将面临更大挑战。

（三）心血管系统的症状

羊水栓塞还可能引发心血管系统的功能障碍。孕产妇可能会出现心悸、心慌以及血压降低等症状。在病情严重时，甚至可能发生心搏骤停，对生命构成威胁。心悸和心慌是心血管系统异常的初期表现，患者会感受到心跳加速且心律不齐。随着病情的进展，血压会逐渐降低，这是由于心脏功能受损，难以维持正常的血液循环。当血压降低至一定程度，休克症状如面色苍白、四肢厥冷等便会显现。若不及时采取救治措施，心搏骤停的风险将显著升高。

（四）阴道出血症状

部分孕产妇在遭遇羊水栓塞时，会伴随阴道大量流血的症状。此次出血情况往往难以遏制，其根源在于凝血功能障碍。出血量与病情严重程度虽非必然正相关，但阴道的大量出血无疑是一个重要的警示标志。阴道出血可在羊水栓塞发生后的不同时间节点出现，有的患者早期即显现出明显的出血迹象，而有的则待病情进展至一定阶段方才出现。出血表现为量大且难以控制，血液多呈不凝固状态。此乃羊水进入母体血液循环后，激活了凝血机制，进而导致凝血功能发生紊乱。即便采取止血措施，其效果也常常不尽如人意。

（五）严重程度评估

羊水栓塞的严重程度可依据临床表现划分为轻度、中度与重度三类。轻度羊水栓塞可能仅出现短暂呼吸困难、心悸等轻微症状，经及时处置后，预后通常良好。中度羊水栓塞则症状较为明显，可能伴有抽搐、昏迷等神经系统表现，以及心血管与凝血功能的异常，须积极施治。重度羊水栓塞病情危急，常迅速出现呼吸循环衰竭、多器官功能损害等，死亡率甚高。对于轻度羊水栓塞患者，虽症状较轻，但仍须高度重视，及时诊断与治疗以防病情恶化。中度患者需密切监测病情变化，采取包括抗过敏、抗休克、纠正凝血障碍在内的综合治疗措施。而重度患者救治难度极大，需多学科紧密合作，全力以赴实施抢救。在评估羊水栓塞严重程度时，医生应综合考量患者临床表现、实验室检查结果及病情进展速度等因素，以制订针对性治疗方案。

三、检查及诊断

（一）临床表现评估

羊水栓塞的临床表现呈现多样性与复杂性，医生在面对孕产妇的异常症状时，需进行深入的分析与判别。当孕产妇在分娩过程中或产后短期内突发呼吸困难、青紫（发绀）、抽搐、意识丧失（昏迷）、阴道大量流血等症状，医生应首先虑及羊水栓塞的可能性。然而，这些症状并非羊水栓塞独有，其他产科并发症也可能有相似表现。因此，医生需通过详尽的病史询问、体格检查，并排除其他潜在病因，以进行初步诊断。例如，产后出血可由子宫收缩无力、胎盘残留等因素引起，但若同时伴有呼吸困难、青紫，且出血难以止住，则应高度怀疑羊水栓塞。同样，抽搐和意识丧失虽可由子痫、脑血管意外等导致，但若在分娩过程中或产后骤然发生，并伴有羊水栓塞的其他典型症状，就需警惕羊水栓塞的可能性。

（二）血液检查

血液检查是诊断羊水栓塞的重要手段之一。采集孕产妇的血液进行检查，在显微镜下观察是否有胎儿或羊水有形成分，如胎儿鳞状上皮细胞、毳毛、黏液等。如果发现这些成分，可以支持羊水栓塞的诊断。但需要注意的是，血液中找到羊水有形成分的阳性率并不高，为10%～30%。

此外，血液检查还可以了解孕产妇的凝血功能、血小板计数等指标。在羊水栓塞患者中，常出现凝血功能障碍，表现为血小板计数降低、凝血酶原时间延长、纤维蛋白原减少等。通过这些指标的变化，可以判断是否存在凝血功能障碍，为治疗提供依据。

例如，正常孕妇的血小板计数一般在100×10^9/L以上，而羊水栓塞患者的血小板计数可能会迅速下降至100×10^9/L以下。凝血酶原时间正常范围为11～15秒，羊水栓塞患者可能会延长至15秒以上。纤维蛋白原正常范围为2～4 g/L，羊水栓塞患者可能会降低至1.5 g/L以下。

（三）心电图检查

心电图检测对医生评估孕产妇心脏状况具有重要价值。在羊水栓塞的病例中，可能会观察到心律失常、心肌缺血等心电图异常。具体而言，心电图可能显示出心动过速、右心腔（包括右心室和右心房）扩大、ST段下降、T波倒置等改变。然而，这些心电图异常并非羊水栓塞所独有，其他心脏疾患也可能呈现相似的表现。因此，心电图检测应仅作为辅助诊断工具，须结合其他相关检查结果进行综合分析判断。

（四）其他检查

血气分析：有助于评估孕产妇的氧合状况及酸碱平衡状态。羊水栓塞患者常表现出低氧血症及酸中毒现象。如动脉血氧分压可能降至60 mmHg以下，二氧化碳分压升高，pH值可能低于7.35。

血常规检测：可反映孕产妇的血细胞数量及血红蛋白浓度。羊水栓塞时，可能出现白细胞计数增多、血红蛋白下降等情况。例如，白细胞计数可能超过15×10^9/L，血红蛋白可能低于100 g/L。

心肌酶学检查：有助于了解孕产妇的心肌受损状况。羊水栓塞患者心肌酶如肌酸激酶、肌酸激酶同工酶、乳酸脱氢酶等可能升高。具体而言，肌酸激酶可能超过200 U/L，肌酸激酶同工酶可能高于25 U/L，乳酸脱氢酶可能超过250 U/L。

胸部X线与CT扫描：可辅助诊断，观察横膈膜位置、肺实质变化或占位性病变等影像学特征。羊水栓塞患者胸部X线可能显示双肺弥漫性点状影、肺水肿、心脏增大等。CT扫描能更清晰地展示肺部病变的范围及程度。

四、治疗措施

（一）初始应对策略

1.保持呼吸道通畅

一旦疑似羊水栓塞发生，务必立即采取措施，保障患者的氧气供给。首要步骤为使用面罩给予氧气，通过提升氧浓度，以减轻患者的缺氧状况。若患者病情危急，面罩供氧无法满足治疗需求，则须即刻实施气管插管并行正压通气。临床数据表明，及时且有效的氧疗措施能显著提高患者的存活率。举例而言，在若干羊水栓塞成功救治的病例中，医护人员在察觉到患者症状出现的数分钟内，便迅速进行了气管插管正压给氧，为接下来的救治赢得了关键时间。

2.建立双侧静脉输液通道

建立两条静脉输液通路是极为关键的一环。这不仅为药物治疗提供了便利，还能在危急时刻迅速扩充患者血容量。通常，一条通路用于输注急救药品，例如抗过敏剂、升压剂等；另一条通路则用于补充体液，如生理盐水、葡萄糖液或血液制品等。设立双侧静脉通路，能确保紧急情况下药物和液体快速输入患者体内，提升救治成功率。此外，医护人员需密切监测患者的生命体征及输液状况，适时调整输液速率和药物用量，以保障患者安全。

（二）生命支持措施

1.呼吸支持治疗

在羊水栓塞的治疗过程中，呼吸辅助措施至关重要。保持呼吸道开放是确保氧气供给的前提，可采取面罩吸氧或气管插管等策略。对于病情较轻者，面罩吸氧可有效缓解肺、心、脑、肾等脏器的缺氧状况。而若患者病情危重，出现呼吸衰竭等表征，则需立即采取气管插管并实施正压通气，以保证充足的氧气。在极少数极端情形下，如孕产妇因羊水栓塞导致心搏骤停，医师需立即启动心肺复苏程序。心肺复苏涵盖胸外心脏按压、人工辅助呼吸等步骤，目的在于迅速恢复患者的心脏泵血功能和呼吸节律。数据显示，及时且有效的心肺复苏能够显著提升患者的存活概率，尤其是在病情发作后的关键时间窗口内实施。

2.循环支持治疗

对于羊水栓塞患者，循环支持治疗同样具有举足轻重的地位。医护人员需严格监控患者的液体平衡状态，以防输液量不当引发心力衰竭或肺水肿的风险。一旦患者出现有效血容量不足，导致休克症状，应迅速输注新鲜血液及血浆以补充。新鲜血液与血浆富含红细胞及凝血因子等关键成分，能有效提升患者血容量，进而改善其血液循环状况。医生会根据患者的实际病情，酌情确定输注血液及血浆的具体量。在补充血容量的过程中，医护人员还需密切观测患者的生命体征指标，包括血压、心率及呼吸等，并适时调整输液速率及药物剂量，以确保治疗安全。此外，还可适时应用升压药物，以维持患者血压稳定，防止休克病情恶化。

（三）对症治疗方法

1.纠正凝血功能障碍

羊水栓塞或致凝血障碍，积极应对宫缩乏力极为关键。须即刻补充红细胞及凝血因子，措施包括大量输注新鲜血液、血浆、冷沉淀物及纤维蛋白原等。研究指出，在部分羊水栓塞病例中，凝血因子的及时补给能有效制止出血。同时，应实施抗纤溶疗法，如静脉注射氨甲环酸，以抑制纤维蛋白的溶解，从而助力维持凝血功能的稳定性。

2.产科处理

分娩前出现羊水栓塞，需要边救治边排空子宫，以减少羊水进一步进入母体血液循环的风险。

第一产程发生的羊水栓塞，考虑剖宫产终止妊娠。这样可以迅速将胎儿取出，减轻对母体的负担。

第二产程出现羊水栓塞，阴道助产缩短第二产程结束分娩，尽快结束分娩过程，降低母婴风险。

产后出现羊水栓塞，如有较多阴道出血，积极抢救，经积极处理后，出血控制不佳，应切除子宫。这是为了防止持续出血危及产妇生命。

中期妊娠负压吸引术、清宫术过程中发生羊水栓塞，应停止手术进行抢救。

3.器官功能受损的对症支持治疗

心肺复苏之后，需对受损器官实施针对性支持治疗。针对神经系统，应采取必要保护措施，以防范缺氧等因素导致的神经损伤。需稳定血流动力学状态，确保血压、心率等生理指标处于正常范围，从而保障全身各器官的血液灌注。同时，要密切关注血氧饱和度及血糖水平，确保身体各器官代谢正常进行。一旦肾脏功能受损，应适时考虑实施血液透析治疗。此外，要积极预防感染，维护胃肠道正常功能，以期提升患者的存活率及康复质量。

（四）药物治疗选择

1.抗过敏

羊水栓塞可诱发剧烈过敏反应，此刻采用氢化可的松或地塞米松进行抗过敏治疗显得极为关键。这两种药物能够稳固溶酶体膜，庇护细胞，从而减轻过敏反应对机体的伤害。临床数据显示，羊水栓塞发生后，迅速给予大剂量氢化可的松或地塞米松，能有效减轻过敏表现，提升患者存活概率。譬如，在某些病例中，医师通过静脉注射地塞米松20～40mg，随后依据病情，将300～800mg的氢化可的松溶入5%～10%的葡萄糖溶液500mL中，进行静脉滴注维持治疗，取得了良好的疗效。

2.解除肺动脉高压

羊水栓塞可引发肺动脉高压，对患者生命构成重大威胁。采用罂粟碱、酚妥拉明、氨茶碱等药物，可有效缓解肺动脉高压状况。罂粟碱对冠状血管、脑血管及肺血管均具扩张效应，能减轻肺动脉高压。举例而言，将9mg盐酸罂粟碱溶于20mL/10%葡萄糖溶液中，缓慢静脉推注，可显著改善肺部血流，减轻患者缺氧状况。酚妥拉明同样能解除微血管痉挛，而氨茶碱除具备此作用外，还有利尿、扩张冠状动脉及缓解支气管平滑肌痉挛等功效。通过静脉注射这些药物，能够降低肺动脉压，进而改善患者的呼吸与循环状况。

3.抗休克

羊水栓塞患者常伴发休克，抗休克治疗成为核心环节。扩容治疗是抗休克的关键措施，其中低分子葡萄糖酐可作为有效扩容剂。若患者伴有失血情况，应及时补充新鲜血浆及平衡盐溶液。同时，需纠正酸中毒，给予5%碳酸氢钠溶液，并依据动脉血气分析结果调整治疗策略。对于休克患者，务必密切监测血压变化，并酌情使用血管活性药物，例如将40mg多巴胺溶于250mL 10%葡萄糖溶液中静脉滴注。通过采取综合治疗措施，旨在提升患者血压，改善组织灌注，从而防止休克病情恶化。

（五）手术治疗考量

当羊水栓塞患者产后遭遇难以控制的严重出血时，子宫切除术成为一项至关重要的手术治疗选择。羊水栓塞可引发子宫收缩无力、血管破损等问题，进而导致大量失血。若保守治疗手段无法有效遏制出血，持续性的失血将迅速威胁产妇生命安全。临床数据显示，在羊水栓塞的严重病例中，有一定比例的患者需接受子宫切除手术。例如，某些大型产科中心的研究表明，当产后出血达到一定量且短时间内无法得到有效控制时，及时实施子宫切除能显著提升产妇的存活率。子宫切除旨在根除出血源头，阻断羊水及有害物质继续进入母体血液循环，为后续的救治工作奠定基础。手术需迅速且精准地进行，由经验丰富的妇产科医生团队负责操作。在决定实施子宫切除前，医生会全面评估产妇的病情、出血量、生命体征等多项因素，并与家属进行充分沟通，明确手术的必要性和潜在风险。然而，子宫切除手术并非毫无风险，术后可能对产妇的身心产生一定影响。因此，术前后，医护人员需为产妇提供充分的心理支持和护理，助其渡过难关。同时，术后还需密切监测产妇的生命体征、出血状况及并发症的发生，及时采取相应处理措施，确保产妇的安全与康复。

（六）预防与后续管理

1.预防感染

对于羊水栓塞患者，应采用大剂量广谱抗生素预防感染，同时避免使用肾毒性药物。患者身体抵抗力减弱，易受感染威胁。因此，大剂量广谱抗生素的应用显得尤为关键，其能广泛覆盖潜在致病菌，有效降低感染风险。临床数据表明，在羊水栓塞的治疗过程中，及时且合理地使用大剂量广谱抗生素，能显著降低感染发生率。例如，在某些治疗案例中，医生选用头孢菌素类等广谱抗生素，取得了预防感染的显著成效。此外，为保护患者肾脏功能，应禁用肾毒性药物。因羊水栓塞可能对肾脏造成一定损伤，使用此类药物会加重肾脏负荷，进一步加剧肾功能损害。

2.密切监测生命体征

羊水栓塞患者的后续管理中，密切监测生命体征至关重要。医护人员需持续观察患者的体温、心率、呼吸频率、血压以及血氧饱和度等生命体征指标，以便及时发现病情变化，为治疗方案的调整提供有利依据。譬如，患者体温上升可能预示着感染的存在；心率加速、血压下降则可能是病情恶化的信号。医护人员应根据监测数据迅速采取相应干预措施。在康复阶段，患者应确保充分休息。羊水栓塞对患者身体造成了严重损伤，充分的休息对于促进身体恢复至关重要。患者应避免过度劳作和剧烈运动，确保每日获得足够的睡眠时间。同时，应采用少食多餐的饮食模式。这种饮食方式能够减轻胃肠道负担，避免一次性进食过多导致消化不良。患者应选择富含营养、易于消化吸收的食物，如高蛋白、高维生素食品，以加速身体康复。研究证实，合理的饮食安排与充足的休息对于羊水栓塞患者的康复具有至关重要的作用。

五、护理

（一）急救护理

1.快速启动急救流程，为生命争分夺秒

羊水栓塞的死亡率高达80%以上，这意味着每一分钟都至关重要。在建立静脉通道时，医护人员要动作迅速且准确，通常会选择上肢较大的静脉，如肘正中静脉等，确保药物能够快速进入产妇体内。抗过敏药物如大剂量的肾上腺糖皮质激素，能有效地稳定溶酶体、保护细胞，减轻过敏反应。抗休克药物如多巴胺等升压药物，可及时纠正产妇的低血压状态。在给予氧气方面，面罩给氧能在短时间内提高血氧饱和度，若情况严重，气管插管正压给氧则更为有效，它能为产妇提供更高浓度的氧气，极大地改善缺氧状态，保护心、脑、肾等重要器官。在急救过程中，医护人员要时刻关注产妇的生命体征变化，例如当心率过快时，可能需要调整药物剂量或采取其他措施来稳定心率；当血压持续下降时，要及时加大升压药物的用量或考虑其他治疗方法。同时，要根据病情的变化随时调整治疗方案，确保急救措施的有效性。

2.专业团队协作，提高急救成功率

多学科团队的协作在羊水栓塞的急救中起着决定性的作用。妇产科医生凭借丰富的临床经验和专业知识，准确判断是否需要终止妊娠以及选择合适的分娩方式，如剖宫产可以在紧急情况下迅速将胎儿取出，减轻对产妇的危害。麻醉医生时刻关注产妇的呼吸和循环功能，根据情况给予适当的麻醉和镇痛，确保产妇在手术过程中不会感到过度的疼痛和不适，同时维持其生命体征的稳定。护士作为团队中的重要成员，不仅要准确执行医嘱，还要密切观察病情变化，及时向医生汇报。例如，当发现产妇出现异常出血时，要立即通知医生采取相应措施。此外，护士还要为产妇提供心理支持，缓解其紧张和恐惧情绪。检验科医生和血库工作人员则要争分夺秒地提供血液检验结果和血液制品，确保产妇有足够的血液供应。在这个过程中，团队成员之间的密切沟通至关重要，通过信息共享，大家能够及时了解产妇的病情变化，协同作战，提高急救成功率。

（二）病情监测

1.生命体征监测，把握病情变化关键

生命体征的监测对于羊水栓塞的产妇至关重要。正常情况下，产妇的心率一般在60～100次/分钟，血压维持在一定范围内，呼吸频率适中，体温也较为稳定。然而，羊水栓塞可能会导致这些生命体征发生明显变化。据统计，约有70%的羊水栓塞患者会出现心率加快的症状，心率可能高达120次/分钟甚至更高。同时，血压也可能急剧下降，收缩压可能降至90mmHg以下。呼吸急促也是常见表现，呼吸频率可能超过24次/分钟。此外，体温的变化也不容忽视，有的产妇可能会出现高热，体温可达38℃以上，也有部分产妇会出现体温过低的情况。

当发现这些生命体征异常时，医护人员应立即报告医生，采取相应的治疗措施。例如，对于心率加快的产妇，可以给予适当的药物来控制心率；对于血压下降的产妇，及时补充血容量并使用升压药物。同时，持续观察生命体征的变化趋势也非常关键。如果心率逐渐加快且没有缓解的迹象，或者血压持续下降难以恢复，这都提示病情可能在加重。此时，需要及时调整治疗方案，可能需要增加药物剂量、采取更积极的治疗手段，如使用更强效的升压药物或进行输血治疗等。

2.意识状态观察，警惕神经系统并发症

羊水栓塞可能引发神经系统并发症，严重威胁产妇的生命安全。在观察产妇的意识状态时，要密切留意其神志是否清醒。正常情况下，产妇应该对周围环境有清晰的认知，反应灵敏。但如果出现羊水栓塞，产妇可能会表现出烦躁不安，这可能是由于脑部缺氧或神经系统受损引起的。另外，嗜睡也是一个需要警惕的症状，可能意味着病情在进一步发展。

一旦发现产妇出现意识障碍，必须立即报告医生进行神经系统检查。通过头颅CT等检查手段，可以排除颅内出血、脑梗死等疾病。对于昏迷的产妇，护理工作尤为重要。要确保呼吸道通畅，可将产妇的头偏向一侧，防止误吸和窒息。同时，要密切观察呼吸情况，必要时给予氧气支持。

3.阴道出血量监测，预防产后出血

羊水栓塞常伴随产后出血，准确监测阴道出血量是病情监测的重点之一。称重法是一种常用的检测方法，失血mL=总量（称重）–原纱布量/1.05（血液比重）。容积法也可使用，如准备专门的容器收集阴道出血，以便准确测量出血量。正常情况下，产后出血量有一定的范围，但如果是羊水栓塞患者，出血量可能会大大增加。

当出血量超过正常范围时，应及时报告医生采取止血措施。例如，可以使用宫缩剂促进子宫收缩，减少出血。同时，观察阴道出血的颜色和性状也很关键。如果出现鲜红色血液，可能提示有活动性出血；若有凝血块出现，也需要进一步检查和处理，可能意味着凝血功能出现问题。此时，可能需要补充凝血因子或使用抗凝药物进行治疗。

（三）生活护理

1.舒适环境营造，促进身心康复

保持病房整洁是营造舒适环境的基础。每天定时进行病房清洁，清理垃圾，擦拭家具和设备表面，确保病房无灰尘、无杂物。通风良好对于产妇的康复至关重要。每天至少通风三次，每次通风时间不少于30min，让新鲜空气在病房内流通，降低空气中的细菌和病毒含量。温度适宜能让产妇感到舒适，一般将病房温度控制在22～24℃，根据产妇的感受进行适当调整。光线柔和可以减少对产妇眼睛的刺激，采用遮光窗帘或调节灯光亮度，营造出温馨的氛围。

合理安排产妇的作息时间有助于身体恢复。制定科学的作息时间表，保证产妇每天有足够的睡眠时间，一般不少于8h。白天适当安排休息时间，避免过度劳累。为了减少噪声干扰，在病房内设置静音标识，提醒医护人员和探视人员保持安静。严格控制探视人员数量和时间，避免过多人员聚集，影响产妇休息。

提供必要的生活护理能满足产妇的基本需求。协助产妇洗漱时，要注意水温适宜，动作轻柔，避免弄湿产妇衣物。在进食方面，根据产妇的口味和身体状况，提供营养丰富、色香味俱佳的食物。对于行动不便的产妇，要耐心喂食，确保产妇摄入足够的营养。协助产妇翻身时，要注意动作协调，避免拉扯伤口。定期为产妇更换衣物和床单，保持身体清洁。

2.心理支持给予，缓解焦虑恐惧

羊水栓塞作为一种突发且严重的产科并发症，给产妇和家属带来巨大的心理压力。护士应主动与产妇和家属沟通，通过交谈了解他们的心理状态。耐心倾听他们的担忧和恐惧，给予真诚的关心和安慰。例如，当产妇表达对病情的担忧时，护士可以握住她的手，给予她温暖和力量。

向产妇和家属介绍疾病的相关知识，包括病因、症状、治疗方法和预后情况。通过生动的讲解和图片展示，让他们对疾病有更深入的了解，增强信心和安全感。例如，告诉他们羊水栓塞虽然凶险，但经过及时有效的治疗，很多产妇都能康复。鼓励产妇积极配合治疗，保持乐观的心态。可以分享一些成功康复的案例，激发产妇的斗志。同时，关注家属的心理状态，给予他们必要的支持和帮助。提醒家属多陪伴产妇，给予她情感上的支持。

3.康复指导提供，助力回归正常生活

康复指导对于羊水栓塞后的产妇至关重要。指导产妇进行适当的活动，如翻身可以促进血液循环，预防压疮。每2～3h协助产妇翻身一次。坐起和下床活动要根据产妇的身体状况逐渐进行，一般在产后24h后可以尝试坐起，48h后可以在护士的陪同下下床活动。活动强度和时间要逐渐增加，避免过度劳累。例如，第一天下床活动时间可以控制在10～15min，以后每天逐渐增加。

饮食方面，给予营养丰富、易消化的食物。富含蛋白质的食物如鸡蛋、牛奶、鱼肉等有助于身体恢复，每天保证足够的摄入量。多吃新鲜的蔬菜和水果，提供丰富的维生素和矿物质。避免辛辣、刺激性食物，以免影响肠胃功能。鼓励产妇多喝水，保持大便通畅，预防便秘。一般每天饮水量不少于1500 mL。

出院后，嘱咐产妇定期复查。一般在出院后1周、1个月、3个月进行复查，检查身体恢复情况。如有不适及时就诊，不要拖延。提醒产妇注意个人卫生，勤洗手、勤换衣物，避免感染。特别是注意外阴清洁，每天用温水清洗，防止细菌滋生。

第十四章　产褥感染

产褥感染是指产褥期生殖遭受致病菌感染，引起局部或者全身的炎症变化。由于分娩破坏了机体正常的防御机制，并且产妇的抵抗力降低，导致生殖道被内源性或者外源性的细菌所感染。其中，厌氧链球菌和杆菌是最为常见的致病菌，轻者炎症局限在生殖道局部，重者会引起脓血症、败血症，还会危及产妇的生命，在引起产妇死亡的原因中产褥感染已经跃居第三位。由于抗生素的早期应用，严重的产褥感染已经很少见了。在临床实践中，应加强对产妇的产前、产时和产后的护理，预防产褥感染的发生。一旦发生产褥感染，应及时诊断和治疗，以提高产妇的治愈率和生存率。

一、病因与发病机制

产褥感染的病因较为复杂，主要包括病原体入侵、产妇自身免疫力低下、分娩过程中的污染等多种因素。病原体入侵是产褥感染的主要原因，常见的细菌、真菌等病原体可以通过内源性和外源性两种途径感染产妇。内源性感染是指孕妇生殖道或其他部位寄生的病原体，在产妇抵抗力下降时致病；外源性感染是指被污染的衣物、用具、手术器械、敷料等物品接触后引起感染。此外，分娩过程中的胎膜早破、产程延长、多次阴道检查等因素也会增加病原体入侵的机会。

（一）病原体入侵

1.常见细菌

大肠杆菌作为外源性感染的主要菌种，常栖息于阴道、会阴部及尿道口周边。产褥期间，卫生状况不佳可促进其迅速繁殖并引发疾病。鉴于大肠杆菌在不同环境下对抗生素的敏感性差异显著，因此需通过药物敏感试验来制定针对性的治疗方案。例如，产妇产后若卫生护理不当，大肠杆菌可能经由尿道口侵入生殖道，导致感染，症状可能包括发热、腹痛及恶露异常等。金黄色葡萄球菌同样为外源性感染源，易引发严重的伤口感染。分娩时若伤口处理不当或消毒不严格，金黄色葡萄球菌即可趁机侵入并造成感染。该菌因能产生青霉素酶而对青霉素产生耐药性，给治疗带来难度。β溶血性链球菌是外源性产褥感染的重要致病菌，能分泌致热外毒素及溶组织酶，引发严重感染，且病变扩散迅速，严重时可导致败血症。其临床特征为发热出现早，通常在产后约11h即可出现发热，体温常超过38℃，并伴有寒战、心率加快、腹胀、子宫复旧不佳、子宫旁或附件区触痛，甚至可能并发菌血症。

2.真菌

白念珠菌等真菌在产妇使用大量抗生素或患有糖尿病等基础疾病时易滋生，从而引起产褥感染。例如，当产妇因其他疾病使用了大量抗生素后，阴道内的菌群平衡被打破，白念珠菌大量繁殖，引发阴道炎，进而可能扩散至生殖道其他部位，导致产褥感染。糖尿病患者由于血糖控制不佳，身体的免疫功能受到影响，也为真菌的生长提供了适宜的环境。

3.其他病原体

支原体、衣原体亦可能为产褥感染之因素。女性生殖道中可寄生有解脲衣原体、人型支原体及沙眼衣原体，其感染往往症状不明显，临床表现较为轻微。然而，在特定条件下，如产妇体质减弱时，这些微生物亦有可能导致产褥感染的发生。

（二）产妇自身免疫力低下

孕期贫血与营养不良等因素可致产妇体质虚弱，免疫力减弱。孕期贫血，作为降低产妇免疫力的常见因素，会削弱身体氧输送能力，影响各器官功能，进而使免疫系统受损。譬如，孕期贫血的产妇在分娩后，身体恢复速度较慢，更易受病原体侵袭，产褥感染风险随之增高。孕期营养不良则会导致产妇缺乏必需的营养物质，如蛋白质、维生素等，这些对维持免疫系统正常功能至关重要。营养摄入不足会使产妇抵抗力下降，从而增加产褥感染的可能性。分娩过程中的体力大量消耗及失血，亦会使产妇免疫力暂时降低，提升感染风险。分娩时产妇大量出汗、能量消耗，身体处于疲惫状态；同时，失血导致血容量减少，影响器官功能，免疫系统亦受抑制。产后产妇可能感到虚弱，若此时卫生不当，易受病原体感染。产后休息不充分及精神压力大，同样会影响产妇免疫系统功能。产后产妇需照顾新生儿，常休息不足，长期睡眠不足影响身体恢复及免疫系统。此外，产后产妇可能面临照顾新生儿压力、家庭关系变化等，精神压力过大会使身体分泌应激激素，可能抑制免疫系统功能。例如，产后产妇因精神压力大出现焦虑、抑郁情绪，免疫力随之下降，产褥感染风险增加。

（三）分娩过程中的污染

胎膜早破情况分析：胎膜早破若持续过久，会延长生殖道与外界的接触时间，从而增加细菌侵入的机会。当胎膜早破超过24h，感染风险将显著提升。譬如，胎膜早破后，细菌可能经由阴道侵入宫腔，导致子宫内感染。此外，胎膜早破还可能引起羊水减少，影响胎儿的正常发育，并同时加大产妇及胎儿的感染风险。

产程延长的影响：产程若过长，会导致产妇体力消耗过大、子宫收缩力减弱，同时生殖道长时间暴露于外界，增加感染的可能性。产程延长可能由胎儿体积过大、胎位异常、产妇精神过度紧张等多种因素引起。产程延长不仅提升了感染风险，还可能引发产后出血、胎儿窘迫等并发症。例如，产程延长的产妇在分娩时，由于子宫收缩力减弱，生殖道长时间处于开放状态，细菌易侵入，导致产褥感染。

多次阴道检查的风险：频繁的阴道检查可能损伤生殖道黏膜，为细菌侵入提供条件。分娩过程中，医生会根据需要实施阴道检查以监测产程进展。然而，阴道检查过于频繁会增加生殖道黏膜损伤的风险。例如，多次阴道检查后，产妇可能出现阴道少量出血，此时细菌更易侵入生殖道，引发感染。

手术助产的风险评估：剖宫产、产钳助产等手术助产方式可能损伤生殖道，增加感染风险。剖宫产术后切口易感染，且新妈妈的免疫系统可能受影响。产钳助产可能导致会阴撕裂等损伤，为细菌侵入提供途径。例如，剖宫产术后产妇若切口护理不当，易发生切口感染，进而引发产褥感染。产钳助产的产妇若会阴撕裂伤口未得到及时有效处理，也可能遭受细菌感染。

二、临床表现

产褥感染的临床表现主要包括发热、疼痛、恶露异常等常见症状。此外，产褥感染还可能伴有其他症状，如尿频、尿急、尿痛、下肢水肿等。

（一）发热

发热是产褥感染最典型的症状表现之一，通常体温达到或超过38℃，并持续24h及以上。初期发热可能由脱水因素诱发，但若在产后2～3日后突发高热，应考虑产褥感染的可能性。产褥期间，产妇体质相对虚弱，水分流失速度较快，若补水不及时，易发生脱水，进而引发早期发热。然而，当产后2～3日，产妇水分代谢逐渐恢复正常时，若突然出现高热症状，医护人员应高度怀疑产褥感染。临床数据显示，约70%的产褥感染产妇会出现发热表现。发热的程度和持续时间因感染部位及严重程度而异。

以急性子宫内膜炎和子宫肌炎为例，发热时常伴有寒战、头痛等不适；而盆腔脓肿时，发热则可能呈现为弛张热型。在急性子宫内膜炎和子宫肌炎的情境下，病原体侵入子宫，引发炎症反应。产妇除发热外，还常伴寒战，这是身体通过肌肉快速收缩产热以抵抗感染的一种反应。同时，头痛也颇为常见，可能与发热导致脑血管扩张或感染引发的全身炎症反应影响神经系统有关。而当盆腔脓肿形成时，脓肿内细菌繁殖及毒素释放导致体温波动大，呈现弛张的特征。此情况下，发热持续时间长，且常规退热方法难以奏效。

（二）疼痛

腹痛：作为产褥感染的常见症状，主要由子宫内膜炎、子宫肌炎等导致的子宫收缩不佳所引起，表现为下腹部疼痛。疼痛程度随感染严重程度而变化，轻者仅为隐约不适，重者则疼痛剧烈。子宫内膜炎及子宫肌炎会干扰子宫的正常收缩，阻碍其恢复至孕前状态，从而引发下腹部疼痛。感染轻微时，疼痛可能仅为类似月经期的轻微隐痛；若感染严重，炎症蔓延至周围组织，疼痛将变得剧烈，甚至难以忍受，导致部分产妇活动受限，需卧床休息。

会阴痛：会阴伤口若感染，会出现会阴部位疼痛，伴有局部红肿、明显压痛及脓性分泌物。分娩时，产妇常会因会阴侧切或自然撕裂形成伤口。若伤口护理不当，易受细菌感染。感染后，产妇会阴部位疼痛加剧，尤其在坐、行或排便时更为明显。检查时可见局部红肿，压痛显著，且有脓性、异味分泌物流出，这是感染的重要指征。

其他疼痛部位：盆腔结缔组织炎可引起下腹部及腰骶部持续疼痛；泌尿系统感染则表现为尿频、尿急、尿痛等症状。盆腔结缔组织炎是产褥感染的常见并发症，病原体侵犯盆腔结缔组织引发炎症，导致下腹部及腰骶部疼痛，且疼痛可能随病情加重而加剧。同时，由于泌尿系统与生殖系统相邻近，产褥感染易累及泌尿系统，引发膀胱炎、肾盂肾炎等，产妇从而出现尿频、尿急、尿痛等疼痛症状。据统计，约20%的产褥感染产妇会并发泌尿系统感染，这些疼痛症状不仅给产妇带来身体不适，还影响其日常生活及心理健康状态。

（三）恶露异常

在产褥期，子宫作为恢复的核心器官，一旦遭受感染，会引发子宫内膜及肌层的炎性反应。此炎症反应致使恶露特性发生显著变化，表现为脓性分泌物的大量涌现，且这些分泌物常伴有刺鼻异味，是产褥感染的一个显著标志。同时，恶露的排出量会增加，其颜色也可能由最初的血性转变为脓性或浆液性，这归因于子宫内部组织因感染而坏死、渗出，进而改变了恶露的构成。若感染进一步蔓延至输卵管、卵巢等生殖器官，则可能导致恶露排出受阻，表现为恶露持续时间的延长，甚至出现恶露淋漓不尽的状况。此时，炎症干扰了这些器官的正常运作，不仅加剧了产妇的感染风险，也对子宫的恢复及产妇的整体健康构成了威胁。部分产妇可能因恶露持续不净而感到焦虑与不安，因此，及时采取治疗措施并提供心理疏导显得尤为重要。

（四）严重程度评估

轻度产褥感染症状较轻微，主要体现为低热状态，腹部仅有轻度疼痛，恶露出现轻微异常。治疗时，应确保产妇有充分的休息，增加营养摄入，尤其是富含蛋白质、维生素的食物，同时加强局部卫生护理，保持会阴部清洁，并适时更换卫生用品。配合适当的抗生素疗法，通常可有效控制病情发展。中度产褥感染则表现为体温显著升高，可达39℃或39℃以上，腹痛症状明显加剧，恶露量异常增多且伴有异味。部分产妇还可能出现泌尿或消化系统的不适，如尿频、尿痛及恶心等症状。此时，需立即采用有效抗生素进行治疗，并密切监控病情变化，定期进行相关检查，如血常规、分泌物检测等，以评估感染控制效果，防止病情恶化至重度。重度产褥感染病情危急，产妇持续高热，体温常超过40℃，腹痛剧烈难忍，恶露呈脓性且排量大增。同时，产妇会出现一系列全身中毒反应，如寒战、剧烈头痛、极度乏力及食欲缺乏等。若不及时救治，可能引发脓毒血症、败血症等致命并发症。因此，必须立即采取抢救措施，包括使用强效广谱抗生素、纠正贫血与电解质失衡、提升免疫力等。若出现脓肿等严重状况，则需施行手术，如脓肿切开引流。在此过程中，需严密监测产妇生命体征，加强护理，以预防并发症的发生。

三、检查及诊断

通过临床表现结合实验室检查，如血常规分析及分泌物培养等，能够精确判定产褥感染的具体类型及其严重程度。血常规检测结果显示，血细胞总数上升，中性粒细胞比例增高，并伴随细胞核左移现象。对分泌物进行培养，可明确感染的病原微生物种类，为抗生素的合理选择提供科学依据。另外，利用B超、CT等影像学技术手段，能够对因感染所形成的炎性包块及脓肿进行准确定位和性质判断，从而辅助临床决策。

（一）病史依据

1.详细询问病史

在面对疑似产褥感染的产妇时，医生首要步骤是细致询问其病史。分娩方式作为评估感染风险的关键因素，医生需特别关注。譬如，剖宫产产妇因手术切口的存在，其感染风险相对较高。同时，产程的进展情况亦不可忽视，产程的延长会增加生殖道的暴露时长及产妇的疲劳度，进而提升感染的可能性。胎膜早破持续时间过长，会为细菌入侵提供更多机会，因此医生会着重询问胎膜早破的确切时长。此外，产后出血状况可能导致产妇体质虚弱，免疫力降低，成为感染的又一重要因素。医生还会详细探询产妇是否出现发热、腹痛、恶露异常等症状，以及这些症状的出现时间、严重程度和变化趋势。通过全面细致的病史询问，医生可初步评估产妇是否疑似产褥感染，并为后续的检查与诊断提供关键线索。

2.全身及局部体检

全身性检查涵盖对产妇体温、脉率、呼吸频率及血压等生命体征的测量。体温上升作为产褥感染的典型表现，其升高幅度可映射出感染的严峻程度。脉率增速可能意味着机体正处于应激反应状态，呼吸加快则可能与全身性炎症反应相关联，而血压的波动可能反映了血容量状态及心血管系统的功能状况。局部体格检查则聚焦于腹部、盆腔区域及会阴部伤口。在腹部检查中，医生会留意是否存在压痛、反跳痛等体征，这些可能是腹膜炎等严重感染的警示信号。盆腔检查旨在确定子宫的大小、位置、质地，并评估有无压痛，以辅助判断子宫内膜炎、子宫肌炎等感染的存在。对于会阴部伤口，检查重点在于伤口的愈合进程、是否伴有红肿、压痛或脓性分泌物，从而判定会阴伤口是否感染。通过综合全身及局部体格检查，医生能够明确感染的具体部位及严重程度，并排除其他可能导致产褥病的疾病以及伤口感染等情况。

（二）实验室检查

1.血常规

血常规检测是评估感染状况的关键手段之一。在产褥感染的情况下，白细胞总数会出现上升，特别是中性粒细胞的比例显著增加，同时伴有细胞核左移的现象。这一变化源于机体在感染时免疫系统的激活，导致白细胞数量增多，以抵御病原体的侵袭。其中，中性粒细胞的增多尤为显著，它们是抵御细菌感染的主力军。细胞核左移则指示着未成熟白细胞数量的增加，这通常标志着感染程度较为严重，机体需要动员更多白细胞来应对感染挑战。医生通过观察血细胞总数、中性粒细胞比例以及细胞核左移的情况，能够初步评估感染的严重程度，并为后续的治疗方案提供重要参考依据。

2.分泌物培养

分泌物培养对于确定感染病原体的种类至关重要。在进行此项检查时，首先需对阴道及宫颈进行常规消毒，随后使用棉拭子穿过宫颈管，采集宫腔内的分泌物，以进行需氧菌与厌氧菌的双重培养。鉴于产褥感染多为需氧菌与厌氧菌的混合性感染，双重培养方法能够更全面地识别出病原体。在培养结果出具前，医生通常会依据临床经验，选用广谱抗生素进行初步治疗。一旦培养结果明确了病原体类型，便可结合病原体种类及药物敏感性试验结果，选用最具针对性的抗生素进行治疗。例如，若培养出大肠杆菌，则依据药物敏感性试验，选用对大肠杆菌具有敏感性的抗生素，如头孢菌素类药物，以期提升治疗效果。

3.病原体抗原和特异性抗体检查

随着医学科技的进步，市场上已涌现出众多商品化试剂盒，能够迅速检测病原体的抗原及特异性抗体。此方法以其快速、便捷的特性，可在短时间内提供检测结果，有利于感染的早期诊断。以衣原体、支原体感染为例，可通过检测其相应抗原或抗体来确立诊断。若检测结果呈阳性，则表明产妇可能已感染该病原体，医生可据此进行进一步确诊与治疗。C–反应蛋白检测简述：C–反应蛋白作为一种急性期反应蛋白，在感染、炎症等状况下会迅速上升。通过检测血清中的C–反应蛋白水平，有助于感染的早期识别。通常，当C–反应蛋白水平超过8mg/L时，可能提示存在感染。在产褥感染的情境中，C–反应蛋白的升高幅度与感染的严重程度呈正相关。若C–反应蛋白持续上升，则表明感染可能正在恶化，需加强监测并及时调整治疗策略。

（三）影像学检查

B超、彩色多普勒超声、CT扫描及磁共振成像等检测技术，能够对感染性炎性包块、脓肿以及静脉血栓进行精确定位与定性分析。B超作为一种常规无创检查手段，可直观观察盆腔内部状况。在产褥感染情境下，若形成炎性包块或脓肿，超声图像上可呈现为液性暗区或低回声区域。医师可依据超声结果，明确包块或脓肿的具体位置、尺寸及形态特征，为后续治疗提供有力依据。以盆腔脓肿为例，超声可帮助医师判断脓肿是否邻近子宫、附件等关键器官，以及脓肿大小是否适宜采取穿刺引流等治疗措施。彩色多普勒超声则能进一步观测血流状况，评估炎性包块或脓肿的血供状况，并监测是否存在血栓形成等并发问题。而CT扫描与磁共振成像凭借其更高的分辨率，能更清晰地展现感染的范围与程度，对于复杂感染病例的诊断具有重要价值。譬如，在疑似深部组织感染或盆腔内广泛粘连时，CT或磁共振成像可提供更为详尽的信息，辅助医师制定更为精确的治疗方案。

四、治疗措施

产褥感染的治疗策略以抗感染治疗为核心，需依据病原体类型选择恰当的抗生素及疗程。同时，辅以支持性治疗，旨在纠正贫血、电解质紊乱，并增强机体免疫力。对于宫腔内的残留物及脓肿等病灶，应及时予以清除，采取半卧位等体位辅助排出病原组织。在治疗实施过程中，需特别关注需氧菌、厌氧菌及耐药菌株的问题，对于感染严重者，应首选广谱且高效的抗生素进行综合治疗。在必要时，可短期内加用肾上腺糖皮质激素，以提升机体的应激反应能力。

（一）抗感染治疗

细菌感染方面：针对大肠杆菌、金黄色葡萄球菌等常见细菌，可选用青霉素类或头孢菌素类抗生素进行治疗。对于β溶血性链球菌感染，青霉素为首选药物；若对青霉素过敏，则可选用红霉素等抗生素作为替代。对于大肠杆菌感染的产妇，应依据药物敏感试验结果选用合适的抗生素。若大肠杆菌对头孢菌素敏感，可采用头孢噻肟钠等第三代头孢菌素治疗。头孢噻肟钠具有广谱抗菌、杀菌力强及对β-内酰胺酶稳定等特性，对大肠杆菌感染有良好疗效。治疗周期通常为7～10天，具体时长需根据产妇病情及治疗反应调整。金黄色葡萄球菌感染的产妇，由于该菌易产生青霉素酶导致对青霉素耐药，故可选用苯唑西林钠等耐酶青霉素治疗。苯唑西林钠对金黄色葡萄球菌具有显著抗菌活性，能有效控制感染。对于严重感染病例，可联合使用庆大霉素等氨基糖苷类抗生素以增强抗菌效果，治疗周期一般为10～14天。β溶血性链球菌感染的产妇，应首选青霉素治疗，因其对β溶血性链球菌高度敏感，能迅速控制感染。轻度感染者可使用青霉素G治疗，中度或重度感染者则可联合克林霉素等抗生素治疗。治疗周期通常为7～10天，严重感染病例可能需延长治疗时间。

真菌感染方面：白念珠菌等真菌感染可选用氟康唑、伊曲康唑等抗真菌药物治疗。对于白念珠菌感染的产妇，氟康唑是一种广谱抗真菌药物，具有良好抗菌活性，治疗周期一般为7～14天，具体时长需根据产妇病情及治疗反应确定。在使用氟康唑治疗过程中，应密切观察产妇不良反应，如恶心、呕吐、肝功能异常等，一旦出现严重不良反应，需及时调整治疗方案。

衣原体、支原体感染方面：可选用阿奇霉素、多西环素等抗生素治疗。对于衣原体、支原体感染的产妇，阿奇霉素作为一种大环内酯类抗生素，具有较好抗菌活性，治疗周期通常为7～10天。对于病情严重者，可联合使用多西环素等四环素类抗生素以增强抗菌效果。在使用阿奇霉素和多西环素治疗过程中，应注意监测药物不良反应，如胃肠道反应、肝功能异常等。

（二）治疗疗程

通常情况下，轻度产褥感染的抗生素治疗周期为5～7日；中度产褥感染则需7～10日的抗生素治疗；而重度产褥感染的治疗可能长达10～14日，甚至更久。在治疗进程中，需密切监测患者的临床症状、体征及实验室检测结果，以便及时调整治疗计划。对于轻度产褥感染的产妇，经过5～7日的抗生素治疗后，多数症状可得以缓解。治疗期间，医生会定期复检血常规、C–反应蛋白等指标，以观察白细胞计数、中性粒细胞比例及C–反应蛋白的变化趋势。若这些指标逐步恢复正常，产妇体温稳定于正常范围，且腹痛、恶露异常等症状消失，则表明感染已得到有效控制，可考虑停用抗生素。中度产褥感染的产妇，需接受7～10日的抗生素治疗。治疗过程中，医生会更为密切地监控产妇的病情变化。除定期复检实验室指标外，还会对产妇进行全面及局部体格检查，评估腹部压痛、反跳痛是否减轻，盆腔检查子宫大小、质地及压痛情况是否改善，以及会阴伤口愈合情况是否良好等。若治疗过程中产妇症状未见明显改善或出现加重，医生会及时调整抗生素种类及剂量，或考虑联合应用其他抗生素。重度产褥感染的产妇，治疗周期可能长达10～14日甚至更长。此类产妇病情危重，感染可能已波及全身多个器官，引发脓毒血症、败血症等致命并发症。治疗过程中，医生会采取综合治疗手段，包括应用广谱高效抗生素、纠正贫血与电解质紊乱、增强免疫力等。同时，密切监测产妇的生命体征，如体温、脉搏、呼吸、血压等，以及实验室影像学检查结果。若感染未能得到有效控制，可能需延长抗生素使用时间，或考虑手术治疗。

（三）其他治疗措施

1.支持治疗

支持性疗法在产褥感染的治疗中占据关键地位。产褥期产妇体质虚弱，需加强营养摄入，以增强机体免疫力。在饮食方面，应提供富含蛋白质、热量和维生素的食物，例如鸡肉、鱼类、蛋类以及新鲜蔬果等。同时，确保产妇有足够的休息时间，避免过度疲劳。针对发热的产妇，可采取物理降温或给予退热药物进行对症治疗，常用药物如对乙酰氨基酚，其退热效果显著且副作用较小。对于疼痛较为剧烈的产妇，可适量给予止痛药物，布洛芬即为一种选择。然而，在使用止痛药物时，需警惕其可能带来的不良反应，包括胃肠道不适及肝肾功能损害等。对于出现贫血或失血性休克的产妇，需实施输血及补液等治疗措施。贫血会降低产妇身体的氧运输能力，影响各器官功能，并削弱免疫系统。因此，对于贫血程度较重的产妇，应及时进行输血治疗，以提高血红蛋白水平，改善氧运输能力。同时，给予补液治疗以维持血容量及水电解质平衡。在输血及补液过程中，医生会密切监测产妇的生命体征及实验室检查结果，以预防输血反应及其他并发症的发生。

2.脓肿引流

脓肿切开引流是处理产褥感染的重要手段之一。当产褥感染导致盆腔脓肿或子宫切口脓肿形成时，需及时采取切开引流措施。在实施脓肿引流前，医生会安排详尽的影像学检查，包括B超、CT扫描等，以明确脓肿的具体位置、大小及形态特征。随后，依据脓肿的实际情况，医生会选定适宜的引流方式，如采用经阴道途径或经腹部途径进行引流。在引流操作过程中，需确保引流通畅无阻，并定期更换敷料，以有效防止感染进一步扩散。同时，应配合抗生素治疗，以有效控制感染状况。

3.处理残留的胎盘和胎膜

产褥感染中，胎盘及胎膜残留为一常见诱因。若产褥感染确由胎盘、胎膜残留所致，应在实施有效抗感染治疗的基础上，及时清除宫腔内的残留物质。清除前，医生会通过B超检查、妇科检查等手段，细致评估残留物的具体位置、大小及形态特征。随后，依据残留物的实际情况，选择适宜的清除方案，如采用刮宫术或宫腔镜下清除术等。在清除过程中，需确保操作轻柔，以避免对子宫及周围组织造成损伤。同时，应辅以抗生素治疗，以有效遏制感染扩散。

4.抗凝治疗

产褥感染中，血栓性静脉炎是一项严重的并发症。对于罹患血栓性静脉炎的患者，在施用大剂量抗生素的同时，需辅以肝素等抗凝药物进行治疗。肝素作为一种广泛应用的抗凝剂，能有效抑制血液凝结，预防血栓的形成及扩展。在肝素治疗过程中，医生会严密监控患者的凝血功能指标，包括凝血酶原时间、部分活化凝血活酶时间等，以便适时调整肝素用量，避免出血等不良反应的发生。此外，应继续使用抗生素以控制感染状况。

5.手术治疗

手术治疗被视为产褥感染的终极治疗选项。当面临如子宫重度感染、盆腔脓肿等严峻情况，且保守治疗未能奏效时，可能需转向手术治疗。手术方案涵盖子宫切除及脓肿切开引流等。具体而言，子宫切除适用于那些子宫感染严重、保守治疗无效且生命受到威胁的产妇。在执行子宫切除时，医生会尽可能保留卵巢与输卵管，以确保产妇的内分泌功能不受影响。而脓肿切开引流术，则针对盆腔脓肿等病症，通过手术切开脓肿以排出脓液，从而缓解感染症状。在手术过程中，医生会严格遵循无菌操作规范，以防感染进一步扩散。同时，术后需辅以抗生素治疗及支持性疗法，助力产妇加速康复。总之，产褥感染作为妇产科临床的一项严重并发症，务必引起医护人员的高度警觉。通过深入探究产褥感染的成因、发病机制、病理生理变化、临床表现、检查诊断手段及治疗方案，我们能够提升对产褥感染的认知与诊疗水平，切实保障产妇的健康与生命安全。

五、护理

（一）发热护理

1.密切监测体温变化，为产褥感染产妇筑牢防线

产褥感染常伴有发热症状，作为护理人员，需定时测量产妇体温，密切关注体温波动情况，及时发现异常升温。一般可每2～4h测量一次体温，尤其是对于有产褥感染风险因素的产妇，如胎膜早破、产程延长、产后出血等更应加强体温监测。通过持续的体温监测，能够在早期发现产褥感染的迹象，为及时治疗争取宝贵时间。

2.合理运用物理降温，如温水擦浴等方法，为产妇带来舒适

当产妇体温升高但未达到药物降温标准时，可采用温水擦浴的方式进行物理降温。温水擦浴操作流程如下：护士着装整齐，洗手，戴口罩，准备好治疗盘内的大毛巾2条、小毛巾2条、热水袋及套、冰袋及套，治疗盘外的脸盆、水温32～34℃，手消毒凝胶。查对患者、腕带，评估患者的年龄、病情、体温、意识、治疗情况、皮肤状况、活动能力、合作程度，并向患者解释温水擦浴的目的、方法、注意事项及配合要点。松开床尾，协助患者脱去上衣，置冰袋、热水袋置足底。方法为脱去衣裤，大

毛巾垫擦拭部位下。小毛巾浸入温水中，拧至半干，缠于手上成手套状，以离心方向拭浴，拭浴后用大毛巾擦干皮肤。顺序为双上肢：患者取仰卧位，按顺序拭浴，先颈→外侧肩→肩上臂外侧→前臂外侧→手背，再侧胸→腋窝→上臂内侧→前臂内侧→手心；腰背部：患者取侧卧位，从颈下肩部臀部，擦拭毕，穿好衣服；双下肢：患者取仰卧位，按顺序拭浴，外侧：髂骨→下肢外侧→足背，内侧：腹股沟→下肢内侧→内踝，后侧：臀下→大腿后侧→腘窝→足跟。时间为每侧（四肢、腰背部）3 min，全过程20 min以内，同时观察患者有无出现寒战、面色苍白、脉搏及呼吸异常。擦拭毕，取下热水袋，根据需要更换干净衣裤，协助患者取舒适体位，整理床单位，开窗，拉开窗帘或撤去屏风，用物处理并洗手记录时间、效果、反应，擦浴后30 min测量体温，若低于39°，取下头部冰袋，降温后体温记录在体温单上。

3.严格遵医嘱给予药物降温，确保安全有效

若产妇体温持续升高或达到一定程度，需遵医嘱给予药物降温。药物降温的选择原则是在保证产妇和婴儿安全的前提下，选择有效、副作用小的药物。一般来说，如果温度非常高，超过了38.5℃，可以在医生的指导下，选择使用一些退热的药物进行调理，如肛泰栓、扑热息痛等退烧的药物来进行降温。使用方法需严格按照医嘱，注意药物的剂量和使用时间。可能的副作用包括药物通过乳汁让宝宝吸收，对宝宝的健康不利，还可能出现恶心、呕吐、皮疹等不良反应。

4.详细记录体温数据，为治疗提供准确依据

记录体温的时间点应根据产妇的具体情况而定，一般可每小时或每2 h记录一次。记录方式可以采用纸质记录或电子记录，记录内容包括体温数值、测量时间、降温方法等。根据体温数据判断病情变化，若体温持续升高或反复升高，提示感染可能加重；若体温逐渐下降并恢复正常，说明治疗有效。同时，结合产妇的其他症状，如恶露情况、疼痛程度等，综合判断病情的发展趋势。

（二）疼痛护理

1.全面评估疼痛程度，准确把握产妇感受

疼痛评估是产褥感染疼痛护理的重要环节。目前常用的疼痛评估方法有数字评分法、视觉模拟评分法、面部表情评分法等。数字评分法是让产妇用0～10之间的数字来表示疼痛的强度，0表示无痛，10表示最剧烈的疼痛。视觉模拟评分法是使用一条标有刻度的直线或线段，让患者在线上标记疼痛的程度。面部表情评分法是使用一系

列面部表情图片来表示不同程度的疼痛，患者选择与自己疼痛程度相符的图片。

根据评估结果，一般将疼痛分为轻度、中度和重度。轻度疼痛通常不影响产妇的日常生活，疼痛程度在数字评分法中为1～3分；中度疼痛会对产妇的日常生活造成一定影响，疼痛程度在数字评分法中为4～6分；重度疼痛会严重影响产妇的日常生活，疼痛程度在数字评分法中为7～10分。

2.多种方式缓解疼痛，减轻产妇痛苦

局部热敷的具体操作方法、适用情况及注意事项：局部热敷是缓解产褥感染疼痛的一种有效方法。对于腹部或外阴部位伤口存在感染且没有化脓的情况，可以使用热毛巾或热水袋热敷。操作方法是将热毛巾或热水袋用毛巾包裹，避免直接接触皮肤，以免烫伤。热敷温度一般控制在40～50℃，每次热敷时间为15～20min。适用情况主要是伤口感染引起的疼痛、坠胀感等。注意事项包括热敷温度不宜过高，避免烫伤皮肤；热敷时间不宜过长，以免引起局部组织水肿；热敷过程中要注意观察产妇的皮肤状况，如出现红肿、瘙痒等异常情况应立即停止热敷。

应用止痛药的原则、种类选择及副作用观察：应用止痛药是缓解产褥感染疼痛的重要手段之一。应用止痛药的原则是在医生的指导下，根据疼痛程度选择合适的药物，遵循最小有效剂量、最短用药时间的原则。常用的止痛药有非甾体消炎药、阿片类药物等。非甾体消炎药如布洛芬、对乙酰氨基酚等，适用于轻度至中度疼痛。阿片类药物如吗啡、哌替啶等，适用于重度疼痛。副作用观察主要包括恶心、呕吐、便秘、头晕、嗜睡等。如果出现严重的副作用，应立即停药并告知医生。

3.心理支持缓解疼痛，给予产妇温暖关怀

心理因素对疼痛的感受有很大影响。焦虑、紧张、恐惧等不良情绪会加重疼痛感受，而乐观、积极的心态则有助于减轻疼痛。护理人员可以通过与产妇交流，了解其心理状态，给予心理支持。例如，向产妇解释疼痛的原因和缓解疼痛的方法，让产妇了解自己的病情，减轻恐惧和焦虑；鼓励产妇表达自己的感受，倾听其诉求，给予关心和安慰；指导产妇进行放松训练，如深呼吸、冥想等，缓解紧张情绪。通过心理支持，可以帮助产妇树立战胜疾病的信心，减轻疼痛感受。

（三）恶露观察

1.密切关注恶露的量，及时发现异常变化

产后恶露的量是判断产妇身体恢复情况的重要指标之一。正常情况下，产后恶露的总量为250～500mL。护理人员应指导产妇及家属学会观察恶露的量，可通过观察产妇使用的卫生用品来大致判断。比如，记录更换卫生用品的频率和每次卫生用品上恶露的多少。

如果恶露量过多，可能提示子宫收缩不良、胎盘残留等问题。表现为卫生用品很快就被湿透，甚至出现1h就必须更换产垫，且产垫全湿的情况。这种情况下，应立即报告医生，医生可能会进行超声检查，以确定子宫内是否有残留组织，并使用促进子宫收缩的药物，必要时可能需要进行清宫手术。

如果恶露量过少，可能是恶露排出不畅，也可能提示子宫复旧不良。此时，护理人员应鼓励产妇适当活动，以促进恶露排出。

2.仔细辨别恶露的颜色，为诊断提供线索

产后恶露的颜色变化分为3个阶段。首先是红色恶露，色鲜红，量较多，主要含有大量血液，其中夹杂小血块，持续3～4日；接着是浆液性恶露，似浆液，主要含有坏死蜕膜组织、宫腔渗出液、宫颈黏液，颜色呈淡粉色，持续10日左右；最后是白色恶露，色泽较白，比较黏稠，主要含大量白细胞，持续约3周干净。

如果红色恶露持续时间过长，可能提示子宫复旧不良或有残留组织。若恶露颜色变为脓性、黄色或绿色，可能是发生了感染。比如产褥感染引起的子宫内膜炎、子宫肌炎等，恶露颜色会呈浑浊、污秽的土褐色。

3.认真嗅闻恶露的气味，警惕感染的发生

正常恶露可以有血腥味，但没有臭味。如果恶露出现异味，可能是发生了感染。比如产褥感染，如急性子宫内膜炎、子宫肌炎等，恶露会有点臭味。当恶露量增多，并伴有臭味时，可能是由于产褥感染引起的子宫内膜炎、子宫肌炎等，还可伴有高热、寒战、白细胞明显升高等全身感染症状。另外，如果子宫内残留有胎盘和胎膜，恶露也会表现为量多且恶臭味，有时排出烂肉样的东西。

4.发现异常及时报告医生，确保及时处理

当护理人员或产妇及家属发现恶露的量、颜色、气味等出现异常时，应立即报告医生。报告的及时性非常重要，因为早期发现并处理恶露异常可以避免病情加重。医生会根据具体情况进行检查和诊断，可能会进行血常规检查、B超检查等，以确定病因，并采取相应的治疗措施。同时，护理人员应密切观察产妇的生命体征，如体温、心率、血压等，以及恶露的变化情况，为医生的治疗提供准确的信息。

（四）生活护理

1.休息与活动指导，促进身体恢复

产褥期产妇的身体处于恢复阶段，合理安排休息时间至关重要。充足的睡眠可以帮助产妇恢复体力，增强免疫力，促进身体各器官的修复。一般来说，产妇每天应保证8～10h的睡眠时间，避免熬夜和过度劳累。夜间喂奶时，可采用侧卧姿势，减少起身次数，以保证睡眠质量。

根据病情指导适当活动也非常重要。在产褥期的早期，产妇身体较为虚弱，应以卧床休息为主。但随着身体的逐渐恢复，可以适当增加活动量。一般在产后24h后，产妇可以在床上进行简单的翻身活动；产后48h，可以坐起；产后72h，如果身体状况允许，可以下床在室内缓慢行走。活动的强度应逐渐增加，避免过度疲劳。

活动时需要注意以下事项：首先，活动时间不宜过长，每次活动15～20min为宜，每天可分多次进行。其次，活动时要注意安全，避免滑倒和碰撞。可以穿着舒适的平底鞋，在有人陪伴的情况下进行活动。最后，活动过程中如果出现头晕、乏力、心慌等不适症状，应立即停止活动，卧床休息，并及时通知医生。

2.饮食护理，增强产妇免疫力

产褥期产妇的饮食应富含营养、易消化，以增强产妇的免疫力，帮助其战胜疾病。具体的食物种类及搭配原则如下。

1）宜摄入足量汤水

汤水类食物易消化，产妇可以多摄入鲫鱼汤、乌鸡汤、猪蹄汤等。鲫鱼汤富含蛋白质和不饱和脂肪酸，有助于产妇恢复体力和促进乳汁分泌。乌鸡汤具有滋补气血的作用，适合产后身体虚弱的产妇。猪蹄汤含有丰富的胶原蛋白，对产妇的皮肤和身体恢复有一定的好处。这些汤水既保证了营养物质的摄入，又保证了水分的摄入。

2）宜摄入优质蛋白

可以选择鸡蛋、牛肉、鸡肉等优质蛋白补充营养。鸡蛋是优质蛋白质的良好来源，同时还含有丰富的维生素和矿物质。牛肉富含铁、锌等微量元素，有助于提高产妇的免疫力。鸡肉肉质细嫩，容易消化吸收，适合产褥期的产妇食用。

3）宜摄入蔬菜、水果

蔬菜水果富含维生素、矿物质，对产妇的身体恢复非常重要。产妇可以选择一些富含维生素C的水果，如橙子、草莓、猕猴桃等，有助于增强免疫力。同时，应避免摄入西瓜、梨等凉性水果。蔬菜方面，可以选择菠菜、胡萝卜、西蓝花等，这些蔬菜富含维生素和膳食纤维，有助于促进肠道蠕动，预防便秘。

4）宜摄入活血类食物

红糖、猪肝等有活血作用，可以帮助排出恶露。但是恶露排出后，大约分娩2～3周后应注意减少红糖的摄入。

5）宜摄入补气血食物

桂圆、枸杞、红枣、腰花等有利于补气血，多食用可以促进新陈代谢。

饮食对产妇免疫力的影响非常大。合理的饮食可以提供足够的营养物质，增强产妇的免疫力，帮助产妇抵抗疾病。例如，优质蛋白质可以为身体提供修复和生长所需的氨基酸；维生素和矿物质可以参与身体的各种代谢过程，增强身体的抵抗力。

通过合理的饮食搭配，产妇可以摄入足够的营养物质，增强身体的免疫力，从而更好地战胜疾病。同时，饮食护理还应注意避免食用辛辣、油腻、刺激性食物，以免影响产妇的消化功能和身体恢复。

第十五章　子宫肌瘤

子宫肌瘤作为妇科领域的一种常见疾病，其发病率颇高。其发生发展与多重因素息息相关，诸如雌激素水平异常升高、遗传因素等均可能扮演重要角色。子宫肌瘤依据类型不同，如肌壁间型、浆膜下型、黏膜下型等，展现出各异的特点与临床表现。对于妇产科医疗人员而言，精确诊断子宫肌瘤显得尤为重要。妇科检查、超声检查及宫腔镜检查等诸多方法各具特色。其中，超声检查作为常规诊断手段之一，能够有效地确定肌瘤的大小、数目及具体位置等信息。而宫腔镜检查在黏膜下肌瘤的诊断中则具有独到的价值。在治疗层面，须依据患者的具体状况选定适宜的治疗策略。对于无症状的肌瘤患者，可采取观察等待的方式；药物治疗则能有效抑制肌瘤的生长；手术治疗则涵盖肌瘤剔除术及子宫切除术等多种选择。医疗人员需全面考量患者的年龄、生育需求、症状严重程度以及肌瘤的大小、部位等多重因素，为患者量身定制个性化的治疗方案。

一、病因与发病机制

（一）雌激素的影响

雌激素在子宫肌瘤的形成与进展中扮演着核心角色。它能与子宫平滑肌细胞膜上的受体相结合，触发细胞内部的信号转导路径，进而驱动细胞的增生与分化过程。女性生理周期内，雌激素水平呈现动态变化。青春期及生育年龄阶段，雌激素水平维持在较高水平，这恰恰是子宫肌瘤在这两个时期较为多发的一个重要缘由。妊娠期间，雌激素水平显著攀升，肌瘤可能随之迅速增大。而绝经之后，雌激素水平逐渐降低，肌瘤则倾向于萎缩或自行消退。这一现象进一步佐证了雌激素对子宫肌瘤发展的重要影响。

（二）遗传因素

子宫肌瘤的发病中，家族遗传因素占据重要地位。研究揭示，特定的基因突变，如MED 12基因突变、HMGA 2基因重排等，与子宫肌瘤的出现紧密相关。遗传因素的分布在不同人群中存在差异。相较于无家族史的女性，有子宫肌瘤家族史的女性患病风险更高。数据显示，子宫肌瘤患者的直系亲属，包括母亲、姐妹及女儿，其患病概率较其他女性高出2～3倍。此外，同卵双胞胎女性中子宫肌瘤的共发率也显著高于异卵双胞胎，进一步印证了遗传因素在子宫肌瘤发病中的影响。

（三）其他可能因素

子宫肌瘤的发病不仅与雌激素和遗传因素相关，生活方式、环境条件及精神压力等也可能扮演重要角色。不良生活习惯，诸如高脂、高糖饮食，缺乏体育锻炼，长期夜间作息不规律等，可能扰乱内分泌系统，提升子宫肌瘤的发病风险。在环境因素层面，随着环境污染问题的日益严峻，人们接触有害物质的机会增加，这可能对内分泌系统产生不良影响，进而增加子宫肌瘤的患病率。此外，过度的精神压力也可能通过干扰神经内分泌系统，导致激素水平失调，从而加剧子宫肌瘤的发病风险。为降低子宫肌瘤的发病风险，女性可通过调整生活方式来加以预防。建议保持饮食均衡，增加蔬菜、水果及全谷物的摄入，同时减少高脂、高糖食品的摄入量。适量运动，如每周至少进行150 min中等强度的有氧运动，有助于维持身体健康状态，降低发病风险。同时，学会有效管理压力，保持积极乐观的心态，对于预防子宫肌瘤也具有积极作用。

二、临床表现

（一）月经改变

1.月经量增多

子宫肌瘤引致月经量增多的原因主要有二。其一，随着肌瘤的增大，子宫体积随之扩张，宫腔面积亦相应增加，进而导致子宫内膜面积增大。月经作为子宫内膜周期性脱落并伴有出血的生理过程，内膜面积的增大意味着脱落的内膜量增多，从而使得月经量相应增加。其二，肌瘤会对子宫的收缩功能产生干扰。正常情况下，子宫的收缩有助于经血的顺利排出并控制出血量，而肌瘤的存在则可能阻碍这一过程，导致经血排出受阻，在宫腔内淤积，进而使月经量增多。月经量长期增多对患者身体带来诸多不利影响。患者会因持续失血而逐渐发展为慢性贫血。贫血初期，患者可能会出现乏力、眩晕等症状；随着贫血程度的加重，还会出现心悸、呼吸急促、胸闷等不适。这些症状严重影响了患者的日常生活和工作，降低了其生活质量。同时，贫血还会对身体各器官的功能造成不良影响，如加重心脏负担，长此以往可能损害心脏功能。

2.经期延长

子宫肌瘤与经期延长之间存在紧密联系。肌瘤的出现可能会扰乱子宫内膜的正常脱落与修复进程。在生理状态下，子宫内膜会在特定时间内完成脱落与修复，从而保持月经周期和经期的相对稳定。然而，子宫肌瘤的干预会延长子宫内膜的脱落与修复时间，进而引发经期延长。此外，肌瘤还可能对子宫的血液循环造成不良影响，导致子宫局部充血，这也是经期延长的一个原因。经期延长对患者的生活质量造成了显著影响。经期的长时间持续给患者带来了诸多不便，如需频繁更换卫生用品，这不仅增加了经济负担，还给患者带来了心理压力。同时，经期延长还可能干扰患者的社交活动和日常工作安排，使患者感到疲乏和焦虑。更为严重的是，长期的经期延长还可能增加患者感染的风险，如引发阴道炎、盆腔炎等疾病，从而进一步损害患者的身体健康。

（二）腹部肿块

1.肿块的形成

当子宫肌瘤生长至一定规模时，腹部即可触及肿块。这是由于肌瘤在子宫内部持续增生，导致子宫体积逐渐增大。一旦子宫增大超出盆腔范围，腹部即可明显触及肿块。肿块的大小与肌瘤的数量及体积密切相关，通常而言，多发性肌瘤或体积较大的单个肌瘤更易形成显著的腹部肿块。这些肿块质地坚硬，表面可能呈现光滑或不规则状态。其活动度则受肌瘤位置及与周边组织关系的影响，浆膜下肌瘤活动度相对较大，而肌壁间肌瘤和黏膜下肌瘤则活动度较小。对于患者而言，掌握自我检查技巧对早期发现腹部肿块至关重要。患者可在空腹且膀胱排空后，平卧于床，双腿屈曲，以手轻轻触探下腹部。一旦触及肿块，应立即就医进行深入检查。此外，定期体检对于子宫肌瘤的早期发现同样重要。通过妇科检查、超声检查等手段，可助力早期发现子宫肌瘤，从而及时采取有效治疗措施。

2.自我检查方法

腹部肿块的自我检查方法简述如下：首先，选定适宜时机，如晨起未起床时，此时膀胱已排空，腹部处于较为松弛状态，更便于触及肿块。接着，平卧于床上，双腿弯曲，以使腹部肌肉充分放松。采用右手，从右下腹部起始，沿顺时针方向轻柔地触摸腹部，逐渐扩大触摸范围，同时细心感受是否存在异常肿块。触摸过程中应保持轻柔，切勿用力按压，以免造成不适或导致误判。一旦触及肿块，需记录其具体位置、大小、质地及活动度等特性，并尽快就医。定期体检对于子宫肌瘤的预防及早期发现至关重要。女性应确保每年接受一次全面的妇科检查，其中包括妇科超声检查、宫颈涂片检查等项目。对于存在家族史、肥胖、高血压、糖尿病等高危因素的女性群体，应更加重视定期体检，并适当增加检查频次。此外，女性在日常生活中若察觉到月经异常、腹部出现不适、白带增多等症状，也应及时前往医院就医检查。

（三）白带增多

1.原因分析

子宫肌瘤导致白带量增加的原因主要有三方面。首先，肌瘤扩大宫腔面积，促使内膜腺体分泌加剧，进而白带增多。其次，黏膜下子宫肌瘤若表面出现溃疡、感染、出血或坏死，会产生大量脓性分泌物或腐肉样组织排出，并伴有臭味，导致白带增多。最后，子宫肌瘤与雌激素水平密切相关，当雌激素持续偏高时，可能出现无排卵型月经或子宫内膜过度增生，进而宫颈透明黏液分泌过多，形成类似蛋清的白带。白带的特性，包括质地、色泽、气味等，因病因不同而有所区别。内膜腺体分泌增多所致的白带增多，通常为白色或透明，无异味。肌瘤表面溃疡、感染等引起的白带增多，则可能呈现黄色、脓性，且伴有臭味。而雌激素水平偏高导致的白带增多，多为透明黏液状，类似蛋清。

2.感染风险方面

白带增多增加了阴道炎、宫颈炎等感染的风险。阴道和宫颈在白带增多的情况下处于潮湿环境，有利于细菌、真菌等病原体的滋生和繁殖。若不及时治疗，感染可能蔓延至盆腔、附件等部位，对患者健康造成严重影响。

3.预防措施

为预防感染，患者应重视个人卫生。保持外阴清洁干燥，每日用温水清洗，避免使用刺激性清洁剂。内裤应勤换，并选择棉质、透气性好的材质。避免过度清洁阴道，以免破坏阴道菌群平衡。在性生活方面，应注意卫生，避免不洁性行为。若出现白带增多等异常症状，应及时就医，进行白带常规检查，明确原因后采取针对性治疗。

（四）压迫症状

1.泌尿系统压迫

子宫肌瘤增大后，会对膀胱施加压力，引发尿频、排尿障碍及尿潴留等症状。肌瘤的增长导致膀胱容量缩减，进而造成尿频现象。当压迫程度加剧时，膀胱的正常排尿机能受损，导致排尿困难。若膀胱遭受完全压迫，尿液排出受阻，则会出现尿潴留情况。这些症状对患者日常生活造成显著影响。尿频导致患者频繁如厕，干扰睡眠及工作效率。排尿困难给患者带来痛苦与不适，严重时甚至需借助导尿手段。尿潴留若未及时处理，可能造成膀胱过度扩张，乃至膀胱破裂等严重后果。此外，泌尿系统的压迫症状还增加了尿路感染的风险，进一步威胁患者的身体健康。

2.消化系统压迫

子宫后壁下段的肌瘤可能对直肠产生压迫，导致排便习惯改变或排便障碍。肌瘤压迫直肠时，会使直肠管腔变窄，影响粪便通行。患者可能出现便秘、腹泻、排便次数增多等排便习惯异常症状。在严重情况下，患者可能遭遇排便困难，需依赖泻药或灌肠辅助排便。消化系统压迫症状的治疗策略涵盖保守与手术两种。保守治疗涉及调整饮食结构，增加膳食纤维摄入，保持大便畅通；同时，适量运动以促进肠道蠕动。若症状严重，可采用润肠通便药物或灌肠治疗。当保守治疗无效，或肌瘤体积大、压迫症状严重、影响患者生活质量时，需考虑手术切除肌瘤，以解除压迫。

（五）病理分型

1.肌壁间肌瘤

特性概述：肌壁间肌瘤，作为子宫肌瘤中最为普遍的一种，展现出了多样化的病理学特征。其尺寸各异，小的或许仅数毫米，而大的则可能达到十余厘米。形态上，它们多为圆形或椭圆形，边界清晰可辨，被正常的子宫肌层紧紧环绕。肌壁间肌瘤的生长进程相对迟缓，在疾病初期，当肌瘤体积尚小时，患者常常无明显体感症状。然而，随着肌瘤的逐步增大，它可能会引发子宫形态的变异。

临床表征：肌壁间肌瘤对患者的影响颇为显著。因其植根于子宫肌层之中，可能导致子宫体积的增大。当肌瘤增长至较大尺寸时，主要的临床表现是月经模式的改变，包括月经提前到来、月经量增多，以及月经期延长等。数据显示，约70%的肌壁间肌瘤患者会遭遇月经异常的问题。此外，不同年龄段的患者所表现出的症状也有所不同。年轻患者可能更多地表现为月经量的增多，而年长患者则可能因长期失血而引发继发性贫血，出现如头晕、心悸、胸闷等不适。同时，患者还可能伴有阴道分泌物增多、阴道排液等症状。对于肌瘤体积较大的患者，还可能出现尿频、便秘等由压迫引起的症状。

2.浆膜下肌瘤

特性阐述：浆膜下肌瘤以其独特的生长方式，向子宫外表面凸起，仅被少量肌壁及浆膜层所覆盖。此类型肌瘤与周边组织的关系较为疏松，通常不与子宫肌层形成紧密粘连。浆膜下肌瘤在大小和形态上展现多样性，有的以单个结节形式存在，有的则为多个结节融合而成。临床表现：浆膜下肌瘤可能引发的症状主要包括腹部可触及的肿块及对周围器官的压迫效应。当肌瘤增长至较大尺寸时，患者可在腹部明显触及肿块。若肌瘤压迫膀胱，可能导致尿频、尿急，甚至尿失禁等症状；若对结直肠产生压迫，则可能引起里急后重感，表现为频繁便意、排便不尽感，压迫严重时还可能导致排便障碍。一般而言，当肌瘤直径＜4cm时，可能不会引起明显症状。但随着瘤体的逐渐增大，可能会压迫子宫周边的相邻脏器，从而引发相应症状。浆膜下肌瘤对生育功能的影响相对较小，但若肌瘤体积过大，可能会改变子宫的形态和位置，进而对受孕造成一定影响。

3.黏膜下肌瘤

特性阐述：黏膜下肌瘤朝向宫腔内生长，其表面被子宫内膜所覆盖，与子宫内膜紧密相连。此类肌瘤虽通常体积较小，但对子宫的生理功能却具有显著影响。因其位置的特殊性，易导致子宫内膜面积扩大，进而干扰子宫的收缩功能及经血的正常排出。

临床表现：黏膜下肌瘤常引发异常子宫出血，患者普遍出现月经量增多及经期延长的现象。部分患者在非月经期也可能出现阴道不规则出血。长期失血可导致继发性贫血，表现为心慌、气短、乏力、面色苍白及头晕等症状。少数情况下，子宫黏膜下肌瘤可能经宫颈口排出或嵌顿于宫颈口、阴道口，使患者感到有异物自阴道脱出。此外，黏膜下肌瘤还可能伴有白带增多等症状。治疗黏膜下肌瘤的难点在于其位置的特殊性，手术操作难度较大，易损伤子宫内膜，从而影响患者的生育能力。同时，由于黏膜下肌瘤与子宫内膜紧密相连，术后复发的风险也相对较高。

三、检查及诊断

（一）妇科检查

1.检测手段

妇科检查在子宫肌瘤的诊断中扮演着关键角色。其中，双合诊作为一种常规的妇科检查方法，要求医生将一只手的一指或两指置入阴道，同时另一只手在腹部进行协同触诊。此方法有助于评估子宫的尺寸、形态、质地及活动度。在子宫肌瘤患者中，医生可能会通过触诊在子宫区域发现肿块，并能初步估判其大小及位置。而三合诊则在双合诊的基础上，加入直肠指诊，以更全面地了解子宫后方及盆腔深部的状况。进行妇科检查时，患者应保持身心放松，积极配合医生操作。同时，检查应避开月经期，以免干扰检查结果。检查前，患者需排空膀胱，以便医生进行更为准确的触诊。

2.诊断意义

妇科检查在子宫肌瘤的诊断中具有重要价值。它能直接触及子宫及其附件的病变，对于体积较大的子宫肌瘤，触诊可初步确定其位置及大小。然而，妇科检查也存在一定局限性。对于体积较小的肌瘤，可能难以通过触诊发现。此外，妇科检查无法确定肿瘤的具体类型及内部结构，因此需结合其他检查手段进行综合分析，以做出准确诊断。

（二）超声检查

1.检查原理

超声检测作为当前最为普及的辅助诊断手段，其工作原理是基于超声波的反射与折射特性，来生成人体内部组织的影像。通过超声检测，可以观察到子宫体积增大、形态异常，以及肌瘤的数量、位置、尺寸，还有肌瘤内部是否呈现均匀状态或存在液化、囊变等现象。腹部超声检测是通过在腹部涂覆耦合剂，然后利用超声探头在腹部进行扫描检查。其优势在于能够全面观察子宫及盆腔的整体状况，对于体积较大的肌瘤以及浆膜下肌瘤的诊断具有较高的准确性。而阴道超声检测则是将探头置于阴道内进行，由于探头位置更贴近子宫，因此对于体积较小的肌瘤以及黏膜下肌瘤的显像更为清晰准确。

2.图像特征

子宫肌瘤在超声图像上通常表现为低回声、等回声或高回声的肿块。边界清晰，形态规则或不规则。肌瘤内部回声可以均匀，也可以出现液化、囊变等改变。肌瘤周边可见血流信号，其丰富程度与肌瘤的生长速度和大小有关。通过观察超声图像上的这些特征，可以初步判断子宫肌瘤的类型和性质。但需要注意的是，超声检查不能确定肌瘤的良恶性，需要结合临床症状和其他检查结果进行综合分析。

（三）宫腔镜检查

1.检查目的

子宫肌瘤诊断中，宫腔镜检查发挥着关键作用，尤其对黏膜下肌瘤的诊断具有显著价值。通过宫腔镜，可直接窥视子宫腔内部状况，准确展现黏膜下肌瘤的尺寸、所在位置及形态特征。宫腔镜检查的适用情况涵盖异常子宫出血、黏膜下肌瘤疑似病例，以及宫腔粘连等。而其禁忌情况则主要包括急性生殖道感染性疾病、严重心肺功能衰竭，以及近期存在子宫穿孔病史等。

2.检查过程

在进行宫腔镜检查之前，患者需完成一系列预备工作，如禁食、禁饮，以及完善必要的检查项目。手术过程中，医生会经由阴道将宫腔镜置入子宫腔内，以细致观察子宫内部的具体状况。患者可能会体验到轻度的不适感，但通常处于可耐受范围内。检查结束后，患者应注重休息，避免性行为及盆浴，并密切留意是否出现出血、腹痛等异常症状。在检查期间，患者需积极配合医生的操作指令，保持身心放松。一旦感到任何不适，应立即告知医生。尽管宫腔镜检查具有高度的诊断价值，但其也伴随着一定的风险，包括出血、感染及子宫穿孔等。因此，医生在实施检查时，必须严格把握适应证与禁忌证，以确保检查过程的安全性和有效性。

四、治疗措施

（一）保守治疗

对于无症状的子宫肌瘤，建议采取定期随访与观察的策略。针对体积小且无明显症状的子宫肌瘤，可暂不予特殊治疗，而是安排定期的B超检查，以监测肌瘤的生长动态。通常情况下，若子宫肌瘤位于肌壁间或浆膜下，且未引发临床症状，大多数情况下无须治疗，仅须按照既定周期进行复查。一般建议每3～6个月进行一次随访，并采用超声检查作为监测手段。若肌瘤体积逐渐增大，导致压迫症状、月经量增多、贫血、不孕、急性腹痛或反复流产等问题，则需考虑手术治疗。在随访观察无症状小肌瘤的过程中，医生会建议患者密切关注自身身体状况的变化。特别是对于接近绝经期的妇女，由于肌瘤在绝经后往往能自然萎缩或消失，因此更倾向于采取保守观察的态度。数据显示，一定比例的小肌瘤在绝经后会逐渐缩小乃至消失。在随访期间，若发现肌瘤生长速度较快，为排除恶性肿瘤的可能性，需在医生指导下进行相应的手术干预，并进行病理检查以明确诊断。同时，即便是小肌瘤患者，也应维持健康的生活方式，避免摄入高脂、高热量食物，减轻生活压力，这有助于预防肌瘤的进一步发展。定期复查不仅能及时发现肌瘤的变化，还能为医生制订后续治疗方案提供有力依据。

药物治疗方案药物抑制肌瘤生长对于症状轻微、接近绝经年龄或全身状况不适合手术的患者，药物治疗是一种可行的选择。

1）口服避孕药

口服避孕药主要通过调节体内激素水平来发挥避孕作用。对于子宫肌瘤患者而言，由于体内雌激素水平较高，而避孕药中含有合成激素成分，可通过使用避孕药来抑制患者体内雌激素的分泌，从而缓解子宫肌瘤的症状。然而，避孕药对子宫肌瘤的治疗效果相对有限，因为子宫肌瘤属良性肿瘤，避孕药仅能在一定程度上暂时控制病情进展，而无法根除肿瘤。此外，并非所有子宫肌瘤患者都适合使用避孕药治疗，部分患者可能存在并发症或过敏反应。因此，在采用避孕药治疗子宫肌瘤前，必须经由医生诊断评估，确保治疗方案的适用性和安全性。

2）米非司酮

米非司酮是一种孕激素拮抗剂类的药物，可使肌瘤体积缩小。但停用米非司酮后肌瘤大部分症状会重新复发。米非司酮可能会导致服用者出现头晕、皮疹等不良反应。

3）雄激素类药物

雄激素类药物能发挥拮抗雌激素的作用，促使子宫内膜萎缩，并增强子宫平滑肌的收缩力，从而抑制子宫肌瘤的生长。当子宫肌瘤体积较大时，通常需及时前往当地正规医疗机构，通过腹腔镜手术进行切除治疗。在临床实践中，雄激素类药物的用量一般不应超过每月300 mg。药物治疗虽能在一定程度上减轻症状、控制肌瘤发展，但其应用仅限于短期。患者在接受药物治疗时，务必遵循医嘱，严格按时服药，并定期进行复查，如有异常应及时就医。

（三）手术治疗

1.子宫肌瘤剔除术

子宫肌瘤剔除术是一种广泛应用的手术方式，特别适用于有生育需求或存在月经过多等症状的患者。此手术旨在保留子宫，仅去除肌瘤，以最大限度维护患者的生育能力。手术流程一般涵盖麻醉、开设腹部切口（可选开腹、腹腔镜或经阴道等途径）、定位并剔除肌瘤，以及止血和缝合等关键环节。以腹腔镜微创手术为例，仅需在腹壁开设数个小孔，借助腹腔镜器械完成操作，具有创伤轻微、恢复迅速的优势。而经阴道手术则利用人体自然通道，更为微创，但其适用范围相对有限。不过，子宫肌瘤剔除术也伴随着一定风险，包括出血、感染、子宫穿孔及肌瘤残留等并发症。术后，患者应充分休息，避免剧烈运动和提举重物。饮食上应选择清淡易消化的食物，避免摄入辛辣刺激性食品。同时，患者应遵循医嘱进行术后随访和复查，密切监测身体恢复情况，以及肌瘤是否有复发迹象。

2.子宫全切术

对于肌瘤体积大、症状严重且无生育需求的患者，子宫全切术是一种切实可行的治疗方案。子宫全切术可通过经阴道、开腹或腹腔镜等途径实施。其中，经阴道子宫全切术利用了阴道这一自然生理通道，具有创伤小、恢复迅速的优势，但并非所有患者均适用。对于存在生殖道感染、子宫后凹陷封闭、严重盆腔粘连、中重度子宫内膜异位症或恶性肿瘤等情况的患者，不建议采用经阴道子宫全切术。开腹手术虽切口较大，但能直观处理较大或复杂的肌瘤，不过术后恢复时间相对较长。而腹腔镜手术创伤相对较小，但对医师的技术水平要求较高。子宫全切术后，患者需根据手术方式遵医嘱禁止性生活及盆浴1～3个月。其间应充分休息，注意个人卫生，勤换内裤，以预防术后感染。饮食方面，应避免过甜、过咸、过油腻及易产气食物，多吃新鲜蔬果，加强营养摄入，适量增加牛奶、瘦肉等高蛋白食物。同时，应定期进行复查，对于腹部有切口的患者，需特别观察切口愈合情况，以防切口感染。

3.子宫次全切除术

子宫次全切除术是根据患者具体情况选择的一种手术方式，切除部分子宫，保留宫颈。

对于年龄较小、病情较轻且希望保留部分子宫结构的患者，可以考虑子宫次全切除术。但术后每年需要定期复查宫颈断端情况，以确保没有异常。如果出现断端流血，或者有盆腔粘连的患者，可能会出现下腹疼痛，这时需要根据检查结果对症治疗。

总之，手术治疗子宫肌瘤需要根据患者的具体情况，在医生的指导下选择最适合的手术方式。同时，术后的护理和康复也非常重要，患者应严格按照医生的建议进行，以促进身体的恢复。

（四）分类治疗

1.黏膜下肌瘤

对于肌壁间和浆膜下肌瘤，若其增长至一定体积且患者近期无生育打算，腹腔镜手术可作为一种治疗选择。腹腔镜手术是通过在腹壁上开设数个0.5～5cm的小孔，将手术器械插入腹腔进行操作的一种手术方式。相较于传统手术，它对腹壁的创伤较小。腹腔镜下肌瘤剔除术主要包括3个关键步骤：首先需准确剔除子宫肌瘤。对于年轻女性患者，若肌瘤位于肌壁间或浆膜下，可选择腹腔镜下进行剔除。腹腔镜手术的优势在于创伤轻微，术后腹壁疼痛较轻，且恢复速度较快。子宫上的创口大约需要3个月的时间来恢复，因此，在此期间应避免性生活，术后3个月内禁止盆浴及性生活。此外，饮食方面也需注意，豆浆、蜂王浆、豆腐、花生酱以及洋葱等食物可能促进子宫肌瘤复发，故建议尽量避免食用。腹腔镜手术在一定程度上能够延缓肌瘤的复发时间。

2.肌壁间、浆膜下肌瘤

对于肌壁间和浆膜下的肌瘤，若其体积增大至一定程度，且患者近期无生育意愿，腹腔镜手术可作为一种可行的治疗方案。腹腔镜手术是通过在腹壁上开凿数个0.5～5cm的小切口，将手术器械置入腹腔以进行手术操作。此手术对腹壁的损伤相对较小，在进行肌瘤剔除时，主要包含3个核心步骤，其中关键是将子宫肌瘤彻底剔除。对于年轻女性而言，若肌瘤为肌壁间或浆膜下类型，可选择腹腔镜下进行子宫肌瘤剔除手术。腹腔镜手术的优势在于其微创性，术后腹壁疼痛较轻，且患者恢复速度较快。子宫上的创口约需3个月时间愈合，因此，在此期间应避免性行为，术后3个月内禁止盆浴及性生活。另外，饮食方面也需特别注意，如豆浆、蜂王浆、豆腐、花生酱以及洋葱等食物，可能促进子宫肌瘤的复发，故建议患者尽量避免食用。腹腔镜手术在一定程度上能延缓肌瘤的复发周期。

3.妊娠合并子宫肌瘤

妊娠期合并子宫肌瘤通常采取保守性治疗措施。在孕妇中，同时患有子宫肌瘤的情况相对较少。若孕妇未出现相关临床症状，可采取保守治疗，并注重调整生活与饮食习惯，包括增加卧床休息时间、避免过度劳累、确保充足睡眠、保持心情愉悦、尽量减少性生活频率，以防流产风险；饮食上应多摄入新鲜蔬果，如苹果、香蕉等，而富含雌激素及高脂肪的食物，如阿胶、大豆等，则应适量减少；同时，需定期进行产检，密切监测肌瘤的变化情况。然而，对于少数出现严重并发症且药物治疗效果不佳的孕妇，可在妊娠早期或中期考虑手术治疗。手术决策需综合考量肌瘤的大小、生长位置、临床症状以及妊娠的进展状况。医生会依据患者的具体情况，制定最为适宜的治疗方案，以切实保障母婴的安全与健康。

（五）治疗原则

在决定子宫肌瘤的治疗策略时，需综合考量患者的年龄、临床表现、生育需求、肌瘤的生长位置及体积等多个维度，以选定最适宜的治疗途径。

鉴于患者情况千差万别，子宫肌瘤的治疗方案选择必须全面考虑。对于年纪较轻且有生育愿望的患者，若肌瘤体积较小且无明显症状，可采取保守疗法，密切监控肌瘤的生长态势。如肌瘤虽大但位置有利，可考虑实施子宫肌瘤剔除手术，以保全子宫的生育机能。举例来说，一名30岁女性患者，被确诊为肌壁间肌瘤，瘤体约4cm，因其有生育规划，医生建议先行保守观察，并定期复查。若肌瘤在观察期迅速增大或出现症状，再考虑手术介入。

对于临近绝经期的患者，若肌瘤症状不显著，鉴于绝经后肌瘤可能自然萎缩，通常建议选择保守疗法，并进行定期随访。数据显示，约70%的绝经期女性患者，其肌瘤在绝经后会逐渐减小。例如，一位48岁女性，患有浆膜下肌瘤，瘤体约3cm，无明显不适，医生建议定期复查，监测肌瘤变化。

对于症状严重、无生育需求且肌瘤体积较大的患者，子宫全切术可能是更为恰当的选择。譬如，一位55岁女性，患有多发性子宫肌瘤，瘤体较大，伴有月经量过多及贫血等严重症状，经综合评估，医生建议实施子宫全切术。

若肌瘤生长位置特殊，如黏膜下肌瘤，即便体积较小也可能引发显著症状，此时宫腔镜手术是较为理想的治疗方式。而对于肌壁间或浆膜下肌瘤，则可根据肌瘤大小、患者的生育需求等因素，选择腹腔镜手术或保守疗法。

总之，在制订子宫肌瘤的治疗方案时，医生需全面掌握患者的具体情况，包括年龄、症状、生育需求、肌瘤位置及大小等，为患者量身定制个性化治疗方案，以期达到最佳疗效。

五、护理

（一）术前护理

1.心理护理

患者在面临手术时，常常会感到极度的焦虑和恐惧。这是完全可以理解的，毕竟手术对于任何人来说都是一个重大的事件。医护人员应积极与患者进行沟通，耐心倾听她们的担忧和恐惧，给予充分的理解和支持。向患者详细介绍手术的过程、预期效果以及安全性，让患者对手术有一个全面的了解。可以通过分享成功案例，帮助患者树立信心，缓解紧张情绪。同时，鼓励患者家属给予患者情感上的支持，让患者感受到家人的关爱和陪伴。

例如，一位患者在得知自己需要进行子宫肌瘤手术时，非常紧张和害怕。医护人员主动与她交流，向她介绍手术的具体流程和注意事项，并分享了一些其他患者成功手术的案例。患者的家属也一直陪伴在她身边，给予她鼓励和支持。在医护人员和家属的共同努力下，患者的紧张情绪逐渐缓解，对手术充满了信心。

2.术前准备

完善检查是术前准备的重要环节。患者需要进行血常规、生化指标、凝血功能、心电图等检查，以评估身体状况，确保手术的安全性。对于需要保留子宫的患者，还需要进行宫颈管扩张术前准备。同时，对患者的过敏史和药物使用史进行详细了解，避免在手术中出现不良反应。

肠道准备也至关重要。对于需要切除子宫的患者，需要清空肠道，严格控制禁食禁水时间。一般来说，术前24h内患者应避免吃固体食物，术前12h之内不要吃东西，8h以内不要喝水。这样可以减少手术中肠道胀气和污染的风险。

皮肤准备方面，患者需要在术前洗澡，注意清洁肚脐，换洗干净的衣物。医护人员会对手术部位进行消毒，确保手术环境干净整洁，消除感染隐患。患者的积极配合对于手术的成功至关重要，只有做好术前准备工作，才能为手术的顺利进行打下坚实的基础。

（二）术后护理

1.病情观察

术后应密切观察患者的生命体征，包括体温、脉搏、呼吸、血压等。特别是要注意体温的变化，因为发热可能是感染的早期信号。同时，细心观察伤口情况，查看有无敷料渗出、红肿、疼痛等异常表现。对于有引流管的患者，要密切观察引流情况，包括引流液的颜色、量和性质。如果发现引流液颜色鲜红、数量增多或出现脓性分泌物，应及时报告医生处理。

术后并发症如出血、感染、尿潴留等需要及时发现并处理。出血是术后常见的并发症之一，若患者出现面色苍白、脉搏细数、血压下降等症状，可能是出血的表现，应立即采取止血措施。感染可能发生在手术部位、泌尿系统或呼吸系统等，表现为发热、伤口红肿疼痛、尿频尿急等症状，需要及时给予抗生素治疗。尿潴留则可能是由于手术刺激或麻醉影响导致膀胱功能障碍，可采取诱导排尿、热敷膀胱等方法，必要时进行导尿。

2.饮食护理

术后饮食应根据患者的恢复情况逐步调整。术后初期，患者需要先禁食，待肠道功能恢复后，可以先喝少量的温水，然后逐渐过渡到流质饮食，如米汤、菜汤等。当患者胃肠适应后，再增加半流质饮食，如鸡蛋羹、面条等。随着身体的进一步恢复，可以逐渐过渡到普通饮食。

饮食要求以清淡、易消化、富含营养为主。多吃富含蛋白质的食物，如瘦肉、鱼类、蛋类、豆类等，有助于伤口愈合和身体恢复。同时，要多吃新鲜的蔬菜和水果，增加维生素和纤维素的摄入，促进肠道蠕动，预防便秘。避免食用辛辣、油腻、刺激性食物，以免对胃肠道造成刺激。

3.活动指导

术后早期应指导患者进行床上活动，如翻身、抬腿、活动关节等，以促进血液循环，预防下肢深静脉血栓形成。随着身体的恢复，逐渐增加活动量，可以在床边坐起、站立，然后进行短距离的行走。活动时要注意循序渐进，避免过度劳累。

对于子宫全切的患者，术后需要卧床休息一段时间，但也不能长时间不动。可以在医护人员的指导下，进行适当的床上活动，如深呼吸、咳嗽等，以预防肺部感染。同时，要注意避免腹部用力，以免影响伤口愈合。

（三）月经护理

密切观察患者的月经量、月经周期及出血颜色等情况是月经护理的重要环节。如果患者的月经量明显多于以往，或者月经周期延长、缩短，出血颜色异常（如鲜红色、暗红色伴有血块等），应及时报告医生。医生可以通过进一步的检查，如妇科超声、血常规等，了解患者的病情变化。

同时，向患者解释月经量增多的原因及可能出现的情况，有助于缓解患者的紧张情绪。子宫肌瘤患者月经量增多的原因可能包括激素水平失衡、子宫肌瘤面积较大、子宫肌瘤位置异常等。当体内雌激素水平过高时，子宫内膜容易增生，从而导致月经量增多。子宫肌瘤增大并压迫子宫腔时，也会导致月经流量增加。如果子宫肌瘤位于子宫腔内或靠近子宫腔的位置，可能会影响到月经的正常流动，从而导致月经量增多。

患者可能会出现贫血、乏力等症状，严重时还可能影响日常生活和工作。因此，患者在月经期间要注意休息，避免过度劳累。如果出现头晕、心慌等贫血症状，应及时就医。同时，患者要保持良好的心态，积极配合医生的治疗和护理。

（四）生活护理

1.饮食护理

手术后前几天可以适度进食流质或半流质饮食，等肠胃情况逐渐恢复后再逐步转为普通饮食。在术后初期，患者的肠胃功能较弱，此时选择小米粥、南瓜粥等流质食物，既能为身体提供一定的能量，又易于消化吸收。当肠胃功能有所恢复后，可以逐渐增加食物的稠度，如软面条、鸡蛋羹等半流质食物，最后过渡到普通饮食。

饮食应注重营养均衡，提供富含营养、易消化的食物。避免辛辣、刺激性食物，以免影响恢复。营养均衡的饮食对于子宫肌瘤患者的术后恢复至关重要。例如，可以选择富含蛋白质的食物，如瘦肉、鱼类、蛋类等，以帮助身体修复受损组织。同时，多吃新鲜蔬菜和水果，如西蓝花、胡萝卜、苹果、香蕉等，这些食物富含膳食纤维、维生素和矿物质，有助于促进肠道蠕动，预防便秘。

建议患有子宫肌瘤的女性尽量保持饮食清淡，少油、少盐、少糖，多吃新鲜蔬菜和水果等富含膳食纤维、维生素和矿物质的食物。清淡的饮食可以减轻身体的负担，有利于术后恢复。据统计，坚持清淡饮食的患者，术后恢复时间平均可缩短10%。

可以适当食用豆制品，如豆腐、豆浆等，因为其中含有大豆异黄酮，有一定的抗肿瘤作用。大豆异黄酮是一种植物雌激素，具有弱雌激素活性，在一定程度上可以调节体内激素水平，对子宫肌瘤有一定的抑制作用。

少食或不食辛辣刺激性食物，如辣椒、姜等；少食海鲜，因为海鲜容易发物，容易造成过敏反应或刺激病变，从而加重病情。辛辣刺激性食物会刺激肠胃，影响消化功能，还可能导致伤口发炎。而海鲜等发物可能引起过敏反应，加重患者的身体负担。

2.调整生活方式

注意休息，手术后身体需要充分休息，尽量减少剧烈活动及体力消耗，避免过度劳累。患者在术后应保证充足的睡眠，每天睡眠时间不少于8h。可以适当进行一些轻松的活动，如散步等，但要避免剧烈运动和重体力劳动。据研究表明，术后充分休息的患者，并发症的发生率可降低30%左右。

保持良好的生活习惯，避免不良的精神和情绪刺激。患者应保持心情舒畅，避免焦虑、紧张、抑郁等不良情绪。可以通过听音乐、阅读、与家人朋友交流等方式缓解压力。不良的精神和情绪刺激可能影响身体的内分泌系统，从而对子宫肌瘤的恢复产生不利影响。

注意个人卫生，勤洗浴清洁，避免感染引起子宫肌瘤的并发症。如子宫颈炎、盆腔炎等。患者应每天清洗外阴，保持局部清洁干燥。在术后一段时间内，避免盆浴和性生活，防止感染。一旦出现白带异常、下腹部疼痛等症状，应及时就医。

每月到医院检查一次，如肌瘤增长缓慢或未曾增大，可半年左右复查一次，如增长明显，则应考虑手术治疗，避免严重出血并发症。定期复查可以及时发现子宫肌瘤的变化情况，以便采取相应的治疗措施。一般来说，子宫肌瘤患者术后复发的概率在10%～30%，因此定期复查非常重要。

补铁补血，如经量过多，要多吃富含铁质的食物，以防缺铁性贫血。如果患者月经量增多，容易导致缺铁性贫血。此时，可以多吃一些富含铁质的食物，如动物肝脏、瘦肉、豆类、菠菜等。同时，也可以在医生的指导下服用铁剂进行补充。

不要额外补充雌激素，绝经以后的患者尤其应该注意避免子宫肌瘤受到激素刺激后再次长大。绝经后的女性体内雌激素水平下降，子宫肌瘤一般会逐渐萎缩。如果额外补充雌激素，可能会刺激子宫肌瘤再次生长。因此，绝经后的患者应避免使用含有雌激素的保健品和化妆品。

3.出院指导

自我护理：出院后，患者应注意伤口护理。保持伤口清洁干燥，避免沾水，以免引起感染。如果伤口出现红肿、疼痛、渗液等异常情况，应及时就医。饮食方面，要继续遵循清淡、易消化、富含营养的原则，避免食用辛辣、油腻、刺激性食物。注意休息，避免过度劳累，但也不能长时间卧床不动，可以适当进行一些轻度的活动，如散步等。

强调定期复查的重要性。患者应按照医生的要求，定期到医院进行复查，包括妇科检查、超声检查等，以了解子宫的恢复情况，及时发现并处理可能出现的问题。一般来说，术后1个月、3个月、6个月和1年都需要进行复查。

生活方式调整：建议患者调整生活方式，以预防子宫肌瘤的复发。保持良好的心态，避免精神压力过大。可以通过听音乐、看书、与亲友交流等方式，放松心情，缓解压力。合理饮食，增加蔬菜、水果、全谷物等的摄入，减少高脂肪、高糖分食物的摄入。适度运动，如每周进行至少150 min的中等强度有氧运动，如快走、慢跑、游泳等，可以帮助维持身体健康，降低子宫肌瘤的发病风险。同时，要注意个人卫生，保持外阴清洁干燥，避免不洁性生活，减少感染的机会。

第十六章 子宫内膜异位症

子宫内膜异位症指的是子宫内膜组织在子宫腔外异常生长，如盆腔、卵巢、直肠阴道隔等部位。这种非正常的生长会导致一系列症状和并发症，对女性的生活品质和生育功能造成严重影响。当前，子宫内膜异位症的确切病因尚未阐明，但存在多种学说试图阐述其发病机制。子宫内膜种植学说提出，月经期时，部分经血携带脱落的子宫内膜碎片，经输卵管流入腹腔，附着于盆腔脏器表面，从而形成异位病灶。体腔上皮化生学说则认为，在性腺激素、炎症、机械刺激等因素作用下，卵巢表面上皮、腹膜等组织可转化为子宫内膜组织。此外，还有良性转移理论、医源性内膜移植说、免疫防御功能缺陷以及遗传因素等学说存在。子宫内膜异位症的临床表现多样，主要包括痛经、慢性盆腔疼痛、不孕症、月经紊乱等。痛经是最为常见的症状，多表现为逐渐加重的继发性痛经，疼痛通常位于下腹深部和腰骶部，并可放射至会阴、肛门区域。月经紊乱可表现为月经量增多、经期延长、月经淋漓等。不孕症也是子宫内膜异位症的常见并发症，其发生率在30%～50%之间。此外，少数患者还可能出现性交疼痛、腹痛、腹部肿块等症状。诊断子宫内膜异位症需综合考虑病史、临床症状、妇科检查及辅助检查等多方面因素。妇科检查可发现子宫增大、活动度受限、附件区包块等异常。辅助检查包括超声检查、腹腔镜检查、CA125检测等。超声检查是常用的检查手段，可发现卵巢子宫内膜异位囊肿及盆腔内异常回声。腹腔镜检查是确诊子宫内膜异位症的金标准，可直接地观察盆腔内异位病灶，并进行活检以明确诊断。CA125检测在子宫内膜异位症患者中可能升高，但因其特异性较低，不能单独作为诊断依据。

一、病因与发病机制

（一）子宫内膜种植学说

在女性的生理周期中，经血通常应自宫口、经阴道顺畅排出体外。但有些时候，部分经血会因种种缘由混杂着剥落的子宫内膜碎片。这些含有内膜碎片的血液有可能通过输卵管逆流，进入腹腔之中。此时，输卵管扮演了一个异常通道的角色，导致本应排出的内膜碎片进入了不应抵达的区域。一旦这些混有内膜碎片的经血涌入腹腔，内膜碎片便有可能在盆腔器官的表面“着床”生长。这源于盆腔器官表面或许为这些碎片提供了适宜的生长环境。内膜碎片中的细胞具备活性，在条件适宜时，它们会启动生长、增生，逐渐形成异位的病灶。就像种子在肥沃的土壤中萌芽、生长，这些内膜碎片在盆腔器官表面开始了异常的增生历程。

（二）体腔上皮化生理论

体腔上皮化生理论提出，卵巢表面上皮、腹膜、直肠阴道隔等组织，在多种因素的作用下，可转化为子宫内膜样组织。在胚胎发育阶段，这些组织均源自体腔上皮的分化。它们在性腺激素、炎症反应、机械刺激等因素的作用下，具有向其他组织转化的潜力。例如，性腺激素的波动可能引导这些组织的细胞分化方向发生改变。当性腺激素水平出现变化，体腔上皮细胞可能受到刺激，向子宫内膜细胞的方向转化。炎症反应同样是一个关键的刺激因素，长期的盆腔炎症可能导致体腔上皮细胞发生异常变化，提高其转化为子宫内膜组织的风险。此外，机械因素如手术操作、创伤等，也可能对体腔上皮细胞产生刺激，诱发其发生化生。

（三）其他学说

免疫功能障碍学说：随经血逆流进入腹腔的子宫内膜，对机体而言视为外来异物。在正常情况下，机体的免疫系统能够识别并清除这些异物。但若免疫防御功能存在缺陷，免疫系统则无法有效清除这些逆流至腹腔的内膜碎片。于是，这些内膜碎片可能在腹腔内着床并发展，最终导致子宫内膜异位症的形成。研究显示，子宫内膜异位症患者的淋巴细胞及单核细胞数量可能发生改变，这或许揭示了免疫系统的异常状况。

遗传学说探讨：子宫内膜异位症展现出一定的遗传倾向和家族集聚特征。若家族中存在子宫内膜异位症患者，其他家庭成员患病的风险可能相应增高。尽管目前具体的遗传机理尚未完全明了，但研究推测可能与多个基因的异常表达息息相关。遗传因素可能作用于个体的免疫系统、激素代谢等层面，进而增加患病风险。例如，某些基因的变异可能削弱免疫系统对内膜碎片的清除能力，或影响激素的合成与代谢，使得子宫内膜组织更易在非常规部位生长。

二、临床表现

（一）痛经

子宫内膜异位症所致痛经具有显著特征：患者月经期间会遭受剧烈疼痛，疼痛程度严重，常难以承受，对日常生活及工作造成显著影响。症状通常在月经来临前后数日即开始显现，并于月经结束后逐渐缓解。疼痛范围广泛，不仅限于下腹部，还可能蔓延至腰部、下腰背部及大腿内侧等多个区域。其最为突出的特点是继发性痛经且逐渐加剧。相较于原发性痛经，后者通常无加重趋势；而子宫内膜异位症所引发的痛经，则会随病情发展而日益加重。

（二）慢性盆腔痛

子宫内膜异位症与慢性盆腔痛存在紧密关联。疼痛表现多样，可能为剧烈且持续的痛感、间歇性发作的疼痛、隐约的痛感、痉挛性疼痛或闷胀样疼痛。其持续时间较长，可达3～6个月，甚至更长久。月经周期可能是疼痛加重的一个因素，通常在月经期间疼痛加剧，月经结束后则有所缓解。子宫内膜异位症的主要症状为慢性盆腔痛，其中继发性痛经尤为常见，且疼痛程度会逐渐加剧。这种疼痛可能对患者的生活质量造成严重影响，进而引发焦虑、抑郁等心理健康问题。

（三）不孕

子宫内膜异位症与慢性盆腔痛之间联系密切。疼痛的表现形式多样，可能表现为剧烈而持续的疼痛、间歇出现的痛感、轻微的隐痛、痉挛性的疼痛或是闷胀的不适感。其疼痛持续时间可相当长，长达3～6个月，有时甚至更久。月经周期往往是疼痛加重的一个诱因，疼痛在月经期间尤为剧烈，月经结束后则逐渐减轻。慢性盆腔痛是子宫内膜异位症的主要表现，其中继发性痛经特别典型，且疼痛程度会随时间逐渐增强。这种持续的疼痛可能严重损害患者的生活质量，进而导致患者出现焦虑、抑郁等心理方面的问题。

（四）月经异常

子宫内膜异位症常伴月经异常表现。其具体表现形式多样，月经量或减少或增多，且部分患者可能遭遇提前绝经的情况。月经周期可能变得短促，也可能延长，不规则出血现象时有发生。此外，部分患者在经期还可能伴有发热症状。月经异常的产生，主要归因于子宫内膜异位症对卵巢功能的干扰，可能导致卵巢功能失调，如排卵过程出现异常。同时，子宫内膜异位症所引发的盆腔微环境变化，也可能对月经的正常周期产生不利影响。

三、检查及诊断

（一）病史依据

在子宫内膜异位症的诊断过程中，病史资料具有举足轻重的地位。通过详细询问患者的月经情况，可掌握其月经周期的规律性、经量的多少、经期是否稳定，以及痛经的有无、起始时机和严重程度的变化等关键信息。在生育史方面，需了解患者的妊娠次数、分娩的具体方式，以及流产经历等，因为子宫内膜异位症可能对患者的生育能力产生不良影响。同时，手术史也是不可忽视的一环，既往的妇科手术、剖宫产等手术经历可能提升子宫内膜异位症的发病风险。此外，家族病史的询问对于判断遗传因素的作用至关重要，若家族中存在子宫内膜异位症患者，则该患者的患病风险可能会相应增加。这些详尽的病史信息能够为医生的诊断提供宝贵的线索，有助于更全面地了解患者的病情。

（二）临床表现评估

综合评估患者症状对于子宫内膜异位症的诊断至关重要。痛经作为该病症最为典型的症状之一，需通过疼痛评分量表对其严重程度进行细致评估，并探究其对患者日常生活及工作所造成的影响。对于慢性盆腔痛，需深入分析其性质、持续时长及加重因素，以明确其与子宫内膜异位症的关联性。针对不孕患者，应进一步了解其备孕历程、是否曾接受相关检查与治疗。月经异常表现多样，需全面评估月经量、周期的变化情况，并留意是否伴随发热等其他症状。通过对这些症状的综合考量，可有助于判断患者是否患有子宫内膜异位症及其病情程度，进而对患者的整体生活质量进行准确评估。

（三）妇科检查

妇科检查在子宫内膜异位症的诊断中扮演着关键角色。进行检查时，患者需采取适宜体位，确保身体处于放松状态。医生常采用双合诊或三合诊技巧，通过触诊方式探查子宫、附件及盆腔的具体状况。检查前的准备工作包括要求患者排空膀胱，并避免在月经期间接受检查。若患者存在阴道炎等炎症情况，应先行治疗，待炎症消退后再进行检查。检查过程中，医生会细致观察子宫的大小、所处位置及其活动度，同时检查附件区域是否存在包块、触痛性结节等异常表现。若发现子宫活动度受限、附件区域有包块或触痛显著，这些均可能是子宫内膜异位症的征兆。

（四）辅助检查

1.超声检查

超声检查在子宫内膜异位症的诊断中发挥着至关重要的作用。通过经阴道超声检查，可以更为清晰地观测到子宫、卵巢以及盆腔内部的状况，准确判定异位囊肿的所在位置、尺寸及形态。相关研究表明，超声检查在诊断卵巢子宫内膜异位囊肿时，其敏感性和特异性均可达到96%以上。此检查方法能够检测到圆形或椭圆形的囊肿，这些囊肿往往与周边组织，尤其是子宫，存在粘连现象，囊壁显得厚重且粗糙，囊内可见细小的絮状回声点。然而，由于囊肿的回声图像缺乏特异性，因此不能仅凭超声检查图像来确诊，还需结合其他检查手段进行综合评估。

2.腹腔镜检查

腹腔镜检查被视为确诊盆腔子宫内膜异位症的金标准。其独特优势在于能直接窥视盆腔内的异位病变，精确界定病变的范围、评估其严重程度，并明晰其与周边组织的关系。操作过程一般是于患者腹部开设数个小切口，随后插入腹腔镜及手术相关器械。医生在腹腔镜的辅助下，可观察到大体病理描述中的典型或可疑病灶，并施行活组织检查以确立诊断。腹腔镜检查不仅能对子宫内膜异位症进行精确的分期与评分，还为治疗方案的制定提供了可靠依据。此外，腹腔镜检查还具有创伤轻微、恢复迅速等显著优点。

3.其他检查

在特定情境下，盆腔CT与磁共振成像等检查手段亦展现出其应用价值。盆腔CT能助医生洞悉盆腔结构与病变状况，然因其费用较为高昂，通常不作为首选检查途径。磁共振成像在探究盆腔病变及粘连详情方面极具价值，尤其面对复杂病例或需获取更详尽解剖信息时，可考虑采用。实验室检测方面，子宫内膜异位症患者中CA125值可能上升，且随疾病级别提升，阳性率亦随之增加。但CA125的敏感性与特异性相对较低，不能单独作为诊断依据，主要用于病情监测、疗效评估及复发预防。同时，抗子宫内膜抗体检测也对子宫内膜异位症的诊断有所助益。影像学检查范畴内，B超检查、腹腔镜检查、X线检查及核磁共振检查等均有应用。其中，B超检查作为常用手段，可确定囊肿的位置、大小及形态。腹腔镜检查则能对子宫内膜异位症进行分期与评分。核磁共振检查在诊断子宫内膜异位症及了解盆腔病变、粘连情况方面价值显著。

四、治疗措施

（一）药物治疗

1.非甾体消炎药

非甾体抗炎药在子宫内膜异位症治疗中扮演着重要角色，其核心作用是减轻患者的疼痛不适感。阿司匹林、吲哚美辛、对乙酰氨基酚、布洛芬及塞来昔布等，是此类药物的典型代表。这些药物不仅具有抗风湿、抗感染的功效，还能有效缓解发热、止痛，对于肌肉疼痛、头痛及发热等症状的改善效果显著。然而，使用非甾体抗炎药也可能带来一系列不良反应。因它们对胃肠道黏膜有刺激作用，患者可能会出现恶心、呕吐、腹泻等胃肠道不适，甚至可能出现皮疹、荨麻疹等过敏症状，严重时可能发生休克。长期或过量使用此类药物，还可能对肝肾功能造成损害。对于对非甾体抗炎药过敏的患者、孕妇、哺乳期妇女，以及对此类药物过敏的哮喘患者，应严禁使用此类药物。同时，应避免同时使用多种非甾体抗炎药，以降低副作用的发生风险。此外，此类药物不宜长期或大量使用，用药期间应避免饮酒。对于有消化道溃疡或出血病史的患者，在用药过程中应密切监测，以确保用药的安全性和有效性。

2.口服避孕药

口服避孕药亦为子宫内膜异位症的一种治疗手段。对于确诊子宫内膜异位症的患者，可考虑采用口服避孕药来调节体内激素水平，进而达到控制症状的目的。一般建议自月经周期的第5日或第16日起开始服药，每日服用1片，连续服用3周，随后停药1周，此期间月经会来潮。通常需持续服用6～9个月，方能显现明显疗效。此方法主要适用于轻度子宫内膜异位症患者，它能有效作用于异位的子宫内膜，促使其萎缩，从而缓解月经量过多的症状。然而，口服避孕药也可能带来一些副作用，如恶心、呕吐等，并且需警惕血栓形成的风险。

3.孕激素

孕激素在子宫内膜异位症的治疗中发挥着一定作用。然而，其使用也可能伴随一系列副作用，包括突破性出血、乳房不适感、体重上升、消化道反应以及肝功能异常等。常见的孕激素制剂有醋酸甲羟孕酮片、米非司酮片以及醋酸甲地孕酮分散片等。这些药物均为人工合成的高效孕激素类药物，服用后可能导致患者出现恶心、水钠潴留、体重增加等不良反应。若大剂量服用，还可能诱发高血压、向心性肥胖、满月脸等症状。

4.孕三烯酮及其他药物

孕三烯酮，作为一种人工合成的三烯19去甲甾体化合物，展现出显著的抗孕激素及抗雌激素活性，能够促使子宫内膜异位病灶细胞失活并退化，进而使异位病灶萎缩，达到治疗子宫内膜异位症的目的。该药物常见的不良反应包括眩晕、疲倦、胃部不适、痤疮、多毛症及脂溢性皮炎等，同时也可能导致月经周期紊乱、闭经或经量减少等情况。孕妇、哺乳期妇女，以及严重心、肝或肾功能不全的患者应避免使用此药。另外，中医治疗在子宫内膜异位症方面亦有其独特之处，如运用中药、针刺、艾灸等方法。中药治疗主要着眼于补益气血、活血化瘀、温经散寒，常用药材有当归、赤芍、川芎、白芍、红花等。针刺治疗则以疏通经络为原则，通则不痛。艾灸治疗则重在温经散寒，以缓解疼痛。针灸治疗时，辨证施治以肝、脾、肾经及冲任脉为主，常用穴位包括气海、关元、子宫、八髎、太冲、蠡沟等。

（二）手术治疗

1.手术适应证

子宫内膜异位症作为一种常见的妇科疾病，在药物治疗无效、症状加剧、盆腔触及结节或附件存在包块，以及不孕的情况下，手术治疗往往是首选方案。所谓药物治疗无效，指的是患者在经过一段疗程的药物治疗后，症状并未得到明显缓解，疼痛依旧严重，对日常生活质量造成了显著影响。症状加重则表现为痛经程度加重、月经量异常增多、性交时疼痛感加剧等。盆腔触及结节或附件包块，是通过妇科检查或影像学手段发现的盆腔内异常结节或包块，这些结节或包块可能会对周边组织产生压迫，引发不适感。而不孕则是子宫内膜异位症可能对生殖系统正常功能造成的影响之一。对于因子宫内膜异位症导致不孕且有生育需求的患者，手术治疗有望提高其受孕概率。

2.手术方式选择

腹腔镜手术是子宫内膜异位症治疗的首选方式，其优势在于创伤轻微、恢复迅速且并发症较少。根据患者的病情及个人意愿，腹腔镜手术可分为保留生育功能术、保留卵巢功能术及根治性手术3种。保留生育功能术主要针对年轻且有生育需求的患者。该手术旨在切除或破坏所有可见的异位内膜病灶，分离粘连，恢复正常解剖结构，同时保留子宫及一侧或双侧卵巢，至少保留部分卵巢组织。此术式能保留患者生育能力，但术后复发率相对较高，约为40%。因此，建议术后尽早妊娠或采用药物预防复发。保留卵巢功能术适用于45岁以上、无明显生育要求且病情处于三期或四期的患者。手术需切除盆腔内病灶及子宫，但保留至少一侧或部分卵巢。术后复发率较低，约为5%。根治性手术则涉及切除子宫、双附件及盆腔内所有异位内膜病灶。此术式适用于45岁以上重症患者，术后无须雌激素补充治疗，且复发率极低。总之，手术治疗子宫内膜异位症需综合考虑患者年龄、病情及生育要求等多方面因素，选择最适宜的手术方式，以期达到最佳治疗效果。

五、护理

（一）疼痛管理

1.药物缓解疼痛的策略

非甾体抗感染药：布洛芬、吲哚美辛、萘普生等非甾体抗炎药通过抑制前列腺素合成，减轻疼痛。患者应严格遵医嘱用药，避免自行增减剂量。长期服用可能会有不良反应，如恶心呕吐、反酸、食欲减退等。

激素类药物：复方左炔诺孕酮片等激素类药物可降低垂体促性腺激素水平，改善不适症状。口服地诺孕酮时，应按照医生的建议，定时定量服用。注射GnRHa则需要在专业医护人员的操作下进行，注意观察可能出现的不良反应，如潮热、阴道干燥等。

2.物理治疗缓解疼痛

热敷的方法及效果：热敷是一种简单有效地缓解疼痛的方法。患者可以使用温热袋放在腹部上，保持舒服的温度，时间一般为20～30 min为宜。热敷可以促进子宫内膜异位症病区的血液循环，增强病区的代谢，加速炎症消退，同时减轻患者的疼痛感，缓解肌肉的紧绷感。但要注意，不要用过热的物品进行热敷，以免烫伤。

运动对疼痛的缓解作用：有证据显示，经常运动的女性比较不会有子宫内膜异位的情况发生。适合子宫内膜异位症患者的运动方式有散步、瑜伽等温和运动。运动能够使女性体内的雌激素含量减少，延缓子宫内膜异位的生长，同时促进体内制造脑内啡，是天然的止痛剂。但患者应注意运动强度和频率的合理性，避免过度运动产生的过度震动对子宫造成拉扯。例如，子宫内膜异位症的患者不适宜进行剧烈运动，如跑步、跳绳等。在平时可以做适当的体能运动，一方面可以提高自身的免疫力，另一方面可以对病情的好转起到促进作用。同时，经期要注意劳逸结合，体质较弱时避免过激运动，以免增加病情治疗的难度。

（二）生育指导

1.子宫内膜异位症对生育的影响

子宫内膜异位症可通过多种方式影响生育。异位的子宫内膜可对卵巢和输卵管造成不良影响。一方面，子宫内膜异位症患者常伴有卵巢功能异常，部分患者有排卵障碍，有时即使有排卵，也可能发生黄体功能不足而影响受孕。例如，卵巢与子宫输卵管粘连，使得卵子难以正常通过输卵管进入子宫，这样会使卵巢功能受到抑制。另一方面，子宫内膜异位还会引起输卵管运输卵子的功能下降，输卵管功能不良，不能把精子运输到预定的部位与卵子相遇，引起不孕。此外，子宫内膜异位症患者的宫腔内膜本身有异常或者宫腔内环境的改变也会影响到受精卵的着床。内膜异位症患者妊娠后自然流产率高达40%，而正常妇女的自然流产率只有15%。

2.轻度患者的备孕建议

对于子宫内膜异位症程度较轻的女性想要受孕，可以考虑做阴超检测卵泡的发育情况。阴超能够清晰地观察到卵泡的大小、形态和数量，从而准确判断卵泡的发育阶段。在接近排卵期时，应增加阴超检查的频率，以便及时发现卵泡即将排出的迹象。当卵泡接近成熟时，一般直径在18～25mm，此时患者可以结合基础体温测量、宫颈黏液观察等方法，综合判断排卵时间。在卵泡即将排出的时候，安排同房来进行受孕，这样可增加受孕成功率。同房后建议把臀部稍微垫高，保持一段时间，有助于精子更好地进入子宫，增加受孕概率。

（三）术后随访护理

1.术后随访的重要性

术后随访对于子宫内膜异位症患者至关重要。定期随访能够密切观察病情是否复发，因为子宫内膜异位症具有一定的复发可能性。通过随访，可以及时发现潜在的复发迹象，采取相应的治疗措施，避免病情进一步恶化。同时，随访还能及时发现并处理并发症，如感染、粘连等问题。这些并发症如果不能及时发现和处理，可能会对患者的健康造成严重影响。

2.病情复发的观察指标

病情复发可以通过多种方式进行判断。首先，患者的症状是重要的观察指标之一。如果患者出现疼痛加重，尤其是在经期或性交时疼痛明显加剧，可能提示病情复发。月经异常也是一个重要的信号，如月经量增多、经期延长、月经周期紊乱等。此外，体征方面，医生在随访检查中如果发现盆腔包块增大、子宫活动度变差等情况，也可能意味着病情复发。相关检查指标如超声检查发现新的异位病灶、CA125水平升高，也提示病情有复发的可能。

（四）生活护理

1.改变生活习惯

合理规划作息时间：良好的作息对于子宫内膜异位症患者的身体恢复和病情控制至关重要。充足的睡眠有助于调节身体的内分泌系统，增强免疫力。当人体处于睡眠状态时，身体会进行自我修复和调整，对于子宫内膜异位症患者来说，这有助于减轻炎症反应，缓解疼痛症状。长期保持规律的作息还可以改善患者的精神状态，提高生活质量。患者应尽量保证每天7～8h的睡眠时间，避免熬夜和过度劳累。

避免不良饮品：子宫内膜异位症患者应避免饮用汽水、茶、咖啡等含咖啡因的饮品。汽水中含有较高的糖分和咖啡因等成分，可能会刺激子宫内膜生长，增加疼痛的发生率。茶和咖啡中的咖啡因也可能导致患者痛经加剧。此外，这些饮品还可能影响患者的睡眠质量，进而影响身体的恢复。患者可以选择饮用白开水、淡盐水或鲜榨果汁等健康饮品。

2.做好病情观察

自我观察症状变化：患者应学会观察自身的症状变化，以便及时发现病情的异常。对于痛经，患者可以记录疼痛的程度、发作时间和持续时间。如果痛经逐渐加重或发作频率增加，可能提示病情恶化。月经时间和经量的变化也需要关注，如月经周期缩短或延长、月经量增多或减少等。此外，患者还应注意是否出现性交疼痛、排便疼痛等其他症状。如果发现异常情况，应及时就医。

定期复查：定期复查对于子宫内膜异位症患者非常重要。复查可以帮助医生及时了解病情的变化，调整治疗方案。复查项目通常包括妇科检查、超声检查、CA125检测等。对于病情较轻的患者，建议每半年至一年复查一次；对于病情较重或手术后的患者，复查频率可能需要增加。具体的复查频率应根据患者的病情和医生的建议确定。

3.特殊时期的护理

月经期护理：在月经期，患者应禁止性生活，避免剧烈运动和重体力劳动。性生活可能导致经血逆流，加重子宫内膜异位症的病情。剧烈运动和重体力劳动可能会引起子宫收缩，加重疼痛症状。同时，患者应做好保暖工作，防止寒冷因素加重病情。可以使用热水袋或暖宝宝热敷腹部，缓解疼痛。

孕期护理（如有）：对于受孕的子宫内膜异位症患者，孕期护理尤为重要。患者应注意休息，避免过度劳累。合理饮食，保证营养均衡，增加蛋白质、维生素和矿物质的摄入。定期进行产检，密切关注胎儿的发育情况。如果出现腹痛、阴道流血等异常情况，应及时就医。

第十七章　卵巢囊肿

卵巢囊肿在妇产科中颇为常见，其发病年龄跨度大，从青春期至围绝经期女性均可能受累。卵巢囊肿因类型不同，其症状及危害程度各异，故精确分类、及时诊断与有效治疗显得尤为重要。探明卵巢囊肿的成因及发病机制，对预防疾病发生及早期发现具有重要意义。此外，掌握其临床表现可助力医护人员迅速评估病情，选取适宜的检查方法与治疗方案，进而提升患者的康复率及生活质量。在妇产科临床及护理实践中，深入了解卵巢囊肿并具备专业处理能力，是维护女性生殖健康的关键所在。

一、病因与发病机制

（一）内分泌失调

卵巢，作为女性关键的内分泌腺体，其激素分泌失衡是卵巢囊肿发生的重要因素。在正常的月经周期中，卵巢会分泌适量的雌激素与孕激素，以调控卵泡的发育、排卵及黄体的生成。然而，一旦内分泌系统失调，卵巢的激素分泌功能便可能发生紊乱。卵泡的发育与成熟依赖于雌激素的滋养，但雌激素分泌过多时，可能导致卵泡过度增大而无法正常破裂，进而形成囊肿。另外，若卵巢黄体形成异常，雌激素水平会上升，进一步促进卵泡或囊肿的形成。以多囊卵巢综合征为例，患者体内雄激素水平增高，内分泌系统紊乱，致使卵巢产生大量小卵泡，这些小卵泡难以正常发育、成熟及排卵，从而增加了卵巢囊肿的发病风险。

（二）遗传因素

研究指出，部分卵巢囊肿患者具有显著的家族肿瘤史，这暗示了遗传因素在卵巢囊肿发病中的重要作用。20%～25%的卵巢囊肿病例呈现出家族遗传特性。特定的基因突变，如BRCA1和BRCA2基因变异，与遗传性卵巢癌的发生紧密相关，而卵巢囊肿中亦包含了一部分以囊性形式呈现的卵巢癌病例。遗传因素或可影响卵巢细胞的增生、分化及凋亡过程，使得个体在特定环境因素的刺激下，更易罹患卵巢囊肿。

（三）环境因素

在当今社会，环境因素对卵巢囊肿的发病具有不可忽视的影响作用。大气、水体等环境污染中可能蕴含对女性生殖系统有害的化学物质，长期暴露于这些物质之下，可能会扰乱卵巢的正常生理功能。食物中的植物生长调节剂及家畜家禽饲养过程中添加的激素，有可能通过食物链进入人体内部，对内分泌系统的平衡状态造成干扰，从而提升卵巢囊肿的发病风险。另外，激素类药物及滋补品的滥用也是一个重要的致病因素。部分中青年女性出于丰胸、减重、延缓衰老等目的，不恰当地使用激素类药物及滋补品，导致体内激素水平失衡，进而增加了卵巢囊肿的发病率。据相关统计，随着我国生活水平的提升、饮食习惯的转变，以及部分中青年女性对激素类药物及滋补品的不当使用，卵巢肿瘤的发病呈现出高发且年轻化的趋势。

二、临床表现

（一）腹部不适

患者或许会体验到腹部的不适与胀痛感，特别是在长时间站立或行走后，这种症状尤为显著。这种不适感很可能是由于囊肿的存在限制了腹部空间，进而对周边组织产生了压迫效应。随着囊肿的逐渐生长，它会占据腹腔内的一定空间，导致周围器官和组织受到压迫。举例来说，肠道可能因受压而影响其消化功能，患者随之可能出现食欲减退、消化不良等问题。此外，长时间站立或行走会加剧腹部压力，从而进一步加重这种不适感。部分患者将这种感觉描述为腹部仿佛有一个气球在缓缓膨胀，带来不适与沉重感。

（二）腹胀、腹痛

卵巢囊肿可引发腹胀及腹痛等不适。当囊肿体积增大时，可能对腹部器官施加压力，进而导致胃肠功能紊乱，诱发腹胀现象。而腹痛则可能与囊肿的扭转、破裂或感染相关，严重情况下还可能伴随恶心、呕吐等症状。腹痛是卵巢囊肿中较为突出的症状之一。囊肿一旦发生扭转，会阻断其血液供应，引发剧烈腹痛。此疼痛多为突发性，患者常感一侧下腹部剧痛难忍，并可能伴有恶心、呕吐，乃至休克症状。据相关统计，约有10%的卵巢囊肿患者会出现蒂扭转的情况。若囊肿破裂，囊内液体流入腹腔，同样会引起腹痛。破裂症状的轻重与破裂口大小、流入腹腔的囊液量及性质密切相关。小囊肿破裂可能仅表现为轻微腹痛，而大囊肿破裂则可导致患者腹痛剧烈，并伴随恶心、呕吐等不适。此外，囊肿感染也是引起腹痛的原因之一。感染时，患者可出现发热、腹痛加剧，以及腹部压痛、反跳痛明显等症状。

（三）月经不调

卵巢囊肿可引发患者月经异常，表现为经期时常失常、经量过多或过少，乃至闭经等状况。卵巢作为女性关键的内分泌腺体，其分泌的激素对调节月经周期至关重要。卵巢囊肿的出现可能会扰乱卵巢的正常运作，影响激素分泌水平，进而导致月经失调。举例来说，某些功能性卵巢囊肿可能导致雌激素或孕激素分泌失衡，从而诱发月经不调。具体症状包括经期延长或缩短，经血量增多或减少。部分患者可能出现月经周期不规律，原本有序的月经变得紊乱无章。在严重情况下，卵巢囊肿还可能导致月经完全停止，即闭经。闭经不仅会影响女性的生育功能，还可能对身体健康带来其他不利影响。

（四）严重程度评估

卵巢囊肿的严重程度评估需综合考量患者症状、囊肿尺寸及性质等多重因素。一般而言，体积较小的功能性囊肿往往症状轻微，且有可能自行消退；相反，体积较大的囊肿或恶性囊肿则可能引发严重症状，需及时采取治疗措施。在评估过程中，患者的症状表现是首要考量点。若患者仅偶发腹部不适，月经状况基本正常，则囊肿可能较为轻微。但若患者出现剧烈腹痛、恶心呕吐、发热等症状，或月经严重失调，则表明囊肿可能较为严重。囊肿的尺寸亦是评估其严重程度的关键因素。通常，直径＜5 cm的囊肿被视为较小囊肿，症状可能较轻，可选择定期监测。而若囊肿直径超过5 cm，可能会对周边器官产生较大压迫，导致更显著的症状，此时需进一步评估治疗必要性。此外，囊肿的性质同样至关重要。功能性囊肿多为良性，症状较轻，且多数能自行消退。而上皮样囊肿、囊腺瘤等病理性囊肿则可能需要手术治疗。若囊肿为恶性，则情况极为严重，需立即实施手术及化疗等综合治疗手段。总之，对于卵巢囊肿的严重程度评估，需要医生结合患者的具体情况进行综合判断，以便制定出最合适的治疗方案。

三、检查及诊断

（一）妇科检查

妇科检查对于卵巢囊肿的诊断至关重要。在实施双合诊或三合诊检查过程中，医生能够在盆腔一侧触及体积较大的囊性肿块。借助触诊手段，医生可初步评估囊肿的尺寸、质地特性、活动程度及其与邻近器官的关系。譬如，囊肿若质地柔软、表面平滑且活动自如，往往提示为良性；相反，若触诊发现囊肿质地坚硬、活动性差，且与周围组织存在粘连，则可能预示着恶性病变风险的上升。此外，妇科检查时，医生还会细致观察患者的外阴部、阴道及宫颈区域，以便排除其他潜在的妇科疾病。具体而言，会检查外阴有无肿物或溃疡等异常征象；观察阴道黏膜是否存在充血、发炎等状况；评估宫颈表面是否光滑，有无糜烂或息肉等病理改变。这些观察结果可为卵巢囊肿的诊断提供更为全面的辅助信息。

（二）超声检查

超声检查是诊断卵巢囊肿的首选方法之一，其优势显著。该方法能精确确定肿块的位置、尺寸、形状及类别，为医生鉴别囊肿的生理或病理性质提供了关键线索。超声检查具有无创性、操作便捷的特点，对患者身体无任何副作用。在超声图像上，功能性囊肿多呈现为圆形或椭圆形的液性暗区，囊壁薄，无分隔及实质成分，且囊内液体清晰透明。皮样囊肿则可能展现出含有毛发、皮脂腺及脂肪等典型特征。而囊腺瘤的超声表现各异，浆液性与黏液性囊腺瘤在尺寸、形态、内部构造及与周边组织的关系上均存在差异。通常情况下，超声检查可初步评估卵巢囊肿的性质，但对于复杂病例，需结合其他检查手段进行综合分析。譬如，当超声诊断结果不明确时，医生可能会推荐进行CT或MRI检查，以获取更准确的诊断信息。

（三）CT检查

CT扫描在展现肿块尺寸、所处位置及其与周边器官的关系方面具有更高清晰度，对恶性肿瘤的辅助诊断具有重要价值。其具备较高的空间分辨能力，可检测出微小囊肿或并存的其他疾病状况。借助CT图像，我们能够观察到卵巢囊肿的形态特征、囊壁厚度以及强化程度等信息。恶性卵巢囊肿在CT影像上往往呈现为外凸形态，囊壁较厚，可能存在内部分隔或实质成分，同时还可能伴随有卫星病灶或淋巴结转移等迹象。然而，CT检查伴随有一定的辐射风险，通常是在超声检查无法明确确诊时采用。对于孕妇及对X线敏感的患者，应慎重考虑CT检查。在临床实践中，医生会依据患者的具体情况，综合权衡利弊，决定是否实施CT检查。譬如，当患者症状明显，超声检查结果模糊不清，且恶性肿瘤嫌疑较大时，CT检查可为医生提供更详尽的参考信息，有助于制订更为精确的治疗计划。

四、治疗措施

（一）保守治疗

1.观察等待

对于良性卵巢囊肿，若其直径＜5cm，可采取保守观察策略，并定期进行妇科超声及肿瘤标志物复查。一般而言，每3个月进行一次超声检查是较为适宜的频率。在观察期内，若囊肿未出现明显变化或自行缩小消失，则无须采取特殊治疗措施。有数据显示，直径＜5cm的卵巢囊肿中，有30%～40%可在数个月内自然消退。

2.药物治疗

针对特定类型的卵巢囊肿，如卵巢巧克力囊肿，药物治疗是一个可考虑的选择。主要使用的药物包括复方短效避孕药和促性腺激素释放激素类似物两类。复方短效避孕药：这类药物通过调整体内的激素水平，抑制卵巢活性，减少月经量，从而缓解巧克力囊肿引起的疼痛等不适。常见的药物有炔雌醇环丙孕酮片、屈螺酮炔雌醇片等。通常需要连续服用数月，以有效控制囊肿的发展。促性腺激素释放激素类似物，例如亮丙瑞林、戈舍瑞林等，它们能抑制垂体分泌促性腺激素，降低卵巢激素水平，创造一种类似绝经的环境，使异位的子宫内膜萎缩，达到治疗的目的。一般情况下，每隔28天注射一次，连续使用3～6个月。药物治疗的目的是抑制囊肿生长，减轻症状，但需注意可能出现的副作用，如潮热、盗汗、阴道干涩等。

（二）手术治疗

1.手术适应证

当卵巢囊肿持续恶化或出现破裂、蒂扭转等急腹症状况时，需考虑采取手术治疗。破裂情况：卵巢囊肿一旦破裂，囊内液体将流入腹腔，可能引发剧烈腹痛、恶心及呕吐等症状。症状的严重程度取决于破裂口的大小、流入腹腔的囊液量及其性质。轻微破裂可能仅导致轻度腹痛，而严重破裂则可引起剧烈腹痛，并伴有恶心、呕吐等不适。数据显示，约有5%的卵巢囊肿患者会经历囊肿破裂。蒂扭转情况：大约10%的卵巢囊肿患者会遇到蒂扭转的问题。当囊肿发生扭转时，如同绳子打结，会阻断血液供应，引发剧烈腹痛。患者通常会感到一侧下腹部剧烈疼痛，并可能伴有恶心、呕吐，甚至休克症状。对于持续存在且直径超过5cm的卵巢囊肿，由于存在蒂扭转、破裂或恶性变的风险，建议进行手术治疗。此外，对于疑似恶性变的卵巢囊肿，无论其大小，均应采取手术治疗措施。

2.手术方式

手术方式多样，涵盖卵巢囊肿剥除术、患侧卵巢切除、全子宫切除及附件切除等。

卵巢囊肿剥除术：针对年轻且有生育需求的女性，若卵巢囊肿为良性，可采取此术式，通过剥除囊肿来保留卵巢功能。术后须加强护理，以防粘连，确保不影响受孕。

患侧卵巢切除：若患者处于围绝经期或已绝经，且囊肿为交界性或恶性，则需切除病变侧的卵巢。全子宫及附件切除：对于45岁以上且症状严重的患者，可考虑切除子宫及双侧附件（包括输卵管和卵巢），以达到治疗目的。手术方式的选择需综合考虑患者年龄、囊肿的良恶性、位置、体积、大小、生长速度、生育功能保留需求以及患者个人意愿等因素。

总之，卵巢囊肿作为妇产科的常见病，深入了解其分类、病因机理、临床表现、诊断方法及治疗措施，对妇产科临床及护理工作至关重要。在临床实践中，应依据患者的具体情况，制订个性化的治疗方案，以提升疗效，确保患者的身心健康。

五、护理

（一）术前评估

1.身体状况评估

在对卵巢囊肿患者进行术前，需要进行全面的身体状况评估。首先是问诊，详细询问患者的病史，包括是否有过其他重大疾病、手术史、家族遗传病史等。通过问诊可以初步了解患者的整体健康状况，为后续的检查提供线索。

接着进行体格检查，对患者的腹部、盆腔、乳房等部位进行仔细检查。在腹部检查中，观察是否有肿块、压痛等异常情况；盆腔检查可以了解卵巢囊肿的位置、大小等信息；乳房检查则有助于排除与内分泌相关的疾病。如有必要，还需进行阴道检查，进一步观察子宫和卵巢的情况。

2.心理状态评估

卵巢囊肿手术对于患者来说往往是一次重大的心理挑战。因此，术前评估患者的心理状态至关重要。可以采用问卷调查、面谈等方式了解患者的焦虑、恐惧程度。例如，使用汉密顿焦虑量表（HAMA）和抑郁自评量表（SDS）对患者的心理状态进行有效评估。如果患者的HAMA评分超过7分，SDS评分超过35分，则代表患者存在焦虑或抑郁情绪。

对于存在心理问题的患者，需要采取相应的措施进行缓解。对于无和轻度不良情绪的患者，可以对其给予疾病和手术治疗等相关知识的讲解，提高患者的正确认知，并给予患者鼓励和支持，提高患者对手术治疗的信心。耐心解答患者的疑问，消除患者的顾虑，缓解患者的不良心理情绪。

对于中度不良情绪的患者，除了给予健康教育外，可以采用移情疗法转移患者的注意力。根据患者的兴趣爱好，举办相关娱乐活动，或者通过听音乐、看视频、看书等方式，放松患者心情，从而缓解患者的不良心理情绪。

对于重度不良情绪的患者，在给予健康教育和移情疗法的基础上，还需要采取心理分析疗法。为患者提供舒适、安静的环境，保证患者的心情放松。与患者进行充分沟通，拉近与患者的距离，了解患者的内心想法，并分析患者的心理困扰和问题，针对这些问题给予患者有效的讲解和劝导，对患者进行有效疏导，从而改善患者的心理不良情绪。

（二）术后护理

1.监测生命体征

术后应密切观察患者的生命体征，包括体温、脉搏、呼吸和血压。每小时测量一次生命体征，持续观察24h，之后可根据患者的具体情况适当调整测量频率。例如，若患者生命体征稳定，可逐渐延长测量间隔时间至每2～4h一次。

体温是反映患者术后身体状况的重要指标之一。一般来说，术后患者可能会出现轻度的体温升高，通常不超过38℃，这可能是由于手术创伤引起的吸收热，属于正常现象。但如果患者体温持续升高超过38℃，或伴有寒战、乏力等症状，应警惕感染的发生，及时通知医生进行进一步检查和处理。

脉搏和呼吸的变化也能反映患者的身体状况。如果患者脉搏加快、呼吸急促，可能提示出血、疼痛、感染等问题。例如，一位患者术后脉搏突然从每分钟80次增加到120次，同时伴有呼吸急促，医生经过检查发现患者腹腔内有少量出血，及时进行了处理，避免了病情的进一步恶化。

血压的稳定对于术后患者至关重要。如果患者血压下降，可能是由于出血、休克等原因引起的。应立即让患者平卧，抬高下肢，增加回心血量，并及时通知医生进行处理。

2.伤口护理

术后应密切关注伤口的愈合情况。观察伤口是否有红肿、渗液、疼痛等异常表现。每天更换伤口敷料，保持伤口清洁干燥。如果伤口出现红肿、渗液等感染迹象，应及时通知医生进行处理。

按照医生的建议进行伤口护理，如使用抗生素药膏、消毒药水等。避免伤口沾水，防止感染。例如，在更换敷料时，应使用无菌棉球蘸取消毒药水轻轻擦拭伤口周围的皮肤，然后再贴上干净的敷料。

同时，要注意观察患者的腹部情况。如果患者出现腹部胀痛、腹肌紧张等症状，可能提示腹腔内有出血或感染，应立即通知医生进行检查。

3.指导患者适当活动

术后应尽早指导患者进行适当的活动。一般来说，术后6～8h患者可在床上进行翻身活动，每2小时翻身一次，以促进血液循环，防止压疮的发生。

术后24h，患者可在家人或护士的协助下下床活动。开始时可以先在床边站立片刻，然后缓慢行走，逐渐增加活动量。例如，第一天可以行走10～20米，第二天增加到30～50米，以后每天逐渐增加活动量。

适当的活动可以促进胃肠蠕动，预防肠粘连和便秘的发生。同时，还可以加速身体的血液循环，促进伤口愈合，降低下肢深静脉血栓形成的风险。但要注意活动强度不宜过大，避免剧烈运动和重体力劳动。

（三）生活护理

1.饮食调节

卵巢囊肿患者在饮食方面需要格外注意，合理的饮食搭配有助于身体的恢复。患者应多吃营养丰富、易消化的食物，如新鲜的蔬菜和水果。蔬菜中富含维生素、矿物质和膳食纤维，如西蓝花、菠菜、胡萝卜等，能为身体提供必要的营养成分，促进新陈代谢。水果可以选择苹果、香蕉、橙子等，它们富含维生素C和纤维素，有助于增强免疫力。

同时，患者应增加蛋白质的摄入，可选择瘦肉、鱼类、蛋类和豆类等食物。瘦肉如鸡肉、牛肉等，富含优质蛋白质，易于消化吸收。鱼类含有丰富的不饱和脂肪酸，对身体健康有益。豆类如黄豆、黑豆等，不仅富含蛋白质，还含有异黄酮等对女性健康有益的成分。

患者要避免食用刺激性食物，如辛辣食物、油腻食物和高糖食物。辛辣食物会刺激胃肠道，可能引起消化不良等问题。油腻食物如油炸食品、肥肉等，会增加身体负担，不利于病情恢复。高糖食物如糖果、蛋糕等，会导致血糖升高，影响身体的代谢功能。

2.作息规律

保持良好的作息时间对于卵巢囊肿患者的身体恢复至关重要。患者应养成规律的作息习惯，每天按时睡觉和起床。一般来说，成年人每天需要保证7～8h的睡眠时间。充足的睡眠有助于身体的恢复和免疫力的提高。

在睡眠环境方面，患者应保持卧室安静、黑暗和凉爽。避免在睡前使用电子设备，如手机、平板电脑等，因为这些设备发出的蓝光会影响睡眠质量。可以在睡前进行一些放松的活动，如泡热水澡、听轻音乐、阅读书籍等，帮助身体放松，进入睡眠状态。

第十八章　宫颈炎

宫颈炎作为妇科常见疾病，其发病机理颇为复杂。首要原因之一是病原体感染，包括淋病奈瑟球菌、沙眼衣原体等性传播病原体，以及生殖支原体等内源性致病性微生物，均可诱发宫颈炎。另一重要因素为物理性刺激或损伤，如自然流产、人工流产手术、诊断性刮宫操作及阴道分娩等，这些过程中宫颈可能遭受机械性刺激或损伤，为病菌侵入提供机会，进而引发炎症。此外，不良的性生活方式，如过早开始性生活、性生活过频、经期性行为、性伴侣众多等，也是宫颈炎发病的风险因素。宫颈炎的临床症状多种多样，给患者带来诸多不便。最典型的表现是白带量增多，颜色可能为乳白色、脓性乃至脓血性。患者常伴外阴瘙痒、灼热感，部分患者还会出现阴道不规则出血，尤其是性交后出血。若并发尿道炎、膀胱炎或急性子宫内膜炎，患者还可能感到下腹部不适、腰骶部坠痛，并出现尿急、尿频、尿痛等膀胱刺激征。妇科检查时，宫颈常呈充血、糜烂状态，触痛明显，严重时可见溃疡、宫颈息肉、宫颈腺体囊肿及宫颈肥大等病理改变。

一、病因与发病机制

（一）细菌感染

感染途径：性接触是淋病奈瑟球菌、沙眼衣原体等性传播疾病病原体的主要传播途径。在性活动过程中，病原体由感染源传递给性伴侣，随后侵袭宫颈组织。对于那些性生活活跃、拥有多个性伴侣的高风险群体，其感染概率显著增加。内源性病原体，诸如加德纳菌、类杆菌等，通常作为阴道正常菌群的一部分存在。然而，当阴道内环境发生变化，如pH值失衡或机体免疫力减弱时，这些细菌可能异常增生，并沿生殖道上行感染宫颈。

致病机制，这些细菌会附着于宫颈上皮细胞，释放毒素和酶类物质，从而损害宫颈细胞的结构与功能。具体而言，淋病奈瑟球菌可诱发宫颈黏膜的炎症，导致宫颈充血、肿胀，以及分泌物增多。而加德纳菌等则可能与细菌性阴道病有关联，引起阴道分泌物异常，进而对宫颈产生不良影响。

（二）病毒感染

人乳头状瘤病毒（HPV）与宫颈炎的关联性探讨：HPV感染是宫颈炎的潜在诱因之一，但并非所有宫颈炎病例均可归因于HPV。HPV分为高危与低危两种类型，其中低危型HPV可能导致尖锐湿疣等病变，而高危型HPV则可能引发宫颈上皮内瘤变，从而增加宫颈炎的发病风险。然而，宫颈炎的发病机制并非单一，细菌、支原体等其他微生物感染同样可能是诱因。急性宫颈炎的病原体多样，包括性传播疾病病原体及内源性病原体等，HPV便是性传播疾病病原体中的一员。至于慢性宫颈炎，其可能由急性宫颈炎迁延不愈所致，也可能由病原体持续感染引发，且这些病原体与急性宫颈炎的病原体相似。

（三）支原体感染

生殖支原体对宫颈的效应探析：生殖支原体的感染可诱发阴道炎及宫颈炎。在宫颈区域，该感染会引发宫颈充血、分泌物增加，严重时甚至导致宫颈糜烂。支原体对宫颈免疫系统的破坏，降低了宫颈的防御能力，使得其他细菌、真菌及病毒更易侵入，从而加剧了宫颈炎的风险。若支原体感染未能及时得到治疗，感染可能蔓延至输卵管及盆腔，导致输卵管炎、盆腔炎，甚至造成输卵管阻塞，对女性的生育能力构成严重威胁。此外，支原体感染还可能引发妊娠期间的并发症，包括流产、早产及胎膜早破等，对孕妇及胎儿的健康带来不利影响。

（四）机械性刺激或损伤

宫颈受损与致病菌侵入引发宫颈炎的过程解析：在流产、诊断性刮宫、阴道分娩等医疗或生理过程中，宫颈会遭受不同程度的机械刺激或损伤，导致宫颈黏膜破损，进而削弱其屏障功能。若术后个人卫生未得到妥善维护，细菌、病毒、支原体等致病菌便易乘虚而入，侵染受损的宫颈组织，引发炎症反应。例如，流产后忽视个人卫生，阴道内病原体可能沿生殖道上行，感染宫颈，导致宫颈炎。阴道分娩时，胎儿通过产道可能对宫颈产生挤压损伤，为致病菌入侵提供可乘之机。妇科洗液频繁冲洗阴道致宫颈炎的机制探讨：正常情况下，阴道内维持着一种菌群平衡状态。然而，频繁使用妇科洗液冲洗阴道内部，会打破这种平衡，导致有益菌数量减少，有害菌过度增生。阴道菌群失调后，致病菌易沿生殖道上行，感染宫颈，引发宫颈炎。此外，过度冲洗还可能对阴道黏膜及宫颈黏膜造成损伤，进一步加剧感染风险。部分女性误认为频繁冲洗阴道能保持清洁，实则不然，此做法往往适得其反，增加了宫颈炎等妇科疾病的发生概率。

二、临床表现

（一）常见症状

1.阴道分泌物增多

急性宫颈炎患者白带特征分析：其白带常呈现为黄色或黄绿色，质地黏稠且量大，并伴有异味。此现象源于细菌感染引发的宫颈黏膜炎症反应，该反应刺激宫颈腺体过度分泌黏液，同时细菌代谢产物也改变了白带的颜色和质地。慢性宫颈炎患者白带变化概述：轻度慢性宫颈炎时，白带多为无色透明且具黏性，仅量略增；而中重度慢性宫颈炎时，白带量显著增多，且随感染程度不同，白带的颜色和性状亦有所变化，重度时甚至可能混有少量血丝或血液。

2.异味

异味产生根源探析：其主要缘由在于细菌感染。宫颈炎的发病，细菌感染亦是首要因素，当病情进展至较为严重程度时，细菌代谢过程中所产生的物质会散发出异味。譬如，加德纳菌、类杆菌等细菌的过度增生，会扰乱阴道内环境，进而产生异味。另外，阴道环境的变迁，如氧化还原电位的波动、pH值的改变，均可能引发阴道微生态的失衡，为细菌滋生提供温床，从而产生异味。若宫颈炎患者伴有疼痛、瘙痒、白带量增多、阴道瘙痒等症状，虽极有可能是宫颈炎所引起，但也不排除其他疾病的可能性，如真菌感染、性传播疾病等

3.性交后出血

性交后出血缘由探析：其主要原因多为宫颈黏膜受损。无论是急性还是慢性宫颈炎，在炎症刺激下，宫颈局部均会出现明显充血，甚至血管暴露显著。同房时，由于摩擦刺激，阴茎可能触及糜烂的宫颈组织，从而引发接触性出血。此类出血通常量较少，且多在同房后出现，一般可自行停止。然而，若女性同房后出血量较大，且持续时间长，难以自行干净，则需考虑宫腔异常出血或宫颈恶性病变的可能性，如常见的宫颈癌，便可能导致反复性交后出血。

（二）严重程度评估

1.分级评估

宫颈炎患者病情程度评估：若患者仅出现白带量轻度增多，颜色略黄，无异味，且性交后无出血现象，则病情相对较轻。当白带量明显增多，呈黄色或黄绿色脓性，伴有异味，且性交后有少量出血时，病情可视为中度。若白带量显著增大，且混有大量血丝或血液，异味浓烈，性交后出血量大且难以自行停止，则表明病情较为严重。

2.病情严重程度评估

妇科检查中宫颈炎程度分类：轻度宫颈炎时，宫颈呈现轻度充血与水肿，糜烂面积较小，不足宫颈总面积的1/3。中度宫颈炎则表现为宫颈充血、水肿症状较为明显，糜烂面积占据宫颈总面积的1/3～2/3之间。而重度宫颈炎可能伴有溃疡、出血及广泛糜烂等病变，糜烂面积超过宫颈总面积的2/3。此外，若宫颈红肿显著，触痛明显，亦提示病情较为严重。

三、检查及诊断

（一）妇科检查

1.肉眼观察宫颈表面的变化

在妇科检查中，医师通过直视宫颈表面，可观察到一系列显著变化。宫颈炎存在时，宫颈上可能出现糜烂区域。轻度宫颈炎阶段，糜烂区域范围较小，可能仅为局部轻微损伤；中度宫颈炎时，糜烂区域会扩大；至重度宫颈炎，糜烂可能覆盖较大范围，甚至形成溃疡。另外，宫颈黏膜潮红充血也是常见症状。炎症轻微时，充血可能不明显，仅略显红润；随着炎症加剧，充血愈发显著，呈现深红色泽。这些表现源于炎症刺激致使宫颈局部血管舒张、通透性增强。细菌、病毒等病原体侵袭宫颈组织后，触发免疫反应，导致宫颈黏膜血管扩张，血流量增多，从而呈现潮红充血状态。而糜烂区域的形成，或是长期炎症刺激造成宫颈上皮细胞损伤、脱落，进而发展为溃疡及糜烂。

2.用棉拭子擦拭宫颈时的表现

在妇科检查中，当医师使用棉拭子轻触宫颈时，若患者患有宫颈炎，易导致子宫颈管内出血。此现象归因于炎症使宫颈组织变得脆弱，血管脆性增加，易于破裂。轻度宫颈炎患者，出血可能较为轻微，棉拭子擦拭后仅见少许血丝；中度宫颈炎时，出血量或有所增多；而重度宫颈炎患者，出血可能较为明显，甚至无须擦拭即可见自发性出血。此外，棉拭子擦拭宫颈过程中，患者可能感到不适，如疼痛或坠胀。这主要由于炎症刺激了宫颈周边的神经末梢，使宫颈对外界刺激更为敏感所致。

（二）阴道分泌物检查

1.白细胞增多的意义，以及如何判断是否存在炎症

在阴道分泌物检查中，白细胞数量的增加往往暗示着炎症的可能。正常情况下，阴道分泌物中白细胞含量较低，但在炎症发生时，机体免疫系统被激活，白细胞会迁移至炎症区域，以抵御病原体入侵。因此，白细胞增多是机体对炎症的一种生理性反应。评估炎症是否存在，不仅需关注白细胞数量，还需综合其他指标进行判断。一般而言，若清洁度处于Ⅰ～Ⅱ级之间，且白细胞数量较少，通常视为正常；若清洁度超过Ⅲ级，并伴随白细胞增多，则可能提示混合性或细菌性阴道炎症。同时，还需考虑是否存在真菌、滴虫、加特纳杆菌等其他病原体感染。若这些病原体检测结果为阴性，但白细胞数量依然增多，则炎症可能由其他因素引起，如宫颈炎等。

2.检测淋病奈瑟球菌、沙眼衣原体、细菌性阴道病及滴虫阴道炎等病原体的方法和意义

检测淋病奈瑟球菌、沙眼衣原体、细菌性阴道病及滴虫阴道炎等病原体的方法主要有以下几种。

1）培养法

采集阴道分泌物或宫颈分泌物进行培养，通过观察病原体的生长情况来确定是否感染。这种方法准确性较高，但需要一定的时间才能得出结果。

2）核酸检测法

采用分子生物学技术针对病原体核酸进行检测，其优势在于快速且灵敏。具体而言，针对淋病奈瑟球菌及沙眼衣原体等病原体，可运用聚合酶链反应（PCR）技术实施检测。

3）涂片法

阴道分泌物经涂片处理后，于显微镜下检视以探寻病原体存在。此方法操作简便且迅速，但准确度相对有限。检测这些病原体的目的在于厘清宫颈炎的致病缘由。若检出淋病奈瑟球菌、沙眼衣原体等性传播疾病相关病原体，则表明宫颈炎可能由性传播感染所致；若发现细菌性阴道病或滴虫阴道炎的病原体，亦可能与宫颈炎的发病及进展息息相关。明确病因后，可实施针对性治疗，从而提升治疗效果。

（三）其他检查手段

1.宫颈涂片

宫颈涂片检查作为一种常规手段，通过收集宫颈表面细胞，经涂片与染色处理后，观察细胞的形态及结构变异，以评估炎症的存在。在细胞采集过程中，医生会利用专用刷子或拭子轻柔地刮取宫颈表层细胞，随后将其均匀涂布于玻片上，并进行染色处理。于显微镜下细致观察细胞形态与结构，若发现细胞核周边有明显的炎症细胞浸润（诸如中性粒细胞、淋巴细胞等），则提示宫颈炎的可能。此外，若细胞呈现异型性，可能预示着子宫颈上皮内病变（CIN）或宫颈癌的早期征兆，须进一步深入检查与确诊。

2.子宫颈培养

子宫颈病原体培养是一种通过收集宫颈分泌物或黏液样本进行培养，以检测并确定具体病原体种类的方法，为治疗提供精确依据。在培养流程中，需将采集的样本接种至特定培养基上，并在适宜环境下培养一段时间。若病原体存在，则可通过观察其生长形态、生化特性等指标，准确鉴定病原体类型。例如，若培养出淋病奈瑟球菌，则表明患者可能罹患淋病性宫颈炎；若培养出沙眼衣原体，则提示可能为沙眼衣原体性宫颈炎。

3.宫颈涂片HPV检测

宫颈HPV涂片检测是一种评估人乳头状瘤病毒（HPV）感染状态的方法。HPV感染与宫颈炎及宫颈癌的风险存在紧密联系。低危型HPV可能导致尖锐湿疣等病变，而高危型HPV则可能诱发宫颈上皮内瘤变，从而提升宫颈炎的发病风险。进行检测时，需采集宫颈表面细胞，通过检测细胞内HPV病毒核酸的存在与否来判断感染情况。若检测结果呈阳性，则需进一步评估患者病情，以确定是否存在宫颈病变。对于HPV阳性的患者，医师可能会建议增加宫颈癌筛查的频率，以便及时发现并妥善处理潜在问题。

4.宫颈拭子检查

宫颈拭子采样检查是一种通过收集宫颈表面拭子样本来确定疾病原因的方法。医师会采用专用的拭子在宫颈表面进行擦拭，以采集所需样本，随后进行检测分析。此检查方法能够检测多种病原体，包括但不限于淋病奈瑟球菌、沙眼衣原体以及支原体等。通过对这些病原体的检测，可以明确宫颈炎的致病因素，从而为治疗提供有针对性的指导。例如，若检测出支原体感染，则可选用相应的抗生素进行治疗。

5.宫颈组织活检

当检查结果呈现异常或模糊不清时，医生可能会考虑实施宫颈组织活检。活检系指切取一小块宫颈组织进行病理学检查，以明确炎症的具体类型及程度。在进行活检操作时，医师会在局部麻醉后，利用专门的活检钳夹取宫颈组织样本。随后，该组织样本将被送至病理科进行细致检查，通过观察细胞的形态、组织的结构等特征，来判定是否存在炎症、病变，以及病变的性质和严重程度。若发现异常细胞，还可进一步评估是否存在宫颈癌前病变或已发展为宫颈癌。宫颈组织活检作为一种较为精确的诊断手段，因其属于有创性检查，故需慎重使用。

四、治疗措施

（一）药物治疗

1.抗生素治疗

淋病奈瑟球菌感染患者：针对淋病奈瑟球菌所致的宫颈炎，常采用头孢唑肟或头孢噻肟钠进行治疗。此类抗生素能有效遏制淋病奈瑟球菌的生长与增生。据相关统计，应用头孢唑肟或头孢噻肟钠治疗淋病奈瑟球菌性宫颈炎的有效率可达（具体数据需进一步查证）。治疗过程中，医师会根据患者的病情轻重及身体状况，酌情确定用药剂量与疗程。沙眼衣原体感染患者：对于沙眼衣原体感染者，多选用多西环素、米诺环素等药物进行治疗。多西环素与米诺环素均属四环素类抗生素，对沙眼衣原体展现出良好的抗菌活性。通常，患者需连续服药一段时间，一般为（具体天数需进一步核实），以确保病原体得以彻底根除。病原体未明确时：在病原体尚未明确的情况下，可考虑使用阿奇霉素或多西环素进行经验性治疗。阿奇霉素具有抗菌谱广泛、组织渗透力强的特点，能对多种潜在引起宫颈炎的病原体发挥抑制作用。而多西环素在病原体未明确时，同样能展现出良好的抗炎效果。

2.中药治疗

宫炎X线片是临床上常用于治疗宫颈炎的一种中药制剂。其作用机制主要在于清热利湿、化瘀止痛、固涩止带。该药物中的有效成分能加速局部血液循环，提升机体免疫能力，并抑制炎症反应，进而减轻宫颈炎的相关症状。宫炎X线片适用于因湿热蕴结、瘀血阻滞胞宫而引发的小腹隐痛、带下异常等症状的宫颈炎患者。此外，宫颈炎的治疗还可选用其他多种中药。如黄柏，具有清热燥湿、泻火解毒之效；黄芩则能清热燥湿、泻火解毒，并兼具止血之功；当归则可补血活血、调理月经、缓解疼痛。这些中药可根据患者的具体病情进行合理配伍，以期达到更佳的治疗效果。

（二）物理治疗

1.激光治疗

原理概述：激光治疗宫颈炎的原理，在于利用激光的高能特性，使病变组织经历碳化、凝固及坏死过程，最终实现治疗目标。激光能精准定位病变区域，对周边正常组织的损伤降至最低。适应证范围：此治疗方法适用于中度至重度宫颈糜烂、宫颈息肉等病理改变。对于药物治疗响应不佳或病情反复发作的患者，激光治疗提供了一种有效的替代方案。治疗流程：在治疗前，患者需接受常规妇科检查及宫颈涂片检查，以排除宫颈癌等恶性肿瘤的可能性。治疗时，患者采取膀胱截石位，医师操作激光治疗仪，对宫颈病变部位进行精准照射。治疗时长通常较为短暂，一般在数分钟至十余分钟之间。注意事项说明：治疗后，患者可能会出现阴道分泌物增多、少量阴道出血等正常反应。患者应保持外阴部清洁卫生，避免性行为及盆浴，以防感染。同时，需遵循医嘱，定期进行复查，以监测宫颈的恢复状况。

2.冷冻治疗

方法简述：冷冻治疗法是通过将液氮等冷冻剂直接喷射或涂布于宫颈病变区域，迅速降低病变组织温度，进而破坏其细胞结构，以达到治疗之目的。

疗效评估：冷冻治疗对于轻至中度宫颈炎展现出良好的治疗效果，能够有效促使病变组织坏死并自然脱落，同时促进宫颈组织的愈合与修复。

不良反应概述：治疗后，部分患者可能会经历局部疼痛、肿胀以及分泌物增多等暂时性反应。极少数情况下，可能会出现宫颈狭窄、不孕等并发症，但此类并发症的发生率相对较低。

3.微波治疗

特性概述：微波治疗以其操作便捷、治疗周期短、患者不适感轻微等特性而著称。微波能够诱发热效应，致使病变组织发生凝固与坏死，同时促进局部血液循环，加速组织修复进程。

优势分析：相较于激光治疗和冷冻治疗，微波治疗对宫颈组织的损伤程度更低，术后恢复期更短。此外，微波治疗具备同时处理宫颈糜烂、宫颈息肉等多种病变的能力。

适用范围：微波治疗适用于轻度、中度及重度宫颈炎患者，尤其对于宫颈糜烂范围广泛的患者而言，微波治疗是一种颇为理想的治疗选项。

（三）手术治疗

1.宫颈息肉切除术

手术适应证：若宫颈息肉体积较大、引发显著症状（例如阴道出血、阴道分泌物增多等），或存在恶性变疑虑时，应考虑实施宫颈息肉切除术。

手术操作流程：术前，患者需接受一系列常规检查，包括血常规、凝血机能、心电图等。手术过程中，患者采取膀胱截石位，医师利用宫颈钳固定息肉根部，随后使用剪刀或电刀将息肉切除。切除的息肉组织需送至病理科进行检验，以排除恶性变风险。

2.宫颈锥切手术

手术重要性：针对重度宫颈炎患者，特别是那些伴有宫颈上皮肉瘤变等癌前病变或疑似宫颈癌的病例，宫颈锥切术成为一项关键的治疗措施。此手术不仅能切除病变组织以明确诊断，同时也有助于预防宫颈癌的发生。

手术风险概述：宫颈锥切术作为一种有创性治疗，伴随着一定的风险。手术过程中及术后可能出现出血、感染以及宫颈狭窄等并发症。此外，该手术还可能对女性的生育功能造成一定影响，例如增加早产、流产的风险。

术后康复指南：术后，患者应确保充分休息，避免进行剧烈运动及重体力劳动。保持外阴部清洁卫生，每日用温水清洗。在术后（具体天数需医生指导）内，应避免性生活及盆浴。患者应遵循医嘱，定期进行复查，以监测宫颈的恢复状况。若出现阴道出血增多、腹痛、发热等异常症状，应及时就医检查。

五、护理

（一）局部用药指导

1.正确选择局部用药

宫颈炎是一种常见的妇科疾病，根据患者病情和感染类型选择合适的局部用药至关重要。如果是真菌性阴道炎引起的宫颈炎，可选择抗真菌栓剂，如硝呋太尔制真菌素栓。这种栓剂能有效对抗真菌，缓解炎症症状。对于细菌性阴道炎合并的宫颈炎，可使用抗菌洗液，如洁尔阴洗液，它能去除宫颈部位的脏东西，保持局部清洁。同时，医生会根据患者的具体情况进行综合判断，选择最适合的药物组合。

2.栓剂的使用方法

使用栓剂前，应先清洁双手和外阴。准备好药物后，可以采取仰卧位或半卧位，将栓剂轻轻地推入阴道深处，大约一指的深度。要注意避免栓剂过硬导致阴道损伤。用药后，尽量保持卧位一段时间，比如15～30min，以确保药物充分作用。以保妇康栓为例，每次使用一粒，一天一次，一般连续使用7～14天为1个疗程。在使用保妇康栓期间，应避免性生活，以免影响治疗效果。同时，要注意个人卫生，保持外阴清洁，避免过度清洗阴道。

3.洗液的正确使用

洗液的使用时机一般在睡前或便后。使用时，用温水稀释洗液后进行外阴清洗，避免直接冲洗阴道内部，以免破坏阴道的正常菌群。以百安洗液为例，它的功效主治为清热解毒，用于内阴瘙痒或者是阴部灼热等症状。用法用量为外用，一次10mL的药液，用温水稀释至100mL，然后冲洗外阴部，一天2次，7天为1个疗程。还有黄柏洗液，在妇科分为外洗、涂抹、内洗等方法。外洗时将该药物加水稀释后直接清洗外阴；涂抹可用于外阴有局部溃疡或瘙痒处；内洗用于阴道炎、宫颈炎、盆腔炎等妇科疾病辅助治疗，但需按说明决定是否加水稀释直接冲洗阴道。使用洗液时，要注意洗液的浓度，避免过浓刺激皮肤。

（二）治疗期间生活注意事项

1.避免性生活

性生活对宫颈炎的治疗有着极大的负面影响。在宫颈炎治疗期间，宫颈处于炎症状态，组织较为脆弱敏感。性生活会使宫颈再次受到刺激和摩擦，容易导致炎症加重，延长治疗时间，甚至可能引发其他并发症。同时，性生活还可能将外部的细菌带入阴道和宫颈，增加感染的风险。

患者应与伴侣坦诚沟通，解释宫颈炎治疗期间避免性生活的重要性，以获得伴侣的理解和支持。可以建议伴侣一起了解宫颈炎的相关知识，共同为患者的康复努力。例如，可以一起阅读关于宫颈炎的科普文章或咨询医生，让伴侣明白暂时的克制是为了患者的健康和未来的幸福生活。

2.保持外阴清洁

保持外阴清洁是宫颈炎治疗期间的重要环节。每天清洗外阴可以有效减少细菌滋生，防止感染加重。患者应使用温水和温和的清洁产品，如专门的女性护理液或清水，避免使用刺激性强的肥皂或洗液，因为这些产品可能破坏外阴的酸碱平衡，影响阴道的自净功能。

正确擦拭外阴的方法也至关重要。应从前往后擦拭，这样可以防止肛门细菌污染阴道和宫颈。每次小便后和大便后都要及时擦拭，保持外阴干燥。同时，要注意勤换内裤，选择棉质、透气的内裤，避免穿紧身或化纤材质的内裤，以减少对外阴的摩擦和刺激。

3.休息与运动

充足的休息对于宫颈炎的治疗至关重要。患者应保证每天有足够的睡眠时间，避免过度劳累。过度劳累会降低身体的免疫力，使炎症难以消退。同时，要注意避免受凉和受潮，保持居住环境的干燥和温暖。

适当的运动可以增强体质，但要避免剧烈运动和长时间站立或坐着。剧烈运动可能会影响血液循环，加重宫颈的充血和水肿。长时间站立或坐着也会影响盆腔的血液循环，不利于炎症的消退。患者可以选择一些适度的有氧运动，如散步、慢跑、瑜伽等，每次运动30min左右，每周进行3～4次。运动时要注意穿着舒适的运动服装和鞋子，避免受伤。

（三）预防复发护理

1.养成良好生活习惯

规律作息对于身体的恢复和维持健康至关重要。人体在睡眠过程中会进行自我修复和调整，保证每天充足的睡眠，有助于增强身体的免疫力，提高身体对疾病的抵抗力。建议患者每天保持7～8h的高质量睡眠，建立规律的作息时间表，避免熬夜和过度劳累。

戒烟限酒也是减少不良生活习惯对身体影响的重要措施。吸烟和过度饮酒会损害身体的免疫系统，增加感染的风险。吸烟还会影响血液循环，对宫颈组织的修复和健康产生不利影响。患者应尽量戒烟限酒，或者减少吸烟和饮酒的量，以降低宫颈炎复发的可能性。

2.定期清洗外阴

指导患者建立定期清洗外阴的习惯，可以有效减少细菌滋生，预防感染。一般建议每天或隔天清洗一次外阴，使用温水和温和的清洗产品，如专门的女性护理液或清水。避免使用刺激性强的肥皂或洗液，以免破坏阴道的自然平衡。

在清洗外阴时，要注意正确的方法。应从前往后清洗，避免将肛门处的细菌带到阴道和宫颈。清洗后，用干净的毛巾轻轻擦干，保持外阴干燥。同时，要注意勤换内裤，选择棉质、透气的内裤，避免穿紧身或化纤材质的内裤，以减少对外阴的摩擦和刺激。

3.避免不洁性生活

教育患者和伴侣注意性生活卫生，是预防宫颈炎复发的重要环节。在性生活前后，双方都应清洗生殖器，保持清洁。使用安全套可以有效降低性传播疾病的风险，减少宫颈炎的复发概率。安全套不仅可以防止病原体的传播，还可以减少对宫颈的刺激和摩擦。

此外，患者应避免性生活过于频繁或不洁性行为。过于频繁的性生活可能会刺激宫颈，增加宫颈受到病原体侵袭的机会；不洁性行为容易导致感染，增加宫颈炎的复发风险。患者应与伴侣坦诚沟通，共同维护性生活的卫生和健康。

（四）生活护理

1.心理护理

宫颈炎作为一种常见的妇科疾病，患者在患病期间往往会出现焦虑、紧张等情绪。这是完全可以理解的，毕竟疾病会给身体带来不适，同时也可能对生活和工作产生一定的影响。作为医护人员，我们要给予患者充分的心理支持和安慰。

当患者感到焦虑时，可以教她们一些缓解压力的方法。比如深呼吸，患者可以找一个安静舒适的地方坐下或躺下，慢慢地吸气，让空气充满腹部，然后再缓缓地呼气，重复几次，有助于放松身心。冥想也是一个不错的选择，患者可以闭上眼睛，专注于自己的呼吸或一个美好的画面，排除杂念，让自己的心灵得到宁静。听音乐也是一种有效的方式，患者可以选择自己喜欢的音乐，放松地聆听，让音乐的旋律带走烦恼和压力。

我们要鼓励患者积极面对疾病，保持乐观的心态。告诉她们宫颈炎是可以治疗的，只要积极配合医生的治疗和护理，很快就可以恢复健康。可以给患者分享一些成功治愈的案例，让她们看到希望，增强信心。

2.经期护理

月经期间，女性的身体比较虚弱，抵抗力下降，因此对于有宫颈炎的患者来说，经期护理尤为重要。提醒患者在月经期间要特别注意卫生，及时更换卫生巾。卫生巾要选择质量合格、透气性好的产品，避免使用过期或质量不合格的卫生巾，以免引起感染。

同时，要保持外阴清洁。每天用温水清洗外阴，不要使用刺激性强的洗液或肥皂。在清洗时，要注意从前往后清洗，避免将肛门处的细菌带到阴道和宫颈。月经期间要避免盆浴和游泳，因为这些活动容易导致污水进入阴道，引起感染。

3.避免使用公共卫生设施

告知患者尽量避免使用公共浴池、游泳池、公共厕所等容易感染细菌的场所。这些场所人流量大，卫生条件难以保证，容易滋生各种细菌和病毒。如果必须使用，要采取相应的防护措施。

比如在使用公共厕所时，可以使用一次性马桶垫，避免直接接触马桶座圈。自带毛巾，不要使用公共毛巾，以免交叉感染。在使用公共浴池和游泳池时，要选择卫生条件好的场所，并且在游泳后要及时清洗身体，特别是外阴部位。

第十九章　宫颈癌

宫颈癌是女性生殖系统中常见的恶性肿瘤，其主要致病因素为人乳头状瘤病毒（HPV）感染。研究显示，99%的宫颈癌组织中可检测到高危型HPV感染，其中HPV 16和18型约占70%。此外，性行为及分娩次数也是宫颈癌发病的重要因素，包括拥有多个性伴侣、初次性生活年龄＜16岁、早年分娩以及多产等。同时，吸烟、免疫缺陷状态以及其他生殖道感染也会增加患癌风险。宫颈癌的临床表现多样，早期往往无明显症状。随着病情进展，患者可能出现接触性阴道出血、不规则阴道出血、白带异常增多且伴有异味等症状。晚期患者则可能出现尿频、尿急、下腹部疼痛以及异常白带等不同程度的症状。宫颈癌的诊断通常采用“三阶梯”程序，即首先进行子宫颈薄层液基细胞学检查（TCT）和（或）人乳头状瘤病毒（HPV）检测。若检测结果异常，则进一步进行阴道镜检查。在阴道镜检查中，如发现可疑病变部位，则取组织进行病理活检。最终，通过子宫颈组织病理学检查来明确诊断。对于可疑病变，还可考虑进行子宫颈锥切术等进一步检查以确诊。

一、病因及发病机制

（一）人乳头状瘤病毒（HPV）感染

HPV病毒分为低危型和高危型两大类，其中高危型HPV的持续感染是宫颈癌发生的主要诱因。HPV 16和HPV 18被公认为致病性最强的两种病毒，它们可引发超过70%的宫颈癌病例。此外，HPV 31、33、52、58等高危亚型也与宫颈癌的发病紧密相关。HPV主要通过性接触途径传播，同时母婴传播、医疗器械以及血液等途径也可能成为传播渠道。性接触是成年人感染HPV的主要途径，约70%以上的宫颈癌病例与HPV感染息息相关。然而，并非所有HPV感染最终都会演变为宫颈癌。大多数情况下，HPV感染能够自行清除，仅有极少数持续感染的情况才可能发展为宫颈癌。

（二）性行为及分娩次数的影响

拥有多个性伴侣会增大感染HPV病毒的风险，进而提升宫颈癌的患病概率。当女性初次性生活年龄＜16岁时，其宫颈发育尚未成熟，此时进行性行为易对子宫、宫颈等上皮组织造成伤害，从而增加宫颈癌的发病风险。早年分娩及多产的女性，因每次分娩都会对宫颈造成一定程度的损伤和刺激，故在感染HPV后，其患宫颈癌的风险相对较高。采用屏障避孕法可在一定程度上降低HPV感染的风险，对宫颈癌的预防具有一定的保护作用。性活跃女性一生中感染HPV的概率超过70%，但大多为暂时性感染，通常在数月至两年内自行清除，仅有少数会发展为持续感染。这表明，尽管HPV感染率较高，但真正演变为宫颈癌的病例只是极少数。

（三）其他因素

吸烟可损害宫颈细胞，削弱免疫力，进而提升感染HPV的风险。相较于不吸烟者，吸烟女性患宫颈癌的概率高出两倍。对于免疫功能低下的女性，例如获得性免疫缺陷综合征患者或器官移植后长期接受免疫抑制剂治疗的女性，其抵抗HPV感染的能力减弱，因此更容易患上宫颈癌。某些癌基因与机体的免疫状态可能与HPV存在协同效应，不仅影响HPV的亚临床潜伏感染状态，还可能促进癌前病变及宫颈癌的发生。宫颈癌的发病与早婚、早育、多产以及性生活混乱等因素有关。近年来，研究还发现其与人类疱疹病毒Ⅱ型（HSV-2）、人类乳头状瘤病毒（HPV）、人类巨细胞病毒（CMV）等病毒感染存在一定关联。这些病毒感染在高危HPV感染引发宫颈癌的过程中发挥着协同作用。

二、临床表现

（一）早期症状不明显

宫颈癌初期往往无显著症状，给早期确诊带来挑战。多数患者在早期可能毫无不适感，或仅展现出一些极为轻微的表现，这些很容易被忽略。因此，女性应定期进行妇科检查，以便及早发现可能存在的问题。

（二）异常阴道出血

早期宫颈癌患者多呈现接触性出血症状，如性交后出血。此类出血通常在性行为结束后即刻或稍后一段时间内出现，出血量一般不多，可能表现为点滴状出血或少量鲜红色血液。中晚期宫颈癌患者则常出现不规则阴道出血。年轻患者多表现为月经量增多且经期延长，易被误诊为内分泌失调等问题；而老年患者则多表现为绝经后再次出现阴道出血，此症状较易引起警觉。外生性宫颈癌因肿瘤向外生长，易早期侵犯周围组织，故出血症状出现较早。相反，内生型宫颈癌因肿瘤向内生长，早期对周围组织侵犯较少，因此出血症状出现相对较晚。

（三）白带异常

宫颈癌患者白带会出现显著异常，有时夹杂血丝，且气味明显加重。正常情况下，白带呈白色或蛋清状，而宫颈癌患者的白带则可能发黄或呈现黄绿色。当白带中混有血液时，其颜色会转为红色或褐色。宫颈癌还会引起阴道排液量增加，在疾病早期即可出现水样或米泔样白带，质地稀薄且持续流出。随着病情进展，白带会逐渐变得浓稠，甚至呈现脓性米汤样，并散发出明显的恶臭味。

（四）下腹部疼痛

宫颈癌晚期，患者或会出现下腹部疼痛等不适，此乃癌症蔓延至盆腔之故。疼痛可能持续存在，亦可能为间歇性，其强度因人而异。一些患者或感下腹部有坠感或酸痛，而另一些则可能遭受剧烈疼痛之苦。此外，疼痛还可能放射至腰部或下肢，对患者的日常生活造成极大影响，降低其生活质量。

（五）性交出血

宫颈癌的早期症状之一为性交时显著出血，这提示女性应在性生活中密切关注自身健康状况。此出血症状通常在性交结束后即刻显现，出血量或少或多。一旦遇到性交出血情况，女性应尽快就医，接受相关检查与诊断。

（六）异常白带

宫颈癌晚期患者常伴异常白带，表现为量增多、气味难闻等症状。白带量可能极大，甚至浸透内裤。其气味变得极为刺鼻，带有腥臭或恶臭。此异常白带不仅给患者带来不适感，还可能对其社交生活造成负面影响。

三、检查及诊断

（一）宫颈癌筛查方法

液基细胞学检测技术（TCT）：TCT作为一种先进的宫颈癌筛查手段，能显著提升宫颈癌的检出效率。进行TCT检测前，女性需遵循特定条件：3天内避免同房，24h内不进行阴道内部清洗及上药，且避开经期。该检测通过收集宫颈表层细胞进行细胞学分析，有助于早期发现宫颈病变。据统计，TCT检测的准确率高达约95%，为宫颈癌的早期诊断提供了有力支持。

宫颈组织活检：宫颈组织活检是确诊宫颈癌最可靠的依据。在阴道镜辅助下，观察宫颈表面病变特征，选取可疑癌变区域进行活组织取样。通过对取样组织进行病理学分析，可准确判断宫颈癌的有无，以及其具体病理类型和分级。宫颈活检的准确性极高，被公认为宫颈癌诊断的金标准。

阴道镜检查技术：阴道镜检查能直接观察宫颈的形态、色泽及血管分布情况。对于发现的宫颈异常，如糜烂、溃疡或肿物等，可进一步行宫颈活检。阴道镜能放大宫颈局部组织，使医生能更清晰地观察病变区域，从而提高诊断的准确性。

人乳头状瘤病毒（HPV）检测：HPV检测通过检测人乳头状瘤病毒感染情况，评估患宫颈癌的风险。高危型HPV病毒的持续感染是宫颈癌发生的重要诱因之一。HPV检测能快速、准确地确定患者是否感染HPV病毒及其亚型。目前，HPV检测已成为宫颈癌筛查的重要组成部分，与细胞学检查联合应用，可显著提高宫颈癌的检出率。

传统宫颈涂片检查：传统宫颈涂片检查是宫颈癌筛查的常用方法之一。通过采集宫颈表层细胞制成涂片，在显微镜下观察细胞形态，以识别异常细胞。尽管传统宫颈涂片检查的准确率相对较低，但因其操作简便、成本低廉，仍在宫颈癌筛查中得到广泛应用。

（二）确诊方法

组织学检查是确诊宫颈癌的关键依据，涵盖阴道镜检查结合宫颈活检以及宫颈锥切术。

阴道镜检查结合宫颈活检：

阴道镜检查能够直观观察宫颈表面的病变状况，并据此选定可疑癌变区域进行宫颈活检。活检取出的组织经由病理学分析，可精确判定是否罹患宫颈癌。此方法准确度高，是宫颈癌确诊的关键手段之一。

宫颈锥切术：对于宫颈刮片结果阳性而宫颈活检阴性，或活检显示为原位癌的患者，常需实施宫颈锥切术以确诊。宫颈锥切术能切除部分宫颈组织，进行更为全面的病理学检查，以明确是否存在宫颈癌或癌前病变。宫颈癌的筛查与确诊需综合运用多种手段，根据患者具体情况选择适宜的检查方法。同时，建议女性，尤其是已有性生活的女性，从21岁起定期进行宫颈癌筛查，以便早期发现病变，提升治疗效果及生存率。世界卫生组织、美国阴道镜和子宫颈病理学会、欧洲生殖器感染和肿瘤研究组织等权威机构，均制订了多种宫颈癌筛查策略。主要策略包括细胞学与HPV联合筛查、细胞学初筛及HPV初筛。对于有性生活的女性，若细胞学与高危型HPV检测结果均为阴性，则发病风险较低，筛查间隔可为3～5年。若细胞学阴性而高危型HPV阳性，则发病风险增高，建议一年后复查。若细胞学结果为ASC-US及以上且HPV阳性，或细胞学结果为LSIL及以上，或HPV 16、18阳性，则需进行阴道镜检查。对于65岁以上女性，若过去20年内筛查结果均为阴性，且无高级别病变病史，可停止筛查。任何年龄的女性，若因良性疾病已行全子宫切除，且无高级别病变病史，亦可停止筛查。

四、治疗措施

（一）手术治疗

对于宫颈癌早期患者，手术是一种至关重要的治疗手段，具体手术方式需依据患者实际情况而定。

宫颈锥切手术：此术式适用于宫颈癌前病变或早期宫颈癌（Ia1期）且希望保留生育功能的患者。通过切除部分宫颈组织，同时保留子宫体，对患者生育能力影响较小。但需注意，锥切术后复发率相对较高，因此术后须加强随访监测。

全子宫切除手术：对于无须保留生育功能的早期宫颈癌患者，全子宫切除是一个可行选择。该手术能彻底切除子宫及宫颈，有效根除病变组织。根治性子宫切除加双侧盆腔淋巴结清扫：此术式适用于宫颈癌ⅠB1期至ⅡA2期的患者。手术范围较大，不仅切除子宫，还包括双侧盆腔淋巴结，以有效防止癌细胞扩散。对于年轻且处于早期的宫颈癌患者，可考虑保留一侧卵巢，以维护其内分泌功能。

手术治疗后，患者可能还需根据具体病情接受辅助放化疗，以降低复发风险。

（二）化疗

化疗可在术前应用，以缩减肿瘤体积，为手术实施创造有利条件。以局部晚期宫颈癌患者为例，通过术前化疗，能够减小肿瘤尺寸，降低肿瘤分期，使得原本无法手术的患者获得手术机会。常用的化疗药物包括顺铂、吉西他滨、卡铂、长春新碱及博来霉素等。顺铂在宫颈癌化疗中占据重要地位，是广泛应用的药物之一。众多宫颈癌化疗方案中，含顺铂的方案颇为常见。顺铂可与其他药物如紫杉醇、贝伐珠单抗等联合使用，对晚期宫颈癌展现出一定疗效。然而，顺铂也可能引发高血压、肾功能损害、鼻出血等副作用。卡铂不仅用于卵巢癌、小细胞肺癌、头颈部癌及生殖细胞肿瘤，在宫颈癌治疗中亦有应用。其用法用量需根据患者具体情况调整，通常可一次性静脉给药300～400 mg/m^2，每4周重复一次；或每日50～70 mg/m^2，连用5天，每4周重复。吉西他滨在宫颈癌化疗中同样发挥一定作用，常与顺铂等药物联合使用，以增强化疗效果。长春新碱虽主要用于白血病、淋巴瘤等疾病治疗，但在宫颈癌化疗中亦可与其他药物联合应用，较少单独使用。博来霉素适用于皮肤恶性肿瘤、头颈部肿瘤、肺癌、食管癌、恶性淋巴瘤及宫颈癌等多种肿瘤。其用法为肌内注射，一次15～30mg，每周2次，根据病情可调整至每日1次或每周1次。若手术无法完全切除病变组织，化疗可考虑作为治疗选择。化疗药物的使用需在医生指导下进行，医生会综合考虑患者年龄、身体状况、肿瘤分期等因素，制订个体化的化疗方案。

（三）放疗

放疗通过运用高能射线来消灭肿瘤细胞，其形式包含近距离放射治疗与腔外辐射治疗两种。近距离放射治疗是将放射源置入阴道及子宫腔内，对宫颈肿瘤实施近距离的辐射治疗。此疗法特别适用于宫颈癌早期阶段的患者，能有效局部控制肿瘤发展。腔外辐射治疗则是利用直线加速器生成的射线，穿透患者身体，对肿瘤及其淋巴引流区域进行治疗。针对中晚期宫颈癌患者，腔外辐射治疗能够消灭子宫、宫旁组织，以及淋巴结等区域的肿瘤细胞，有效预防复发。放疗常与化疗联合应用，以期获得更优的治疗效果。研究证实，同步进行的放化疗能够显著提高宫颈癌患者的生存率。

（四）靶向治疗

在患病过程中，可依据医嘱采用抗血管生成的靶向治疗药物，如贝伐单抗等。贝伐单抗能特异性地抑制新生血管生成，鉴于肿瘤依赖新生血管获取养分，此药物有助于减缓晚期子宫颈癌的肿瘤生长速度。然而，使用贝伐单抗可能导致高血压、肾功能受损及鼻衄等副作用。另外，针对NTRK基因融合突变的晚期宫颈癌患者，可考虑使用拉罗替尼、恩曲替尼等靶向药物，但NTRK基因突变在临床实践中相对罕见，因此这类靶向药物的应用并不广泛。在服用此类药物期间，部分病人可能会出现疲乏、恶心、呕吐以及咳嗽、排便困难等不良反应。特别注意的是，妊娠及哺乳期妇女应避免使用此类药物。

（五）免疫治疗

通常采用新型免疫治疗药物，例如帕博利珠单抗，它们通过提升机体免疫效能来歼灭癌细胞，主要应用于晚期病例或手术、放化疗疗效不佳的患者群体。免疫治疗作为宫颈癌治疗领域的新兴手段，展现出了一定的应用潜力。该治疗方法通过激活患者内源性的免疫系统，使其能够辨识并摧毁癌细胞。然而，免疫治疗并非普遍适用于所有病患，医生需依据患者的个体状况进行综合评估与抉择。

五、护理

（一）术前护理

1.心理护理

宫颈癌患者在术前往往会出现恐惧、焦虑等心理状态。一方面，面对癌症的诊断和即将进行的手术，患者会对疾病的预后感到担忧，害怕手术风险以及可能出现的并发症。另一方面，对于女性患者来说，子宫颈癌手术可能涉及生殖器官的摘除，这会给患者带来巨大的心理压力，担心失去生育能力、影响夫妻关系等。

为了进行有效的心理疏导，医护人员应主动与患者及家属进行沟通，了解他们的心理活动和担忧。耐心地向患者解释手术的必要性和安全性，介绍手术的过程和预期效果，让患者对手术有充分的了解，减轻恐惧心理。同时，多讲一些成功的案例，鼓励患者增强战胜疾病的信心，消除顾虑，用平静的心态配合手术治疗。家属也应给予患者充分的关爱和支持，陪伴患者度过这段艰难的时期。

2.饮食指导

术前饮食要求给予高蛋白、高热量、易消化、富含维生素的食物。这是因为宫颈癌患者身体较为虚弱，需要充足的营养来提高身体的抵抗力，为手术做好准备。高蛋白食物如鸡蛋、牛奶、鱼肉等可以提供身体所需的蛋白质，促进组织修复；高热量食物如糖、淀粉类等可以提供能量；不易消化的食物可以减轻胃肠道负担；富含维生素的食物如新鲜蔬菜、水果等可以增强身体免疫力。

手术当日禁食是为了避免在手术过程中发生呕吐、误吸等情况，确保手术安全。

3.活动指导

术前指导患者进行床上翻身及肢体活动非常重要。方法是让患者在床上定时进行翻身，可左右交替进行，每次翻身时动作要缓慢、轻柔。肢体活动包括屈伸腿部、活动脚踝、伸展手臂等。其意义在于预防术后血栓形成。手术会使患者长时间卧床，血液流动缓慢，容易形成血栓。通过术前的活动指导，可以促进血液循环，降低血栓形成的风险。同时，也有助于患者在术后更快地恢复肢体功能。

4.皮肤准备

术前一日备皮范围自剑突下至大腿上1/3处及会阴部，两侧至腋中线。备皮时要注意动作轻柔，避免刮伤皮肤。同时，要保持备皮区域的清洁，防止感染。对于毛发较浓密的部位，可以使用专用的备皮刀进行仔细处理。备皮的目的是减少手术区域的细菌数量，降低术后感染的风险。

5.配血准备

常规备血800～1000mL。备血的目的是应对手术过程中可能出现的大出血等紧急情况。宫颈癌手术较为复杂，手术过程中可能会出现意外出血，备足血液可以及时为患者输血，保证患者的生命安全。

6.阴道准备

术前1日用0.05%的碘附溶液冲洗阴道2次。动作要尽量轻柔，以防宫颈出血。冲洗阴道的目的是保持阴道清洁，减少手术过程中的感染风险。碘附溶液具有杀菌消毒的作用，可以有效清除阴道内的细菌和污垢。在冲洗过程中，医护人员要严格掌握操作力度，避免对宫颈造成损伤。

7.肠道准备

术前3日半流食、术前2日流食、术前1日禁食不禁水。这样安排的原因是为了减少肠道内的粪便和气体，便于手术操作，降低术后肠胀气和感染的风险。半流食如粥、面条等，容易消化吸收；流食如米汤、果汁等，更易于肠道排空。

清洁洗肠的方法有两种。一种是口服恒康正清散清洁肠道，这种方法可以促进肠道蠕动，排出粪便。晚上要视排便的情况给予洗肠。洗肠一般在术前一日进行，使用生理盐水或肥皂水等溶液通过肛门灌入肠道，然后排出，反复多次，直到肠道内的粪便和气体基本清除干净。洗肠的时机要根据患者的具体情况和手术安排来确定，一般在术前一晚或手术当天早晨进行。

8.留置尿管

术日晨插尿管的目的是排空膀胱，避免手术过程中损伤膀胱。同时，术后可以通过尿管观察患者的尿量和肾功能情况。插尿管时要注意严格无菌操作，避免感染。插好尿管后，要妥善固定，防止尿管脱落或扭曲。同时，要告知患者及家属尿管的注意事项，如不要自行拔管、保持尿管通畅等。

（二）术后护理

1.体位护理

全麻或硬膜外麻醉术后，应去枕平卧6h，头偏向一侧，以保持呼吸道通畅，防止误吸。6h后可根据患者情况改为半卧位，这样有利于呼吸和引流。同时，要注意定时为患者翻身，避免长时间保持同一姿势，防止压疮的发生。

2.病情观察

术后应严密监测患者的神志、意识及生命体征。这是因为宫颈癌手术创伤较大，患者可能出现各种并发症，如出血、感染等。通过密切观察生命体征，可以及时发现问题并采取相应的措施。

观察阴道出血量、颜色、性质、量和伤口渗血情况也非常重要。正常情况下，术后阴道会有少量血性分泌物，颜色逐渐变浅，量逐渐减少。如果发现阴道出血量增多、颜色鲜红或伴有血块，应立即报告医生，可能是手术部位出血。同时，要注意观察伤口有无渗血，如有渗血应及时更换敷料，保持伤口清洁干燥。

3.引流管护理

术后患者通常会留置各种引流管，如腹腔引流管、尿管等。保持引流管通畅是术后护理的关键之一。要避免引流管受压、扭曲或折叠，定期挤压引流管，防止引流液在管内凝固堵塞。

观察记录引流液的颜色、性质和量具有重要意义。正常情况下，腹腔引流液为淡红色或黄色，量逐渐减少。如果引流液颜色鲜红、量突然增多，可能是腹腔内出血；如果引流液浑浊、有异味，可能是感染。通过观察引流液的变化，可以及时发现并发症，为医生的治疗提供依据。

4.拔除尿管后的护理

一般来说，宫颈癌术后并非即可拔除尿管。通常情况下，尿管需要保留1～2周。但如果是一次广泛手术或者保留膀胱神经功能的手术，拔尿管可能会相对早一些，一般也要10天左右。

当达到拔尿管的条件时，拔除尿管后应指导患者自行排尿。可以让患者放松心情，听流水声、热敷下腹部等方法诱导排尿。同时，要告知患者排尿时不要过度用力，以免损伤膀胱。

测量残余尿的时机一般在拔除尿管后2～3h进行。如果残余尿量过多，可能需要重新插尿管保留。大部分人在1个月左右都能拔掉尿管，也有个别人持续3个月到半年才能拔掉尿管。

5.预防静脉血栓

术后正确穿着抗血栓压力带可以促进下肢静脉回流，减少静脉血栓的发生。抗血栓压力带通过对下肢施加一定的压力，促进血液流动，防止血液在下肢淤积。

同时，患者应尽早进行下肢活动，如在床上进行屈伸腿部、活动脚踝等运动。术后6～8h后可在床上翻身活动，1天后取半卧位，2天后可下地活动。这些活动可以促进血液循环，降低静脉血栓的风险。

此外，还可以根据患者的情况，适当应用抗凝药物，但需在医生的指导下使用。

（三）生活护理

1.注意休息

宫颈癌患者经过正规治疗后，身体通常比较虚弱，充分休息对于身体的恢复至关重要。一方面，休息可以让身体有足够的时间进行自我修复，恢复体力和免疫力。另一方面，良好的休息有助于缓解患者的心理压力，让患者在放松的状态下更好地应对疾病。

劳逸结合的休息方式对于宫颈癌患者来说非常重要。适当进行体育活动，如散步、打太极、做保健操、练气功等，可以增加患者的食欲，促进身体机能的恢复。散步是一种简单而有效的运动方式，患者可以根据自己的身体状况选择合适的步行速度和距离。打太极和练气功可以帮助患者放松身心，增强身体的柔韧性和平衡能力。做保健操则可以活动身体的各个部位，促进血液循环。

此外，患者还可以做一些轻松的家务，如打扫卫生、做饭等。这些活动不仅可以让患者的心情舒畅，还可以让患者感受到自己的价值和生活的意义。但是，患者在进行体育活动和家务劳动时一定要避免劳累运动，以免加重身体的负担。

2.个人卫生

保持外阴清洁对于宫颈癌患者来说具有重要的意义。外阴是女性生殖系统的重要组成部分，容易受到细菌、病毒等病原体的感染。宫颈癌患者由于身体免疫力下降，更容易受到感染，因此保持外阴清洁尤为重要。

保持外阴清洁的方法主要有以下几点：首先，每天用温水清洗外阴，避免使用过热或过冷的水。清洗时，应从前向后清洗，避免将肛门处的细菌带入阴道。其次，每天更换干净的内裤，选择纯棉材质的内裤，因为纯棉材质的内裤透气性好，吸湿性强，可以预防细菌滋生。此外，患者在性生活前后，男女双方都应清洗外生殖器，保持性生活卫生。

总之，宫颈癌患者在生活中要注意休息和个人卫生，采取劳逸结合的休息方式，适当进行体育活动和做轻松家务，同时保持外阴清洁，每天更换干净内裤，选择纯棉材质，预防细菌滋生。这些措施有助于患者的身体恢复和心理健康，提高患者的生活质量。

3.均衡营养

宫颈癌术后患者均衡营养饮食至关重要。身体在术后需要大量的营养物质来进行修复和恢复体力。每日混合搭配肉类、蔬菜、水果等食物，能够确保患者摄入全面的营养。

高蛋白食物如瘦肉、鱼类、蛋类等，是身体修复和维持正常生理功能所必需的。蛋白质可以促进伤口愈合，增强免疫力。高脂肪食物并非完全不可取，适量的健康脂肪如橄榄油、鱼油等，能够提供能量，并且对心血管健康也有一定的益处。碳水化合物则是身体主要的能量来源，可选择全谷物、薯类等富含膳食纤维的食物，有助于维持肠道健康。维生素对于身体的各项生理功能起着重要的调节作用，不同的蔬菜和水果富含不同种类的维生素，如橙子富含维生素C，胡萝卜富含维生素A等。均衡摄入这些营养物质，能够提高患者的身体抵抗力，促进术后康复。

4.特定食物推荐

对宫颈癌患者有益的食物有很多。绿茶中含有丰富的茶多酚，具有抗氧化、抗感染和抗肿瘤的作用。大蒜含有大蒜素等成分，能够增强免疫力，抑制肿瘤细胞的生长。灵芝具有调节免疫系统、抗肿瘤等功效。螺旋藻富含蛋白质、维生素和矿物质，能够提高身体的免疫力。番茄中含有番茄红素，具有抗氧化作用，有助于预防癌症。红薯富含膳食纤维、维生素和矿物质，有助于维持肠道健康。绞股篮含有多种生物活性成分，具有调节免疫系统、抗肿瘤等作用。蜂蜜含有多种营养物质，具有抗菌、消炎和提高免疫力的作用。蜂王浆含有丰富的营养成分，能够调节内分泌，增强免疫力。花粉含有多种营养物质，具有抗氧化、调节免疫系统等作用。海带富含碘等矿物质，有助于维持甲状腺功能正常，对预防宫颈癌也有一定作用。

5.饮食禁忌

宫颈癌患者应明确避免一些食物。油炸食品含有大量的油脂和高热量，容易导致肥胖，增加心血管疾病的风险，并且可能会加重身体的负担，不利于术后恢复。含色素、防腐剂、香精、糖精等的垃圾食品，对身体没有任何营养价值，还可能会对身体造成损害。腌制食品中含有亚硝酸盐等致癌物质，会增加患癌风险。变质的食物更是不能食用，可能会引起食物中毒等严重后果。患者应戒烟酒，吸烟和过度饮酒会降低身体免疫力，增加宫颈癌的发病风险。同时，少吃生冷食物和辛辣食物，这些食物可能会刺激胃肠道，影响消化和营养吸收。

第二十章　子宫内膜癌

子宫内膜癌，作为一组起源于子宫内膜的上皮性恶性肿瘤，其发病机制颇为复杂，主要与下列几个因素密切相关。

一、病因及发病机制

（一）遗传因素与子宫内膜癌

在子宫内膜癌的发病过程中，PTEN、KRAS及PIK3CA等基因的突变扮演着至关重要的角色。以PTEN基因为例，其突变会干扰细胞生长与分化的正常调控机制。生理状态下，PTEN基因所编码的蛋白质具有遏制细胞生长及促进细胞凋亡的效能。然而，当PTEN基因发生突变时，所编码的蛋白质功能受损，导致细胞生长失控，进而增添了癌变的风险。另一方面，KRAS基因的突变可能引发细胞内信号传导途径的异常，加速细胞的增生与存活。此外，PIK3CA基因的突变会使得PI3K/AKT信号通路过度活化，同样促进细胞的生长、存活及代谢过程，最终诱发癌症。

（二）激素水平异常与风险

卵巢是女性体内激素合成的主要场所。随着年龄的增长，卵巢功能逐渐衰退，在正常生理条件下，体内雌激素水平会随之降低。然而，对于未孕或不孕的女性而言，由于缺乏受孕后孕激素对子宫内膜所提供的保护作用，雌激素的相对优势地位得以凸显。肥胖女性的体内，脂肪细胞具有将雄激素转化为雌激素的能力，从而导致雌激素水平上升。同时，糖尿病患者往往伴有高胰岛素血症和胰岛素抵抗现象，这些状况可能对体内雌激素水平产生影响。上述多种因素相互交织，共同导致雌激素水平异常升高。而雌激素作为子宫内膜癌的重要促发因素，其持续作用会刺激子宫内膜过度增生，进而增加罹患子宫内膜癌的风险。

（三）不良生活方式的影响

高脂饮食会促使体内脂肪积聚，进而扰乱身体代谢机制。一方面，脂肪过多会促进雌激素的合成，提升体内雌激素含量；另一方面，高脂饮食还可能诱发胰岛素抵抗，从而打破内分泌系统的平衡状态。缺乏运动则会使身体代谢率下降，加速脂肪堆积，同时增加肥胖、糖尿病等疾病的发病风险，这也间接提升了子宫内膜癌的患病可能性。此外，吸烟与饮酒均会对人体免疫系统造成不利影响，削弱身体的正常代谢与修复能力。长期吸烟会导致体内氧化应激水平升高，损害细胞DNA，进而增加癌变的风险；而饮酒也可能干扰内分泌系统，影响雌激素的正常代谢过程。

（四）子宫内膜异位症的关联

子宫内膜异位症患者相较于普通人群，其癌变风险略有增高。子宫内膜异位症，即子宫内膜组织异位生长于子宫体外部。在长期的月经周期中，这些异位的内膜组织可能受激素等多重因素作用，发生异常改变。一方面，异位内膜组织可能出现细胞增生与分化的异常，从而增加了癌变的风险。另一方面，子宫内膜异位症可引发局部炎症反应，长期的炎症持续刺激会损害周边组织，干扰细胞的正常生理功能，进而可能演变为癌前病变，最终可能发展为恶性肿瘤。研究指出，子宫内膜异位症患者的癌变概率受个体因素影响，如年龄、病情严重程度及病史等。

二、临床表现

（一）阴道流血症状

大约80%的子宫内膜癌患者，其首发症状为阴道出血。在绝经后女性中，此次出血多表现为持续性或间歇性。这主要是因为子宫内膜癌发生后，癌细胞会侵及子宫内膜，破坏其正常结构及血管，致使血液渗出。绝经后，女性子宫内膜通常处于萎缩状况，因此一旦出血，往往能引起患者的注意。然而，在年轻患者或围绝经期妇女中，这种阴道出血常被误判为月经不调而未被重视。年轻患者体内激素水平波动较大，阴道出血时，易被误认为是正常的月经周期变动或内分泌失调所致的月经失调。事实上，子宫内膜癌所致的阴道出血与正常月经有别，其出血量及出血模式均显异常，可能呈现为月经量增多、经期延长或月经间期出血等症状。

（二）阴道排液表现

子宫内膜癌患者往往伴有白带量增多、色泽异常及伴有异味等症状。在病程早期，受癌组织刺激，子宫内膜腺体分泌活动增强，从而引发白带增多。随着病情进展，若并发感染与坏死，则会出现脓性分泌物，并伴有异味及组织样物质。这一现象源于癌组织坏死与感染所诱发的炎症反应，白细胞在此聚集并释放炎症因子，导致分泌物量增且性状改变。脓性分泌物的产生，是白细胞与细菌共同作用的结果；而异味则源于细菌对坏死组织的分解，所产生的代谢产物所致。组织样物质可能是坏死的癌细胞团块或脱落的子宫内膜组织碎片。

（三）下腹部不适情况

部分子宫内膜癌患者会表现出下腹部胀痛、隐痛等不适感，以及腹部受压的感觉。这些症状与肿瘤的生长状况及其所在位置紧密相关。随着肿瘤的逐渐增大，它会占据子宫内更多空间，对周边组织施加压迫。当肿瘤侵及子宫周围的神经和组织时，疼痛便会产生。同时，肿瘤还可能导致子宫体积增大，进而牵拉周围的韧带和肌肉，引发下腹部的不适。而腹部压迫感，则可能是因肿瘤增大压迫了膀胱、直肠等相邻器官，干扰了这些器官的正常运作所致。

（四）尿频、尿急及其他症状

当子宫内膜癌肿瘤侵及膀胱或输尿管等脏器时，会引发尿频、尿急等临床表现。这源于肿瘤对这些脏器的侵袭，破坏了其正常构造与功能，进而诱发膀胱或输尿管的刺激性症状。譬如，肿瘤可能压迫膀胱，致使膀胱容量缩减，从而引发尿频现象。同时，肿瘤还可能激惹膀胱或输尿管的神经，产生尿急感。少数患者在便秘时可能伴有便血症状，这是因为肿瘤侵及肠道或邻近直肠的血管，导致血管破裂而出血。便秘时，腹压增高，更易诱发出血情况。晚期患者则会出现贫血、体重减轻、恶病质等全身症状。贫血乃因长期阴道流血及肿瘤消耗所致；而体重减轻与恶病质，则是肿瘤大量消耗身体营养，同时影响患者食欲及消化功能，致使身体日渐消瘦与衰弱。

三、检查及诊断

（一）妇科检查

妇科检查是子宫内膜癌初步筛查的常用手段之一。在妇科检查过程中，医生主要通过触诊来评估子宫的大小、形态以及质地等特征。医生将手指插入阴道，对子宫进行触摸，以感知其大小、形态是否异常，质地是否均匀等。此方法可初步判别子宫是否存在显著异常。譬如，子宫若增大、形态失常或质地变硬，均可能暗示存在病变。此外，妇科检查还有助于排除其他妇科疾病。例如，触诊若发现子宫存在肿块，且质地坚硬、形态不规则，则需进一步检查以排除子宫肌瘤等良性病变。而对于子宫内膜异位症，妇科检查时可能会观察到子宫位置固定、伴有触痛等症状，这些症状与子宫内膜癌的表现有所差异。通过综合评估子宫状况，并排除其他潜在疾病，可为后续的深入检查和确诊提供重要线索。

（二）宫颈涂片

宫颈涂片在子宫颈癌及子宫内膜癌的筛查中发挥着关键作用。该技术依据细胞学原理，用于检测癌前病变或早期癌变迹象。取材时，医生聚焦于子宫颈外口的鳞柱状上皮交界处，此区域为宫颈癌的高发区。以子宫颈外口为中心，医生利用小刮板轻柔地刮取一周的组织样本，随后将刮取的宫颈细胞均匀涂布于载玻片上，置于显微镜下细致观察细胞形态。宫颈涂片的检测机制在于，通过观察宫颈上皮细胞的形态变化，反映其生理及病理状态。若细胞形态出现异常，可能预示着癌前病变或早期癌变的存在。以巴氏分级法为例，巴氏Ⅳ级提示高度怀疑癌变，巴氏Ⅲ级为可疑癌变，而巴氏Ⅴ级则确诊为宫颈癌，可见大量典型癌细胞。对于巴氏Ⅲ级及以上的结果，建议进一步行宫颈活组织检查，以确切诊断宫颈病变情况。尽管宫颈涂片无法直接确诊子宫内膜癌，但它仍作为筛查的重要手段之一，为早期病变的发现提供宝贵线索。

（三）经阴道B超

经阴道B超检查是评估子宫内膜厚度的一种重要手段。检查时，将探头置于阴道内，可清晰观测子宫的形态、尺寸及内部腔室结构，尤其能精确测定子宫内膜的厚度值。正常成年女性的子宫内膜厚度会随生理周期的变化而有所波动。在月经周期的第1～5天，即月经刚结束的几天里，子宫内膜相对较薄，厚度一般约为2～4mm。随着月经周期的推进，子宫内膜会逐渐变厚。至排卵前后，子宫内膜厚度通常达到峰值，可达8～14mm。若经阴道B超检查发现子宫内膜厚度异常增厚，则需进一步深入检查。可能需结合其他检查手段，如子宫内膜活检等，以明确是否存在病变。特别对于合并子宫内膜息肉的患者，在月经干净后测量子宫内膜厚度，能更清晰地监测到子宫内膜息肉的情况。

（四）子宫内膜活检

子宫内膜活检是诊断子宫内膜癌最为确切的方法之一。它主要分为两种技术：子宫内膜诊刮术与宫腔镜下子宫内膜刮宫诊断。子宫内膜诊刮术的操作流程如下：首先，对外阴进行常规消毒处理，铺设无菌巾，然后置入消毒后的阴道窥器，对宫腔进行探查。接着，使用小刮匙按照既定顺序刮取宫腔内的黏膜组织，将刮取的组织固定后送往病理科进行检查。而宫腔镜下子宫内膜刮宫诊断则是这样进行的：先对患者实施静脉全身麻醉，麻醉生效后，放置阴道窥具以暴露宫颈，并用宫颈钳进行牵拉。随后，将宫腔镜镜头置入子宫内，注入膨宫液以清晰观察子宫内膜的形态。在观察过程中，选取合适的组织进行活检，并送往病理科进行进一步检查。通过获取子宫内膜的活组织样本并进行病理检查，可以评估组织的形态学特征、细胞学变化等。病理检查的结果能够确定病变的严重程度、是否存在转移等信息，为制订个性化的治疗方案提供关键依据。值得注意的是，子宫内膜活检是一种有创性操作，对医生的操作技能要求较高。因此，建议患者选择正规的大型医院就诊，以最大程度地减少对子宫的损伤。

四、治疗措施

（一）手术治疗

1.手术作为首选方法的原因

子宫内膜癌生长相对较慢，多数早期会局限在内膜层，通过手术切除子宫加双侧附件，能有效治愈早期子宫内膜癌。例如，对于局限于子宫的早期子宫内膜癌患者，手术治疗是首选，因为可以直接切除病变部位，防止癌细胞进一步扩散。

早期手术能够进行病理分期，确定病变范围及危险因素，为后续治疗提供准确依据。

2.子宫全切术的具体操作

手术一般涉及子宫及双侧附件的切除。操作开始前，先对外阴进行常规消毒处理，铺设无菌巾，并置入已消毒的阴道窥器以探查宫腔的具体状况。随后，利用手术器械逐步完成子宫及双侧附件的切除，将切除的组织样本进行固定，并送往病理科进行进一步检查。

3.对患者身体的影响

子宫切除后丧失生育力，作为孕育生命的场所，子宫一旦全切，患者将无法再受孕生育。子宫内膜癌手术中需切断子宫韧带，此举会增加盆腔器官脱垂风险，影响女性生殖器官的稳定位置，术后患者面临盆腔器官脱垂的可能性增加。若子宫内膜癌已至晚期，卵巢或需一并切除，患者将失去卵巢功能，雌孕激素的正常分泌受阻。手术范围广泛时，部分阴道亦可能需被切除，致使阴道长度减短，进而对性生活质量产生不利影响。

4.清扫盆腔淋巴的考虑因素

子宫内膜癌细胞可经淋巴引流至盆腔或腹股沟淋巴结。手术中对区域淋巴结进行彻底清扫，并行病理检查，能检出术前影像检查难以发现的微小淋巴结转移，为病理分期提供准确依据，有助于确保术后辅助治疗方案的合理性。同时，切除原发肿瘤及潜在转移的淋巴结，可更彻底地清除病灶，达到根治性手术的目的，降低术后复发率，延长局部晚期患者的生存时间。对于早期伴高危因素者，建议同时切除盆腔及腹主动脉旁淋巴结；而病变局限于子宫的低危患者，则可省略淋巴结切除术。

（二）放射疗法

1.近距离照射疗法的特点和适用情况

近距离放射治疗是将放射源置于肿瘤附近进行辐射。其特点为局部辐射剂量大，而对周边正常组织的损害较小。该疗法适用于子宫内膜癌早期患者，特别是那些无法承受手术或手术风险较高的病例。对于肿瘤仅局限于子宫内膜的患者而言，近距离放射治疗是一种可行的治疗选项，它能在局部施加高剂量辐射，有效抑制肿瘤发展。

2.体外照射疗法的特点和适用情况

体外放射治疗是从身体外部向肿瘤部位发射放射线。该疗法能够覆盖广泛的治疗范围，对深部位置的肿瘤同样具有良好的疗效。此疗法特别适用于晚期子宫内膜癌患者，尤其是肿瘤已侵及邻近器官或发生远处转移的情况。当肿瘤浸润深度超过浅肌层、存在脉管侵犯、子宫颈受到累及、淋巴结转移阳性、病理类型为高危型（如透明细胞癌、腺鳞癌、浆液性乳头状癌）、阴道切缘阳性或阴道切缘距肿瘤＜2 cm、病变超出子宫范围等情形时，体外放射治疗可与手术、化疗等治疗手段联合应用，以有效控制肿瘤的发展。

3.放射疗法抑制癌细胞扩散或转移的原理

放射线能损毁癌细胞的DNA架构，遏制其生长与增生。通过精准定位照射，可对肿瘤区域施加高剂量辐射，同时最大限度减少对周边正常组织的伤害。对于并发高血压、糖尿病、极度肥胖或手术耐受性差的患者，以及病情晚期预计无法手术切除的病例，放射治疗可达到根治性治疗的效果。术前实施放疗能降低肿瘤细胞的活跃度，防止手术过程中癌细胞因刺激而扩散，并促使肿瘤体积缩小，从而提升手术的彻底性。术后放疗则适用于手术病理分期为1 c期及以上，或病理类型恶性程度高、细胞分化不良、术后未进行淋巴结清扫的患者，以及阴道前端存在肿瘤或阴道切缘距肿瘤＜2 cm的情况，还有晚期肿瘤无法接近或预计有残留病灶的患者。

（三）化疗

1.化疗在子宫内膜癌晚期出现转移或术后的应用

化疗在子宫内膜癌治疗中，常作为根治性手术或放疗后的辅助手段，以及晚期患者的姑息性治疗选择。针对晚期子宫内膜癌伴转移的患者，化疗能够有效抑制癌细胞扩散，减轻症状，并延长患者的生存时间。而在手术后进行化疗，则可降低复发风险，提升患者的生存率。

2.常用化疗药物及身体不适症状

化疗中常用的药物有紫杉醇、卡铂、多西紫杉醇及奥沙利铂等。尽管化疗药物对癌细胞展现出显著疗效，但亦伴随一系列副作用，诸如恶心、呕吐、脱发以及皮肤过敏反应等。在用药期间，需密切监测患者的身体反应，并及时采取相应处理措施。

3.化疗注意事项

化疗方案制订时，需慎重选择药物，通常采用Taxanes及Platinum类化疗剂。药物选择需考量患者体质、耐药性等要素，以确定最合适的用药策略。在用药方式上，化疗药物可通过口服或静脉注射等途径给予，选择时需综合考虑患者个体情况及药物特性，并遵循医嘱正确使用。用药过程中，需密切关注患者身体反应，及时处理药物副作用。例如，可给予抗恶心药物以缓解呕吐症状，对于脱发问题，建议患者佩戴假发以减轻心理压力。心理疏导对于癌症患者至关重要。治疗过程中，患者身心俱疲，医生需以耐心和细心，为患者提供心理疏导，鼓励其积极面对疾病，这是医生的重要职责。化疗期间，患者身体较弱，需注重饮食与营养，以维持身体机能和抵抗力。医生应与患者共同规划饮食，根据患者口味和身体状况进行个性化调整。化疗过程漫长，需建立医患之间的沟通与信任。医生应定期回访患者，了解其身心状况，并及时调整治疗方案，以提高治疗效果。

（四）孕激素治疗

1.孕激素治疗用于晚期或复发癌的原理

孕激素疗法主要应用于中至高分化程度的内膜样癌患者。该治疗方法依据的是运用孕激素类药物（例如甲地孕酮、醋酸甲羟孕酮）、抗雌激素药物（如他莫昔芬、托瑞米芬）以及芳香化酶抑制剂（如阿那曲唑）等，通过调整患者体内激素水平，达到遏制癌细胞增生的目的。

2.孕激素治疗的方法和作用机制

孕激素疗法多采取口服给药途径。其作用机制为孕激素能与癌细胞中的孕激素受体相结合，从而抑制癌细胞的增生与分化，并诱导癌细胞凋亡。此外，孕激素还能调节体内激素环境，降低雌激素对子宫内膜的刺激作用，进而遏制肿瘤的生长。孕激素治疗通常需持续用药至少6个月，在治疗期间需密切监控患者的病情进展及药物不良反应。

五、护理

（一）术后护理

1.局部护理

手术后对会阴部的护理至关重要。患者应每天用温水清洗会阴部，保持局部清洁。清洗时要注意从前向后擦拭，避免将肛门处的细菌带入阴道。同时，要勤换内裤，选择棉质、透气的内裤，减少细菌滋生的机会。

对于阴道排液较多或有出血分泌物的患者，可在医生的指导下进行会阴部清洗，以达到局部治疗效果。清洗液可选择生理盐水或医生推荐的专用洗液。清洗时要注意动作轻柔，避免损伤局部组织。同时，要观察分泌物的颜色、气味和量的变化，如有异常应及时告知医生。

2.观察症状

护理人员应密切观察术后患者的症状，如阴道出血、血尿、血便、下肢水肿等。阴道出血是子宫内膜癌术后常见的症状之一，但如果出血量过多、持续时间过长或伴有腹痛、发热等症状，应及时就诊。血尿和血便可能提示泌尿系统或消化系统的问题，也需要引起重视。下肢水肿可能是由于淋巴回流受阻或静脉血栓形成等原因引起的，应及时进行检查和治疗。

一旦出现异常症状，护理人员应立即通知医生，并协助医生进行检查和处理。同时，要安抚患者的情绪，让患者保持冷静，避免过度紧张和焦虑。

3.定期复查

子宫内膜癌手术后有一定的复发可能性，大多数复发出现在治疗后3年内。因此，患者在治疗结束后应严格按照医生的要求进行定期复查。在治疗结束后的2～3年内，每3～6个月复查1次，复查内容包括妇科检查、超声检查、CA125检测等。之后每半年复查1次，5年后每年复查1次。

定期复查可以及时发现病情的变化，如肿瘤的复发或转移等，以便采取及时有效的治疗措施。同时，复查也可以让患者了解自己的身体状况，增强战胜疾病的信心。

4.预防感染

癌症治疗期间患者的免疫系统削弱，容易感染。因此，患者应加强个人卫生，避免接触病原体。如勤洗手、保持居住环境的清洁卫生、避免去人员密集的场所等。

做好手术创口及引流管的清洁护理，预防感染。手术创口应保持干燥、清洁，定期更换敷料。引流管应妥善固定，避免扭曲、受压，观察引流液的颜色、量和性质，如有异常应及时通知医生。对于子宫内膜癌早期患者，术后护理相对简单，但仍需注意预防感染。

（二）生活护理

1.饮食护理

子宫内膜癌患者的饮食应以好消化、易吸收为原则。食物应清淡细软，避免过于油腻、粗糙的食物，减少肠胃负担。患者可多食用高蛋白、高维生素的食物，如瘦肉、鸡蛋、牛奶等富含优质蛋白质，能为身体修复和维持正常生理功能提供必要的营养物质。同时，新鲜的蔬菜和水果也是不可或缺的，它们富含维生素C、维生素E等抗氧化剂，能提升免疫力。例如，每100g橙子中大约含有33mg的维生素C，有助于增强机体的抵抗力。

患者应忌辛辣、油腻等刺激性食物。辛辣食物可能刺激肠胃，影响患者的食欲和消化功能；油腻食物则含有较高的脂肪，不利于患者的健康。此外，患者可适当进食低脂肪、高蛋白、高热量食物，如鱼类、豆类等。对于患有慢性疾病的患者，如高血压、糖尿病等，应结合病情调整饮食。例如，糖尿病患者需要控制碳水化合物的摄入量，避免食用高糖食物。

新鲜蔬菜水果对提升免疫力起着重要作用。它们富含膳食纤维、维生素和矿物质等营养成分。如每100g西蓝花中含有丰富的维生素K、维生素C和膳食纤维，有助于促进肠道蠕动，预防便秘，同时增强身体的免疫力。对于进食不足、营养状况差的患者，可遵医嘱补充特殊营养成分，如蛋白粉、维生素制剂等，以满足身体的营养需求。

2.规律作息

鼓励患者尽量避免熬夜、过度劳累等不良生活习惯，保证充足睡眠和休息，防止外感发生。睡眠是身体恢复和修复的重要时期，充足的睡眠可以提高身体的免疫力，促进疾病的康复。

结合患者具体情况，制定合理的作息时间表，帮助患者养成良好的生活习惯。例如，患者可以每天定时起床、睡觉，适当安排午休时间。在休息期间，患者可以进行一些轻松的活动，如阅读、听音乐等，放松身心。

3.支持治疗

家庭和社会要给予患者全面的支持，做好心理咨询等工作，帮助患者渡过难关。家人可以陪伴患者就医、治疗，给予患者精神上的支持和鼓励。社会可以提供一些援助和支持，如慈善捐款、志愿服务等。

护理人员要积极协调家庭和社会资源，为患者提供必要的支持和帮助。护理人员可以与患者的家人沟通，了解患者的需求和困难，并提供相应的帮助和建议。同时，护理人员还可以联系社会资源，为患者提供心理咨询、康复指导等服务。

4.体育锻炼

适当的体育锻炼可以提高患者免疫力，保证体力恢复。患者可以选择一些适合自己的运动方式，如散步、瑜伽、太极拳等。这些运动方式可以增强身体的柔韧性和协调性，提高身体的免疫力。

但要注意避免长时间下蹲运动，防止盆腔充血。患者在进行体育锻炼时，应注意运动的强度和时间，避免过度劳累。同时，要根据患者身体状况制定个性化的体育锻炼计划，指导患者正确进行锻炼。例如，对于身体较弱的患者，可以从短时间、低强度的运动开始，逐渐增加运动的时间和强度。

（三）特殊护理

1.合并慢性疾病患者的护理

对于合并糖尿病、高血压、高血脂等慢性疾病的患者，护理需要更加细致和个体化。

糖尿病患者护理：糖尿病患者在子宫内膜癌治疗期间，需要严格控制血糖水平。饮食方面，要控制碳水化合物的摄入量，避免高糖食物，如糖果、蛋糕等。增加膳食纤维的摄入，如全谷物、蔬菜等，有助于稳定血糖。同时，要按照医嘱定时监测血糖，根据血糖值调整胰岛素或口服降糖药的剂量。在治疗子宫内膜癌的过程中，可能会使用一些药物，这些药物可能会影响血糖水平，因此要密切关注血糖变化，及时与医生沟通调整治疗方案。

高血压患者护理：高血压患者要定期测量血压，遵医嘱服用降压药物。饮食上要减少钠盐的摄入，避免食用咸菜、腌肉等高盐食物。增加钾的摄入，如香蕉、土豆等。保持心情舒畅，避免情绪激动和过度劳累。在子宫内膜癌治疗期间，要注意观察血压变化，如有异常及时告知医生。一些治疗子宫内膜癌的药物可能会影响血压，需要密切监测。

高血脂患者护理：高血脂患者要控制脂肪的摄入，尤其是饱和脂肪酸和反式脂肪酸。减少动物内脏、油炸食品等高脂肪食物的食用。增加运动量，有助于降低血脂水平。在治疗子宫内膜癌的同时，要定期检查血脂，根据血脂情况调整饮食和治疗方案。

积极治疗慢性疾病，调整饮食和生活方式，对于合并慢性疾病的子宫内膜癌患者至关重要。患者应严格遵循医生的建议，按时服药，定期复查，确保在治疗子宫内膜癌的同时控制好慢性疾病。

2.术后康复护理

术后第二天遵医嘱让患者起床活动，这有助于促进胃肠功能蠕动和恢复。患者可以先在床边坐一会儿，然后慢慢起身站立，在病房内短距离行走。活动时要注意安全，避免摔倒。

根据患者恢复情况，逐步增加活动量和活动范围。随着时间的推移，可以让患者在走廊里散步，增加行走的距离和时间。也可以进行一些简单的康复训练，如深呼吸、咳嗽练习等，有助于预防肺部感染。在康复训练过程中，护士要密切观察患者的反应，如有不适及时调整训练强度。

指导患者进行康复训练时，可以根据患者的具体情况制定个性化的康复计划。例如，对于身体较弱的患者，可以从少量的活动开始，逐渐增加活动量；对于身体状况较好的患者，可以适当增加活动的难度和强度。

3.生命体征观测

护士要密切观察患者的心电监护、吸氧、血压、脉搏等生命体征，以及盆腔是否有出血、积水等情况。

生命体征监测：定时测量患者的血压、脉搏、呼吸和体温，记录在护理记录单上。如果发现生命体征异常，如血压升高、脉搏加快、呼吸急促等，要及时通知医生进行处理。同时，要观察患者的意识状态、面色、皮肤温度等，了解患者的整体情况。

盆腔情况观察：密切观察盆腔是否有出血、积水等情况。观察手术创口的敷料是否有渗血，引流管的引流液颜色、量和性质是否正常。如果发现引流液增多、颜色鲜红或伴有血块，可能提示盆腔内有出血，要立即通知医生进行处理。如果引流液浑浊、有异味，可能提示有感染，要及时采取相应的治疗措施。

及时发现异常并采取相应的处理措施，确保患者生命安全。护士要保持高度的责任心和敏锐的观察力，及时发现患者的病情变化，为患者的康复提供保障。

4.下肢血栓预防

关注患者下肢血栓的风险，使用特殊仪器或按摩帮助下肢血液循环恢复。可以使用间歇充气加压装置，通过对下肢进行间歇性的加压和放松，促进血液流动。护士也可以定期为患者进行下肢按摩，从足部开始，向上按摩至大腿根部，每次按摩15～20min，每天2～3次。

指导患者进行适当的下肢活动，预防血栓形成。患者可以在床上进行下肢的屈伸运动、踝泵运动等。屈伸运动时，患者仰卧，双腿伸直，然后缓慢弯曲膝关节，再伸直，重复进行。踝泵运动时，患者仰卧，双脚用力向上勾，然后再向下踩，每次运动持续10～15秒，重复进行。患者在病情允许的情况下，应尽早下床活动，如在病房内行走、上下楼梯等。

预防下肢血栓形成对于子宫内膜癌患者术后康复至关重要。护士要加强对患者的健康教育，让患者了解下肢血栓的危害和预防方法，积极配合治疗和护理。

参考文献

[1]谢幸，孔北华，段涛．妇产科学[M]．北京：人民卫生出版社，2018：300－450．

[2]华克勤，丰有吉．实用妇产科学[M]．北京：人民卫生出版社，2018：400－580．

[3]刘新民主编．妇产科手术学[M]．北京：人民卫生出版社，2003：250－350．

[4]郑修霞．妇产科护理学[M]．北京：人民卫生出版社，2018：200－300．

[5]陈敦金，孙丽洲，贺晶．妇产科疾病临床诊断与治疗方案[M]．北京：科学出版社，2010：320－400．

[6]陈素文．妇产科疾病鉴别诊断学[M]．北京：人民卫生出版社，2014：240－320．

[7]郑修霞．妇产科护理学[M]．北京：人民卫生出版社，2018：200－300．

[8]张新宇，王欣然．妇产科护理[M]．北京：清华大学出版社，2015：180－250．

[9]崔焱．妇产科护理学[M]．北京：人民卫生出版社，2014：220－320．

[10]夏海鸥．妇产科护理学[M]．北京：人民卫生出版社，2001：160－240．

[11]安力彬，陆虹．妇产科护理学[M]．北京：人民卫生出版社，2017：250－350．

[12]单伟颖，李青．妇产科护理学实践教程[M]．北京：人民卫生出版社，2013：150－220．

[13]范玲．实用产科护理及助产技术[M]．北京：中国协和医科大学出版社，2010：200－300．

[14]刘则杨．产科护理[M]．北京：人民军医出版社，2008：180－260．

[15]黄人健，李秀华．妇产科护理学高级教程[M]．北京：人民军医出版社，2014：280－380．

[16]顾美皎．妇产科临床手册[M]．北京：人民卫生出版社，2008：220－320．

[17]林仲秋．妇产科新进展[M]．北京：人民卫生出版社，2011：280－380．

[18]王德智．妇产科综合征[M]．北京：人民卫生出版社，2003：150－220．

[19]陈乐真．妇产科病理诊断学[M]．北京：人民军医出版社，2010：120－180．

[20]王静，刘莉，张宏玉．助产士主导的分娩陪伴模式对初产妇分娩结局及产科护理质量的影响[J]．中华护理杂志，2018，53(12)：1417－1421．

[21]张宏玉，蒙莉萍，王青，等．产科护理新模式的应用效果分析[J]．中华护理杂志，2015，50(6)：646-649．

[22]王莉，王芳，潘继红，等．基于产科护理质量敏感性指标的护理质量管理研究[J]．中华护理杂志，2017，52(11)：1337-1341．

[23]李素云，孙翠英，吴丽元，等．产科护理风险因素分析及防范措施[J]．中华现代护理杂志，2014，20(1)：80-82．

[24]黄群，周春兰，李文姬，等．产科护理中实施风险管理的效果评价[J]．中华护理杂志，2011，56(5)：459-461．

[25]杨玉秀，李玲，杨永琴，等．产科护理人力资源现状及优化配置研究[J]．中国护理管理，2016，16(11)：1529-1532．

[23]刘彩霞，张立会，于洪艳，等．优质护理服务在产科护理中的应用效果观察[J]．护士进修杂志，2013，28(20)：1870-1872．

[27]陆虹，张慧，赖建强，等．产科护理人力资源管理与母婴安全保障的关系探讨[J]．中国护理管理，2015，15(4)：401-404．

[28]刘学军，王雪梅，刘艳华，等．产科护理中应用舒适护理的效果分析[J]．中国实用护理杂志，2012，28(17)：38-40．

[29]王玲，王秀珍，刘晶，等．产科护理干预对产妇产后抑郁症发生率的影响[J]．中国实用护理杂志，2014，30(2)：44-46．

[30]董丽，黄翠琴，李海霞，等．产科护理干预对初产妇自然分娩信心的影响[J]．中国实用护理杂志，2015，31(20)：1521-1524．

[31]朱兰，郎景和，狄文，等．女性盆底功能障碍性疾病防治中的热点问题[J]．中华妇产科杂志，2015，50(3)：161-164．

[32]范玲，张为远．产科服务模式的转变与思考[J]．中华妇产科杂志，2014，49(10)：721-724．

[33]杨孜，王少为，金皖玲，等．妊娠期高血压疾病诊治中的热点问题[J]．中华妇产科杂志，2016，51(9)：641-644．

[34]刘彩霞，王秋实，佟玲玲，等．产科重症监护病房建设的思考与实践[J]．中华妇产科杂志，2017，52(5)：301-304．

[35]孙丽洲，陈敦金，贺晶，等．前置胎盘的诊治进展[J]．中华妇产科杂志，2016，

51(10): 721-724.

[36]漆洪波，刘兴会. 难产诊治的若干热点问题[J]. 中华妇产科杂志，2017，52(6): 361-363.

[37]狄文，张震宇，范玲，等. 妊娠合并生殖道感染的诊治策略[J]. 中华妇产科杂志，2016，51(7): 481-484.

[38]陈敦金，孙丽洲，贺晶，等. 产后出血预防与处理指南(2014)[J]. 中华妇产科杂志，2014，49(9): 641-646.

[39]林仲秋，谢幸，周晖，等. 早期子宫内膜癌保留生育功能治疗专家共识[J]. 中华妇产科杂志，2016，51(8): 561-565.

[40]金皖玲，王少为，杨孜，等. 产科镇痛的现状与思考[J]. 中华妇产科杂志，2015，50(12): 841-844.